感染性疾病
预防及综合诊治

主 编 王志娟 张 炜 裴金仙 梁一峰 杨 畅 张志安

中国出版集团有限公司

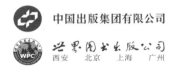

世界图书出版公司

西安 北京 上海 广州

图书在版编目（CIP）数据

感染性疾病预防及综合诊治 / 王志娟等主编.
西安 : 世界图书出版西安有限公司, 2024. 7. –– ISBN
978–7–5232–1429–9

Ⅰ . R4

中国国家版本馆CIP数据核字第2024C5S447号

书　　名	感染性疾病预防及综合诊治	
	GANRANXING JIBING YUFANG JI ZONGHE ZHENZHI	
主　　编	王志娟　张　炜　裴金仙　梁一峰　杨　畅　张志安	
责任编辑	张彦玲	
装帧设计	品雅传媒	
出版发行	世界图书出版西安有限公司	
地　　址	西安市雁塔区曲江新区汇新路355号	
邮　　编	710061	
电　　话	029-87285817　029-87285793（市场营销部）	
	029-87234767（总编办）	
网　　址	http://www.wpcxa.com	
邮　　箱	xast@wpcxa.com	
经　　销	全国各地新华书店	
印　　刷	陕西华彩本色印务有限公司	
开　　本	787 mm × 1092 mm　1/16	
印　　张	10.5	
字　　数	276千字	
版　　次	2024年7月第1版	
印　　次	2024年7月第1次印刷	
国际书号	ISBN 978-7-5232-1429-9	
定　　价	66.00元	

编 委 会

前 言

感染病学是一门古老而又新兴的学科，它不仅涵盖了至今仍严重威胁人类健康的重大传染性疾病，也包括了几乎每个临床专科都会遇到的细菌感染，以及层出不穷的新发感染性疾病。常见传染病、新发传染病及最为常见的细菌和真菌感染等传染病种类复杂多样，令初学者在临床上常难以应付。因此，对新一代的临床医生进行系统而规范的培训，是构建医学知识体系和提升临床服务质量的重要需求。

本书着重介绍了感染性疾病的特征、感染病的预防、支原体感染性传染病、胃肠道感染和食物中毒等内容；内容丰富，科学实用。希望通过本学科的学习，能让读者有效地整合各学科的知识精华，为解决临床问题提供更为全面和有效的解决方案。

在编写的过程中，虽力求做到写作方式和文笔风格一致，但由于各位作者的临床经验及写作风格有所差异，加之时间仓促，篇幅有限，难免存在不妥之处，希望广大同仁不吝赐教，使我们得以改进和提高。

主 编
2024 年 4 月

目　录

第一章

感染病的预防

第一节　急性感染病的管理

感染病一直是威胁人类生命与健康的严重疾病。随着社会经济的发展，感染病不再是单纯的卫生和健康问题，而是一个与政治、经济、安全、稳定等密切相关的重大社会问题。

自 2003 年传染性非典型肺炎［重症急性呼吸综合征（severe acute respiratory syndrome，SARS）］暴发以后，国家逐步建立了突发公共卫生事件应急机制及感染病防控和救治体系。但由于全球化步伐的加快、人类生存环境逐渐被破坏，人们生活观念和行为方式的改变，使感染病变得越来越复杂化，危害性越来越大。目前，从人口端看，我国经济水平较低，传染病各项监控制度尚不健全，群众防治意识仍有待提高，这些都给我国传染病的防控带来诸多困难。

为加强我国新形势下的传染病防控工作，我国修订了《中华人民共和国传染病防治法》。新传染病防治法着重突出以下六个方面：①突出传染病的预防和预警。②完善传染病疫情报告、通报和公布制度。③进一步完善传染病暴发、流行时的控制措施。④设专章规定传染病救治工作制度。⑤加强传染病防治保障制度建设。⑥做到保护公民个人权利与维护社会公众利益的平衡。

针对急性呼吸道感染病，全国范围内进行急性呼吸道感染病的排查和管理，并应用于随后发生的人感染 H7N9 禽流感病毒以及中东呼吸综合征新型冠状病毒感染的管理。

通过立法和宣传，提高全社会对感染病严重性的认识，加大防治宣传力度，加强感染病的依法管理、科学管理和严格管理，对保障社会稳定与社会建设的顺利进行具有重大的现实意义。

一、认真落实《中华人民共和国传染病防治法》，建立和完善各项规章制度

2003 年 SARS 的暴发，暴露了我国公共卫生基础建设和突发公共卫生应急系统建设与管理中的许多不足。党和国家对此高度重视，及时总结了抗击 SARS 和人感染高致病性禽流感（avian influenza，简称禽流感）疫情的经验教训，先后颁布、修改了《突发公共卫生事件应急条例》和《中华人民共和国传染病防治法》等一系列法律、法规，为感染病的现代化管理提供了法律依据。各级相关部门应该加强监管，同时完善一些相关制度，加强执行力。

二、大力加强感染病防治宣传

由于我国地区发展水平不均衡，受教育程度参差不齐，对感染病的危害认识不足。大多数农村地处偏远地区，经济落后，缺乏感染病防控技术和设备，专业人员和资金短缺，群众防治知识和意识薄弱。因此，应加大感染病防治宣传力度，增强群众对感染病的防范意识，增加防治知识，改变不良生活习惯和行为，提高素质，创建全民参与防治感染病的良好社会氛围。感染病防治的经验和实践表明，防控传染性疾病全社会都有责任，只有人人参与，才能合力防控感染病。

三、加强国内外的交流与合作

经济全球化发生的同时，使得感染病也在全球范围内迅速传播。因此，对感染病，特别是有全球大流行潜在威胁的感染病的监控和预防，不是一个地区和国家能够承担的，需要国际、国内各个层次和领域之间的通力合作，SARS 和禽流感的防治经验就充分证明了这一点，首先是需要加强国际的交流与合作，特别是对有全球流行趋势的感染病的防治管理，其次是需要国内各个层次和领域之间的交流与合作，如卫生、农业、科学、交通口岸、制药业等部门的大力协作，以及社会和公众的配合，只有这样才能达到迅速、全面控制感染病流行的目的。

四、采取有效感染病预防措施

（一）控制和管理传染源

对患者、病原携带者应早期发现，早期诊断，及时隔离，尽早治疗。对感染病的接触者进行检疫和处理，对感染和携带病原体动物及时处理。应加强感染病患者、病原携带者的管理，严格执行法律法规及规章制度，认真落实各种常规和技术规范，在规定时间内进行准确网络上报。

我国卫生健康委员会颁布的《突发公共卫生事件与感染病疫情监测信息报告管理办法》要求：对突发公共卫生事件和感染病要实行属地化管理，当地疾病预防控制机构负责对突发公共卫生事件和感染病进行信息监督报告和管理，并建立流行病学调查队伍和实验室，负责公共卫生信息网络维护和管理、疫情资料报告等工作。卫健委要求各级疾病预防控制机构要按照国家公共卫生监测体系网络系统平台的要求，充分利用报告的信息资料，建立突发公共卫生事件和感染病疫情定期分析通报制度，常规监测时每个月不少于 3 次疫情分析与通报，紧急情况下每日进行疫情分析与通报。对突发公共卫生事件和感染病疫情，卫健委将如实通报公布。

对感染病患者和病原携带者按照"强制管理、严格管理、分类管理、监测管理"的原则，进行综合防控，对各类感染病患者统一由感染病专科医院收治，严禁进入食品、饮水等行业。加强对高危人群的监控，定期进行查体、监测，以防患于未然。尽可能减少感染病对人民群众健康和生命的危害。感染病的管理也应该与时俱进，不同时期，管理的侧重点也有所不同。目前阶段，应关注以下几方面：

1. 加强对农民工等流动人员的感染病管理 随着市场经济的发展，大量的农民工进入城市，由于其高度的流动性和高密度聚居性，也成为感染病流行的重要因素。因此加强对农民工等流动人口的卫生知识普及和管理，为他们提供必要的医疗保障，是感染病防治管理工作中的重要环节。

2. 加强对传染源动物的防治措施 很多急性感染病通过动物可引起更大范围的传播和流行。除了鼠疫、肾综合征出血热、钩体病和狂犬病等经典感染病以外，一些新发感染病如禽流感、人感染猪链球菌病等也被明确与某些动物传染播散有关。因此，必须对可疑动物采取捕杀、隔离治疗、检疫等相关措施，以利于疫情的控制和疾病的预防。

3. 加强医院感染管理，防止医源性感染 医院是各种患者的聚居处，人员流动大，病种情况复杂，如缺乏对感染病的高度警惕意识，很可能成为感染病传播的源头，SARS 流行期间，我国有惨痛的教训。因此，应大力加强医院管理，按照布局科学、结构合理、设施先进及功能齐全的原则，严格按照国家的有关标准进行。综合医院应坚持开设不同出、入口的肠道门诊和发热门诊，防止交叉感染做好疫源检查。严格消毒隔离工作，控制好感染病源头。积极对医务人员进行感染病防治教育，及时更新感染病防治知识，强化法制观念，认真执行疫情报告制度。

加强一次性医疗用品和医疗废物的管理：按照《医院感染管理办法》要求，医院应对购进的消毒药械、一次性使用医疗器械及器具的相关证明进行审核，必须各种证件齐全，才能进入医院，要求临床科室在使用一次性无菌医疗用品前认真检查，凡有质量问题或过期产品严禁使用，并及时反馈。医疗废物严格分类收集，感染性废弃物、病理性废弃物、损伤性废弃物、药物性废弃物及化学性废弃物等不得混合收集，做到分类放置、专人回收。

4. 公共卫生系统的快速反应和隔离观察的管理 SARS 和禽流感之后，卫生系统认真总结了经验和教训，建议了一系列公共卫生事件的应急措施和快速反应的管理流程。不仅要求对急性期患者进行网络上报、积极治疗及隔离，同时基于完善的登记制度，应对所有与传染源有密切接触、可能受感染的易感者进行管理，不仅要接种相应的疫苗和特异性免疫球蛋白以及药物的预防，同时应对接触者进行严格的医学观察、卫生处理以及检疫。

（二）切断传播途径

各种感染病通过不同的传播途径进行传播和流行。对于新发感染病，一定要尽快研究确定传染源和传播途径，才能消除公众恐慌并进行有效的疫情控制。根据《中华人民共和国传染病防治法》《医院感染管理办法》及《消毒管理办法》制定了《医院隔离技术规范》标准。规定了医院隔离的管理要求、建筑布局与隔离要求、医务人员防护用品的使用和不同传播途径疾病的隔离与预防。其中明确了一些相关定义：

1. 标准预防 针对医院所有患者和医务人员采取的一组预防感染措施。包括手卫生，根据预期可能的暴露部位选用手套、隔离衣、口罩、护目镜或防护面屏，以及安全注射；也包括穿戴合适的防护用品处理患者环境中污染的物品与医疗器械。标准预防基于患者的血液、体液、分泌物（不包括汗液）、非完整皮肤和黏膜均可能含有感染性因子的原则，进行相应的预防。

2. 空气传播 带有病原微生物的微粒子（≤ 5 μm）通过空气流动导致的疾病传播。

3. 飞沫传播 带有病原微生物的飞沫核（> 5 μm），在空气中短距离（1 m 内）移动到易感人群的口、鼻黏膜或眼结膜等导致的传播。

4. 接触传播 病原体通过手、媒介物直接或间接接触导致的传播。

不同的感染病，传播途径不同。应根据实际情况，做以下隔离消毒：

1. 呼吸道隔离 主要措施有：①患同种疾病的病员安置一室，有条件的医院应使此种病员远离其他病区。病室通向走廊的门窗须关闭，出入应随手关门，以防病原体随空气向外传播，接触病员须戴口罩、帽子及穿隔离衣。②病室内每日用紫外线进行空气消毒一次。③病员的口鼻分泌物及痰需用等量的 20% 漂白粉溶液或生石灰混合搅拌后静置 2 h 才能倒掉。也可将痰液煮沸 15~30 min。

2. 消化道隔离 主要措施有：①不同病种最好能分室居住，如条件不许可，同居一室时必须做好床边隔离，每一病床应加隔离标记，病员不准互相接触，以防交叉感染。②每一病员应有自己的食具和便器（消毒后方可给他人使用），其排泄物、呕吐物、剩余食物均须消毒。③护理人员在接触病员时，须按病种分别穿隔离衣，并消毒双手。④病室应有防蝇设备，保持无蝇，无蟑螂。

3. 洗手 要符合卫健委颁发的医务人员手卫生规范标准（WS/T 313）。大力宣传六步洗手法。

4. 环境、食品、水卫生的管理和监督 大多数感染病与环境卫生、食品卫生不良以及水污染相关。因此，加强环境、食品以及水源的卫生管理和监督至关重要。

（三）保护易感人群

积极开展预防接种，提高人群的免疫力、降低易感性是十分重要的措施。继乙型肝炎疫苗纳入计划免疫后，已取得了喜人成绩，我国 1~59 岁人群 HBsAg 流行率已由 1992 年的 9.75% 降至 2006 年的 7.18%。此外，天花的消灭、脊髓灰质炎的控制，均与接种疫苗有关。因此，继续坚持有效的预防接种，对感染病的预防可起到关键作用。此外，还应注意生活规律，加强身体锻炼，提高体质。

（四）检疫

对有全球流行趋势的感染病的防治管理中，检疫起到非常重要的作用。分为国境卫生检疫和疫区检疫。

1. 国境卫生检疫 为控制感染病由国外传入或由国内传出，在海关、边境、口岸等国境对人员、行李、货物以及交通工具实施医学、卫生检查和处理。根据不同疾病的潜伏期制定检疫期并按规定进行预防接种或医学观察。

2. 疫区检疫 包括国内不同流行区（疫区）或疫区与非疫区之间限制往来；对传染源进行隔离治疗；对疫区进行消毒、杀虫、带菌动物处理；对接触者进行医学观察、隔离治疗；对易感者进行预防接种、被动免疫或药物预防等。

虽然我国感染病的防治和管理工作取得了可喜的成绩，但由于新的感染病不断出现、旧的感染病重新肆虐，其防治和管理工作仍任重而道远。我们要认真贯彻落实《中华人民共和国传染病防治法》等法律法规和规章，努力把感染病纳入法制化、科学化和规范化管理的轨道，为人类最终消灭感染病做出应有的贡献。

（王志娟）

第二节 旅行者感染病的防护

随着工作、学习的需要和人们生活水平的逐渐提高，外出旅行成为日常生活的重要内容之一。为保证旅行者安全愉快地旅行，现代医学应当为旅游者提供全面的医疗卫生服务。旅行者出发前应备足药品和相关用品，并针对目的地可能有的传染病做好必要的预防接种。医生应当熟悉人们因外出旅行可能罹患的疾病，避免漏诊和误诊。

一、旅行前的准备

（一）总体建议

旅行者在外出前4周应由医生或医院做体检。为了排查旅行中可能接触到的传染病，应对已回家的旅行者做出全面的医学观察；旅行者应在出行前充分了解目的地的情况（如当地的流行病、饮食卫生、医疗服务等），并据此做旅行计划，包括个体化的"防病备忘录"等。旅行者应列出已进行过的免疫接种种类、既往病史、目前疾病的用药情况等，并准备相应医药用品。在日程表上应留有足够的时间，做必要的免疫接种、准备预防用药（如抗疟药等）。

旅行者常备的医药用品包括：体温计、绷带、纱布、阿司匹林、制酸剂及抗眩晕药（如苯海拉明）等。一般不应自备广谱抗生素（如氟喹诺酮类药物、复方新诺明等），除非是去缺医少药或交通不方便的地区旅游。抗疟药、抗腹泻药及驱虫剂将在后边讨论。慢性病患者外出旅游时应带足旅行期间疾病所需的药品，如洋地黄类制剂、胰岛素等，因为同一种药品在不同国家、地区的生产商、药名、剂量都可以是不同的。

不同地域、同一地域不同季节的疾病流行情况不同。如登革热常见于热带地区；中美、南美、海地、多米尼加、非洲、印度次大陆、南亚、中东部分地区和大洋洲均有疟疾的传播和流行。发展中国家和地区旅行者腹泻的发生率较高。旅行者应对目的地的传染病和医疗卫生机构的情况有充分的了解。

（二）预防接种

1. 常用疫苗　旅行者应根据所去国家的检疫要求和目的地的传染病流行情况提前进行有效的预防接种。因预防接种后需要一段时间，体内才会产生特异性抗体；而有些疾病的预防接种需接种数次且其间需有间隔期才可完成，所以应在旅行前至少4周咨询医生，并完成相应疾病的预防接种。

通常，灭活疫苗可以与其他灭活疫苗或者活疫苗同时接种。大多数活疫苗也可以在身体的不同部位同时接种。因此，对于没有接种禁忌证的人群，可以一次同时在身体的不同部位接种多种疫苗；也可在接种灭活疫苗的不同日，接种另外一种灭活疫苗或活病毒疫苗。另外，联合疫苗的出现也为旅游者提供方便。国外已有多种联合疫苗，如白喉-破伤风疫苗和白喉-百日咳-破伤风（简称百白破）三联疫苗、麻疹-风疹-腮腺炎（简称麻风腮）三联疫苗、甲型肝炎疫苗、乙型肝炎疫苗、甲型肝炎联合伤寒疫苗、灭活脊髓灰质炎病毒和百白破联合疫苗、麻风腮和水痘联合疫苗等。已有的资料提示：联合疫苗和单个疾病疫苗接种的安全性和有效性相似。

目前在我国人群已经推广了计划免疫和其他免疫接种，因此多数时候仅需加强免疫接种即可。如表1-1所示为加强免疫的疫苗接种种类。

表 1-1　加强免疫接种建议

疫苗	建议
甲型肝炎（HAV）	接受过规范免疫接种的儿童和成人无需加强
乙型肝炎（HBV）	接受过规范免疫接种（0、1、6个月3剂免疫接种）的儿童和成人无需加强
流行性感冒	每年1剂；减毒活疫苗仅适用于2~49岁非妊娠人群
流行性乙型脑炎	近1~2年未接受过规范免疫接种的17岁以上人群需加强1剂，用于到东南亚旅行者
麻疹-风疹-腮腺炎三联疫苗（MMR）	曾经规范免疫接种者，无须加强；未接受者可在出行前4周给予2剂免疫接种，2剂间隔至少4周
脑膜炎双球菌四价疫苗（A/C/Y/W-135）	到高流行区的旅游者需加强免疫接种
脊髓灰质炎病毒疫苗（灭活疫苗）	已接受过规范免疫接种的成人旅游者，到存在脊髓灰质炎病例的地区，需接受单剂疫苗加强
狂犬病	不建议加强免疫接种
轮状病毒	不需加强免疫接种
白喉-百日咳-破伤风（Td，Tdap）	白喉和破伤风需每10年加强1剂免疫接种
伤寒	口服疫苗需每5年加强1次，肌内注射疫苗需每2年加强1次
水痘	无需加强免疫接种
黄热病	每10年加强免疫接种1次

2. 多发旅行者感染病的预防接种

（1）黄热病：黄热病的病原体是黄热病病毒，由伊蚊叮咬传播。流行于非洲、南美和巴拿马，流行区有扩大趋势。我国要求入境者出具免疫接种的国际证明。将去、来自或途经流行区的旅行者均应接种疫苗。黄热病疫苗为减毒活病毒疫苗，仅需每10年加强1次。孕妇、免疫功能障碍者、对鸡蛋有严重过敏反应者及9个月以下的婴儿应避免接种。注射疫苗5~10日内，可能出现的不良反应包括：轻微头痛、肌痛、低热等。

（2）脊髓灰质炎：西方国家已消灭了脊髓灰质炎。大多数人在儿童期间已经接种了三价混合口服疫苗，因此，旅行前仅需加强1次即可，最好在出发前4周完成。进入脊髓灰质炎已被消灭的国家，旅游者需提供已完成全程接种的证明。

（3）流行性脑脊髓膜炎：流脑由脑膜炎双球菌引起。细菌有 A、B、C、D、E、X、Y、Z、w135、H、I、K 及 L 等13个群，20多个血清型。以 A、B 和 C 三群最常见，占90%以上。亚洲、非洲以 A、C 群为主，B、C 群多见于欧洲、北美洲、拉丁美洲、澳大利亚和新西兰，Y 群在美国、瑞典、以色列有上升趋势，w135 群最近见于沙特阿拉伯。我国一直以 A 群为主，近年 B 群有上升趋势。我国目前仅有 A 群荚膜多糖菌苗。国外已有单价（A 群或 C 群）、双价（A+C）和四价（A+C+Y+w135）疫苗，对成人和2岁以上者都是安全的，有效率为85%~100%。多价疫苗的抗体应答是年龄依赖性的，对成人的保护力强。目前尚无针对 B 群的疫苗。进入沙特阿拉伯参加麦加朝觐的旅游者，必须接种脑膜炎球菌疫苗。

对于密切接触者，24 h 内即应予预防性治疗。儿童可用利福平，<1 个月者5 mg/kg，每12 h 一次，连服2日；>1 个月者10 mg/kg，每12 h 一次，连服2日；<15 岁的儿童还可用

头孢曲松，125 mg 肌内注射 1 次。成人还可选择环丙沙星 500 mg 或氧氟沙星 400 mg 口服 1 次。另外，国内还选用复方新诺明，成人每日 2 g，儿童每日 30~50 mg/kg，分 2 次口服，连服 3 日。

（4）流行性乙型脑炎：是黄热病病毒属的乙型脑炎病毒引起的传染病，流行于远东和东南亚地区，由受染的库蚊传播。到乡村或养猪场的旅行者发病的危险性明显高于普通旅行者。大多数受染者为隐性感染，但显性感染的病死率高达 20%~30%。去疫区旅行超过 30 日、在流行季节以户外活动为主（露营、徒步旅行等）的旅行者应接种乙脑疫苗；接种后的有效率约为 90%。乙脑疫苗为灭活病毒疫苗。接种后数小时到 2 周可发生不良反应（如局部红肿，偶有发热、过敏反应等），故应在旅行开始 2 周前完成接种。

3. 特殊人群的预防接种

（1）孕妇：应避免使用减毒活病毒疫苗和减毒活菌苗，如卡介苗、伤寒口服减毒活菌苗、麻风腮疫苗、水痘活疫苗或甲型肝炎减毒活疫苗及麻疹-风疹-腮腺炎、水痘、流感病毒等减毒活疫苗。对黄热病活疫苗、脊髓灰质炎疫苗，在确有暴露史且使用益处大于不良反应时，仍可在孕期使用。孕期可以使用免疫球蛋白、类毒素疫苗和灭活疫苗，不可接种卡介苗。

（2）HIV 感染者：免疫接种可短暂加重 HIV 感染的病情，但随着积极有效的抗 HIV 治疗，这种情况会逐渐消退。免疫功能受损的 HIV 感染者，接受预防接种后的免疫反应能力随 HIV 感染的进展而降低。免疫功能严重障碍、CD4$^+$T 淋巴细胞绝对计数小于 $0.2×10^9$/L 的旅行者，建议在旅行前开始 HARRT 治疗，且应避免使用减毒活病毒疫苗或减毒活菌苗。

二、旅行中的防护

（一）旅行者腹泻（TD）

腹泻是最常见的旅行者疾病。美国旅行者根据出游地区不同，TD 的发生率为 30%~70%；出游东南亚国家的我国公民罹患 TD 的发生率为 15.3%，明显高于去其他国家旅行者（5.3%）。

TD 是指旅行者在旅行期间或旅行结束返回后 7~10 日内发生，24 h 内出现 ≥3 次不成形大便且有至少 1 种肠道疾病伴随症状，如发热、恶心、呕吐、腹痛、里急后重或血便等。TD 多为良性自限性（3~4 日）疾病。8%~15% 的患者病程持续超过 1 周，约 20% 的患者须卧床休息 1~2 日，仅 2% 的患者病程持续超过 1 个月。TD 的后遗症包括活动性关节炎、吉兰-巴雷综合征和感染后肠易激综合征等。儿童、老人、孕妇和有基础病的旅行者，TD 病程长，危险性大。

1. 病原学 多种病原体（病毒、细菌及寄生虫等）均可引起 TD，世界各地的微生物和寄生虫发病率不同，与当地流行的致病菌谱、流行菌株有关。不同季节、不同地区，TD 的病原组成不同。80%~85% 的 TD 由细菌引起，最常见的细菌为肠产毒性大肠埃希菌（ETEC），尤以非洲和中美洲最多；此外，肠聚集性大肠埃希菌（EAEC）、志贺菌、空肠弯曲菌（亚洲国家尤多）、沙门菌、产气单胞菌（泰国、拉丁美洲、亚洲多见）、副溶血弧菌（东南亚沿海国家多见）也是常见致病菌。病毒如肠道病毒、轮状病毒、诺瓦克病毒等也可致 TD，后两种病毒是墨西哥 TD 的重要病原。寄生虫如溶组织阿米巴、蓝氏贾第鞭毛虫和隐孢子虫、环孢子虫及小孢子虫等也可致 TD。当 TD 持续超过 10~14 日时，应考虑蓝氏贾第鞭毛虫和隐孢子虫、环孢子虫、小孢子虫感染。后三种寄生虫尤其多见于 HIV 感染者。蓝氏贾第鞭毛虫和隐孢子虫是俄罗斯圣彼得堡 TD 的常见病原体。有近 20% 的患者在 1 次病程中可检出 2 种以上的肠道致病菌。有 20%~50% 的患者病原体未明，可能是肠道细菌或毒素或非感染性原因所致。美国 9 年的哨点监测数据提示：寄生虫（环孢子虫、隐孢子虫、小孢子虫等）在 TD 中所占比例有所增加，应当警惕。

2. 流行病学　旅行者腹泻是食入污染的食物、饮水和各种饮料，通过粪-口途径传播的。10 多岁的儿童和年轻人的发病率高，与进食量大和喜欢冒险的生活方式有关。长年发病，但夏秋季更多见。热带和不发达国家的发病率较高，高危地区为亚洲的多数国家、中东、非洲和南美洲，发病率可高达 30%~50%；中危地区包括东欧、南非和部分加勒比海国家，发病率为 8%~20%；低危地区为欧美发达国家和澳大利亚、新西兰、日本等国家，发病率仅为 2%~4%。自低危地区到高危地区旅游，发生 TD 的危险性约为 40%；自低危地区到中危地区，发生 TD 的危险性约为 10%。

3. 诊断　除有腹泻的临床表现外，流行病学资料是诊断 TD 的重要依据。旅行者的行程表和饮食、其他旅行者的发病情况也是协助诊断的重要依据。

4. 防护　TD 的发生与不洁饮食有关，故旅行时尽量选择危险性小的食物和饮料，如食用熟食前应加热到 60 ℃ 以上、尽量吃自己洗净的水果和蔬菜等。避免进食室温保存的熟食和未削皮的水果、当地产的奶制品和冷饮及自来水等。注意个人手卫生，餐具、牙具等器物要消毒。

旅游时间超过 3 周的长期旅行者不宜给予药物预防。不主张给健康人常规使用预防性药物。对于有基础疾病如慢性胃肠炎、免疫功能障碍、血液系统疾病、内分泌紊乱等患者及有严重 TD 病史者等，应给予药物预防 TD。预防性治疗应在到达目的地后开始，持续到返回后 2 日。预防 TD 的理想药物应当是安全（可自己服用、不良反应少）、方便（最好是每日 1 次）、无药物的相互作用、无耐药问题、保护率超过 75%。以前因四环素的抗菌谱广，TD 的预防首选多西环素每日 100 mg。现在随着耐药地区的增多已很少使用多西环素。在过去的 10 年中，氟喹诺酮类药物（诺氟沙星、环丙沙星、氧氟沙星、左氧氟沙星、氟罗沙星）因广谱、安全、有效、方便而广泛用于 TD 预防。氟喹诺酮类药物不可用于儿童和孕妇。利福昔明是利福霉素的一种衍生物，在肠道内的药物浓度高、抗菌活性强、不良反应少、保护率超过 90%，亦可用于 TD 预防。

5. 处理原则　与急性腹泻的处理原则一样，预防和纠正脱水，补充电解质，合理用药，儿童和重症患者须就医诊治。口服补盐液是防治脱水及补充电解质的最佳选择，饮食须选择淀粉类半流食为宜。如体温>40 ℃、血性大便、症状较重者，应到医院就诊。

（二）疟疾

疟疾是由疟原虫引起，由受染雌性按蚊叮咬传播。中美、南美、海地、多米尼加、非洲、印度次大陆、东南亚、中东部分地区和大洋洲都有疟疾的传播和流行。世界范围内最常见的是恶性疟和间日疟，无免疫力的旅行者因疟疾死亡的几乎都是恶性疟原虫所致。

按蚊主要在夜间和黄昏叮咬人，故除药物预防外，旅行者应采取以下措施，①合理安排活动时间：避免或减少在黄昏至黎明间的户外活动。②减少身体暴露：穿长衣长裤，尽量逗留在有纱窗、蚊帐的地方。③使用驱蚊剂：用含 30%~35%DEET（N-N 二乙基甲基苯甲酰胺）的驱蚊剂涂抹暴露皮肤；室内喷洒除虫菊类灭蚊剂；用氯菊酯喷洒蚊帐、处理衣物。

④尽管采用了各种防护措施，在流行区暴露后仍可发病，早者可在暴露后 8~9 日发病，迟者可在返回后数月甚至数年发病，故一旦旅行者突然出现发热等疟疾表现，应当迅速就医。约 50% 感染间日疟者在离开疫区 2 个月后发病，但由于恶性疟的潜伏期最短，感染恶性疟者几乎都在离开疫区 2 个月内发病。

常用于疟疾预防的药物有甲氟喹、氯喹、氯胍、伯氨喹和多西环素。不同国家、地区，疟疾的流行情况不同，预防用药也不同。

在海地、大多数中东地区（叙利亚、约旦、伊拉克）、巴拿马运河西部的中美地区、墨西哥、多米尼加共和国，预防疟疾首选氯喹。剂量成人为 300 毫克/周、儿童为每周 5 mg/kg。这些地区的恶性疟原虫也对氯喹敏感，氯喹可用于孕妇和婴儿。最常见的不良反应是消化道症状、瘙痒、粒细胞减少和光过敏等。对于耐氯喹的恶性疟疾，除在泰国、柬埔寨周边地区和缅甸外，可选用甲氟喹，250 毫克/周。孕妇和儿童使用也安全。最常见的不良反应有恶心、眩晕、头痛等。有精神病、癫痫和心功能不全者应慎用。在泰国、柬埔寨周边地区和缅甸存在耐甲氟喹的恶性疟，因此去这些地区的旅行者应选择多西环素，每日 100 mg，孕妇和小于 8 岁的儿童禁用。甲氟喹和氯喹至少应在到达流行地区前 2 周开始服用，以达到稳定的血药浓度；多西环素应在到达前 1~2 日服用。甲氟喹、氯喹、多西环素均应服用到离开流行区后 4 周。

青蒿素及其衍生物是从黄花蒿叶子中提取的药物，半衰期短于奎宁，可杀灭间日疟、恶性疟原虫，可用于间日疟、恶性疟及耐氯喹恶性疟的治疗和预防。不良反应少见，偶有一过性网织红细胞减少、皮疹。青蒿琥酯或蒿甲醚定期每 7 日口服 100 mg 或双氢青蒿素 80 mg，均具有可靠的预防效果。

美国准许体重超过 10 kg 的儿童在预防疟疾时选用阿托泛醌和氯胍的复方制剂（Malarone，每片含 250 mg 阿托泛醌和 100 mg 氯胍），前者可抑制疟原虫体细胞线粒体内的电转换，后者抑制疟原虫的 DNA 合成；用法为出发前 2 日开始至旅行后 1 周，每日 1 片。严重肾功能障碍者禁用。最常见的不良反应包括腹痛、恶心、头痛等。

如果旅行者在疟疾流行区停留较长时间，可定期用伯氨喹预防间日疟和卵形疟（可在离开流行区后 3 年发病）：成人每日 15 mg，14 日为一疗程；儿童每日 0.3 mg/kg，总量不超过每日 15 mg。伯氨喹禁用于孕妇和葡萄糖-6-磷酸脱氢酶（G-6-PD）缺乏者。

疫苗的研究工作正在进行。

三、返回后的检查

旅行结束返家的旅行者应进行体检，包括血、尿、大便常规，肝功能和胸片。应在不同时间检查 3 次大便常规，1 次大便常规阴性不能除外寄生虫感染，不同时间 3 次大便常规均阴性可除外 70% 的肠道寄生虫感染。

旅行结束返回者最常发生的疾病是疟疾、登革热、旅行者腹泻、肝炎、阿米巴肝脓肿、立克次体病、钩体病及性传播疾病等。旅行返回者，引起嗜酸性粒细胞增多的常见寄生虫病为蛔虫病、丝虫病、钩虫病及肝吸虫病等。

旅行返回者一旦有不适就医时，医生一定要重视旅行史。

（王志娟）

第三节 环境因素对感染的影响

除病原体的致病性和机体的防御功能之外，环境因素的影响也是决定感染发生、发展与转归的重要条件。自然环境因素包括气候、温度、湿度以及其他因素，例如寒冷能使呼吸道黏膜的抵抗力降低；空气中的污染粉尘或刺激性气体等也能损害呼吸道黏膜，降低屏障作用。环境中存在放射性物质或有毒物质，对免疫系统的影响也是显而易见的。社会环境因素包括经济条件、营养调配、体育锻炼、卫生习惯及卫生设施等，均会对感染过程产生重要影响。如果上述环境因素及机体防御功能完善良好，适度的病原体入侵后，均有可能被机械防御功能及化学性杀菌、溶菌能力及时消灭清除，病原体不能在特定部位有机地结合，更不会生长繁殖，感染就不能成立。这种抵御、清除病原体的机制在呼吸道、消化道等处是随时经常发生的，因此机体大多都能保持健康而不被感染。一旦上述条件失去稳定平衡，寄生物得以侵犯或侵入机体的特定部位并定植下来生长繁殖，造成感染。如前所述，感染是一种病理概念，只有特殊的实验室检验才能证实，临床上是看不到的。以往所谓的"隐性感染"实际上大多是隐性染病，例如灰髓炎病毒侵入消化道，仅引起轻微的损害及症状，或者完全无症状，但病毒并未能侵犯神经组织即被终止，从此获得持久的特异性免疫；又如肝炎病毒感染后，不少人并无自觉症状，但化验时，却会有生化的异常及病毒感染标志的出现，根据前述定义，这些均属已患病的范畴。把感染与隐性染病严格分开，有时是困难的。显性发病后，有些患者虽自我感觉良好，但医生看来已有异常症状或体征者，可以称之为亚临床型发病。感染过程大致有以下表现形式或经过。

一、一过性感染

寄生物仅有少量定植，少量生长繁殖，其侵袭力及毒力不足以引起机体的病理生理改变，很快可被机体消灭清除。机体不一定能获得免疫力，即使用免疫学方法也难以证明机体已发生过该病原体的感染。

二、潜伏性感染

病原体侵犯或侵入机体，可在特定部位定植，可能仅有少量生长繁殖，故不会排出大量病原体。尚未被机体免疫系统所识别，也不足以引起病理生理反应，因而未能清除，和机体防御免疫功能处于暂时的平衡局面。一旦此种平衡被打破，便可能发病后清除病原体，或不发病而成为长期携带状态。

三、病原体携带状态

病原体侵犯或侵入机体特定部位定植，不断生长繁殖，可能经常排出病原体，局部可能有轻微损害，但并不足以引起机体的病理生理反应，也不足以被机体免疫系统所识别，因而未能获得免疫力。宿主大多较长时间仍保持健康，故有人称为健康携带者。一旦此种稳定平衡打破，有可能会发病。潜伏期带病原体及恢复期仍携带病原体者，均有其特殊的感染过程表现形式，也多有机体的免疫学识别应答，故不同于此类携带者。

四、隐性染病

可能由于机体原有部分免疫力，或是数量不多、毒力不强的病原体感染时，只能引起机体发生轻微的生物化学、病理生理异常反应。免疫学应答后，可获得特异性免疫力。隐性染病一般没有临床症状及体征，但与症状体征轻微而不易被察觉的亚临床型传染病，有时难以鉴别。在许多传染病中，隐性染病远远超过显性发病的病例数。

五、显性发病

当机体抵抗力降低时，病原体得以侵犯，不断增殖并释放有毒物质，引起宿主各种功能异常及组织学病变，在临床上出现特有的症状及体征者为显性发病。

感染过程的上述5种表现形式，在一定条件下可互相转化。在发病的过程中，病情的发展与转归也是很复杂的。病情开始缓解，体温尚未降至正常时，病情又见加重，体温再次升高者称再燃。此情况大多由于病原体仅暂时受到抑制而未被消灭，得以恢复生长繁殖之故。病情已进入恢复期或痊愈初期，体温已降至正常时，症状重现，体温再次上升者为复发。此种情况可能由于第一批病原体已被消灭，而潜在的病原体开始活跃所致。再感染乃指同一种病原体一次痊愈后，又再次感染。同时感染乃指两种病原体同时感染而发病，很难分清病原体的主次地位，如乙型肝炎与丁型肝炎病毒等。叠加感染乃指两种病原体先后感染，常使病加剧。重复感染乃指同一病原体先一次未愈而再次感染，如血吸虫病等。先有病毒或细菌感染，又夹杂真菌感染，常称为双重感染或混合感染。

（王志娟）

第四节　消毒与隔离

消毒是用物理、化学、生物的方法杀灭或清除不同媒介上的致病微生物，使其达到无害化要求。消毒是感染病防治工作中的重要环节，是控制传染源、切断传播途径的有效措施之一，借以阻止及控制感染病的传播及流行。

一、消毒

消毒是把存在体外环境中的病原体通过物理、化学等方法彻底消灭，切断传播途径，阻止病原体的传播，达到控制感染病的目的。

（一）消毒的分类

消毒分为防疫消毒及医院消毒两种。

1. 防疫消毒　分为疫源地消毒及预防性消毒。

（1）疫源地消毒：是指对存在或曾经存在传染源的场所进行的消毒。又可分为随时消毒和终末消毒。其中随时消毒是指有传染源存在时，对其排出的病原体、可能污染的环境和物品及时进行的消毒。而终末消毒是指传染源离开疫源地如病愈、迁移或死亡等，对其原居住或活动地点进行的彻底消毒。

（2）预防性消毒：是指对可能受到病原体污染的物品和场所进行的消毒。如饮水、食品、公用票证、电话、餐具等消毒。

2. 医院消毒 医院消毒系将医院内各种消毒法的作用水平依剂量或强度及作用时间对微生物的杀灭能力分四级：①灭菌，杀灭所有微生物（包括细菌芽孢）。②高水平消毒法，能杀灭所有细菌繁殖体、病毒、真菌及其孢子和绝大多数细菌芽孢。③中水平消毒法，能杀灭和去除除了细菌芽孢以外的各种病原微生物。④低水平消毒法，只能杀灭细菌繁殖体（分枝杆菌除外）及亲脂病毒（有脂质膜，如乙型肝炎病毒、流感病毒等）。

（二）消毒方法的分类

消毒方法分为物理消毒法及化学消毒法。

1. 物理消毒法

（1）煮沸消毒：利用煮沸的高温、水的对流及物体的传热性达到消毒目的。适用于除细菌芽孢以外的多种病原体的消毒。

（2）高压水蒸汽消毒：通过高温及蒸汽的潜伏热，遇冷释放潜伏热，使温度急剧升高，并利用高压蒸汽的穿透力达到消毒目的，对细菌芽孢有消毒作用。

（3）巴斯德消毒法：适用于不耐高温的物品及器械消毒。

（4）紫外线消毒：210~328 nm 波长的紫外线能阻碍细菌 DNA 的合成，从而达到消毒的目的。仅对一般细菌、病毒起作用。因穿透力差，仅可对空气消毒及物体表面消毒。

2. 化学消毒法

（1）高效消毒剂：可杀灭包括细菌芽孢在内的各种微生物的消毒剂。主要包括含氯消毒剂、过氧乙酸、过氧化氢、甲醛、戊二醛及环氧乙烷等。

（2）中效消毒剂：可杀灭细菌繁殖体（包括结核分枝杆菌）、真菌与大多数病毒的消毒剂。主要包括乙醇、酚类（如石炭酸、煤酚皂溶液）及含碘消毒剂等。

（3）低效消毒剂：可杀灭多数细菌繁殖体、真菌及病毒，不能杀灭结核分枝杆菌及某些抗力较强的真菌和病毒。主要包括氯己定（洗必泰）、季铵盐类消毒剂如苯扎溴铵（新洁尔灭）及度米芬等。

（三）常用的消毒方法

根据施药方法分为普通喷雾消毒，气溶胶喷雾消毒，熏蒸消毒，擦拭及浸泡消毒。

1. 地面、墙壁、门窗 用 0.2%~0.5% 过氧乙酸溶液或 500~1 000 mg/L 二溴海因溶液或含 1 000~2 000 mg/L 有效氯的含氯消毒剂溶液喷雾。泥土墙吸液量为 150~300 mg/m²，水泥墙、木板墙、石灰墙为 100 mg/m²。对上述各种墙壁的喷洒消毒剂溶液不宜超过其吸液量。地面消毒先由外向内喷雾一次，喷药量为 200~300 mg/m²，待室内消毒完毕后，再由内向外重复喷雾一次。以上消毒处理，作用时间应不少于 60 min。

2. 空气 房屋经密闭后，每立方米用 15% 过氧乙酸溶液 7 mL（相当于 1 g/m³），放置于瓷或玻璃器皿中加热蒸发，熏蒸 2 h，即可开门窗通风。或以 2% 过氧乙酸溶液（8 mL/m³）气溶胶喷雾消毒，作用 30~60 min。

3. 衣服、被褥及耐热、耐湿的纺织品 可煮沸消毒 30 min，或用流通蒸汽消毒 30 min，或用 250~500 mg/L 有效氯的含氯消毒剂浸泡 30 min；不耐热的毛衣、毛毯、被褥、化纤尼龙制品等，可采取过氧乙酸熏蒸消毒。熏蒸消毒时，将欲消毒衣物悬挂室内（勿堆积一处），密闭门窗，糊好缝隙，每立方米用 15% 过氧乙酸 7 mL（1 g/m³），放置于瓷或玻璃容器中，加热熏蒸 1~2 h。或将被消毒物品置环氧乙烷消毒柜中，在温度为 54 ℃，相对湿度为80%条件下，用环氧乙烷气体（800 mg/L）消毒4~6 h；或用高压灭菌蒸汽进行消毒。

4. 患者排泄物及呕吐物　稀薄的排泄物或呕吐物，每1 000 mL可加漂白粉50 g或2 g/L有效氯含氯消毒剂溶液2 000 mL，搅匀放置2 h。无粪的尿液每1 000 mL加入干漂白粉5 g或次氯酸钙1.5 g或1 g/L有效氯含氯消毒剂溶液100 mL混匀放置2 h。成形粪便不能用干漂白粉消毒，可用20%漂白粉乳剂（含有效氯5%），或5 g/L有效氯含氯消毒液2份加于1份粪便中，混匀后，作用2 h。

5. 餐（饮）具　首选煮沸消毒15~30 min，或流通蒸汽消毒30 min。亦可用0.5%过氧乙酸溶液或250~500 mg/L二溴海因溶液或含250~500 mg/L有效氯含氯的消毒剂溶液浸泡30 min后，再用清水洗净。

6. 食物　瓜果、蔬菜类可用0.2%~0.5%过氧乙酸溶液浸泡10 min，或用12 mg/L臭氧水冲洗60~90 min。患者剩余饭菜不可再食用，煮沸30 min，或用20%漂白粉乳剂、500 mg/L有效氯含氯消毒剂溶液浸泡消毒2 h后处理。亦可煮沸消毒。

7. 盛排泄物或呕吐物的容器　可用2%漂白粉澄清液（含有效氯5 g/L）或5 g/L有效氯的含氯消毒剂溶液或0.5%过氧乙酸溶液浸泡30 min，浸泡时消毒液要漫过容器。

8. 家用物品及家具　可用0.2%~0.5%过氧乙酸溶液或1~2 g/L有效氯的含氯消毒剂进行浸泡、喷洒或擦洗消毒。

9. 手与皮肤　用0.5%碘伏溶液（含有效碘5 g/L）或0.5%氯己定醇溶液涂擦，作用1~3 min。也可用75%乙醇或0.1%苯扎溴铵溶液浸泡1~3 min。必要时，用0.2%过氧乙酸溶液浸泡，或用0.2%过氧乙酸棉球、纱布块擦拭。

10. 患者尸体　用0.5%过氧乙酸溶液浸湿的布单严密包裹后尽快火化。

11. 运输工具　车、船内外表面及空间可用0.5%过氧乙酸溶液或1 g/L有效氯的含氯消毒剂溶液喷洒至表面湿润，作用60 min。密封空间可用过氧乙酸溶液熏蒸消毒。对细菌繁殖体的污染，每立方米用15%过氧乙酸7 mL（相当于1 g/m³），对密闭空间还可用2%过氧乙酸进行气溶胶喷雾，用量为8 mL/m³，作用60 min。

12. 垃圾　可燃物质尽量焚烧，亦可喷洒1 g/L有效氯的含氯消毒剂溶液，作用60 min以上，消毒后深埋。

（四）消毒效果的评价

使用"自然细菌消亡率"作为消毒效果的评价指标。用于空气消毒检查、物体表面消毒检查、排泄物检查等。计算公式如下：

自然菌消亡率=（消毒前菌落数−消毒后菌落数）÷消毒前菌落数×100%

根据公式，计算得到的自然菌消亡率>80%为消毒效果良好；自然菌消亡率<60%为不合格。

二、隔离

隔离指采用各种方法、技术，防止病原体从患者及病原携带者传播给他人的措施。是管理及预防感染病的重要措施。

（一）隔离的管理要求

在原国家卫生健康委员会医院感染控制标准专业委员会制定的医院隔离技术规范中强

调：在新建、改建与扩建医院时，建筑布局应符合医院卫生学要求，并应具备隔离预防的功能，区域划分应明确、标识清楚。应根据国家的有关法规，结合本医院的实际情况，制定隔离预防制度并实施。隔离的实施应遵循"标准预防"及"基于疾病传播途径的预防"原则。加强感染病患者管理，包括隔离患者，严格执行探视制度。采取有效措施，管理感染源、切断传播途径及保护易感人群。同时，加强医务人员隔离与防护知识的培训，为其提供合适、必要的防护用品，正确掌握常见感染病的传播途径、隔离方式及防护技术，熟练掌握操作规程。医务人员的手卫生应符合原卫健委颁发的手卫生标准（WS/T 313）。隔离区域的消毒应符合国家有关规定。

（二）隔离原则

（1）在标准预防的基础上，医院应根据疾病的传播途径（接触传播、飞沫传播、空气传播及其他途径传播），结合本院实际情况，制订相应的隔离与预防措施。

（2）一种疾病可能有多种传播途径时，应在标准预防的基础上，采取相应传播途径的隔离与预防。

（3）隔离病室应有隔离标志，并限制人员的出入。黄色为空气传播的隔离，粉色为飞沫传播的隔离，蓝色为接触传播的隔离。

（4）感染病患者或可疑感染病患者应安置在单人隔离房间。

（5）受条件限制的医院，同种病原体感染的患者可安置于一室。

（6）建筑布局符合相应的规定。

（三）常用的几种隔离措施

1. 接触传播的隔离与预防　经接触传播疾病如肠道感染、多重耐药菌感染、皮肤感染等的患者，在标准预防的基础上，还应采用接触传播的隔离与预防。

（1）患者的隔离：应限制患者的活动范围。减少转运，如需要转运时，应采取有效措施，减少对其他患者、医务人员及环境表面的污染。

（2）医务人员的防护：接触隔离患者的血液、体液、分泌物、排泄物等物质时，应戴手套；手上有伤口时应戴双层手套。进入隔离病室，应穿隔离衣；接触甲类传染病应按要求穿脱防护服。

2. 空气传播的隔离与预防　接触经空气传播的疾病，如肺结核、水痘等，在标准预防的基础上，更加严格。

（1）患者的隔离：无条件收治时，应尽快转送至有条件收治呼吸道感染病的医疗机构进行收治，并注意转运过程中医务人员的防护。当患者病情允许时，应戴外科口罩，定期更换，并限制其活动范围。应严格空气消毒。

（2）医务人员的防护：应严格按照区域流程，在不同的区域，穿戴不同的防护用品，离开时按要求摘脱，并正确处理使用后物品。防护用品使用的具体要求应遵循规定。

3. 飞沫传播的隔离与预防　接触经飞沫传播的疾病，如百日咳、白喉、流行性感冒、病毒性腮腺炎、流行性脑脊髓膜炎等，在标准预防的基础上，还应采用飞沫传播的隔离预防。

（1）患者的隔离：遵循空气隔离要求对患者进行隔离与预防。应减少转运，当需要转运时，医务人员应注意防护。患者病情允许时，应戴外科口罩，并定期更换。应限制患者的活动范围。患者之间，患者与探视者之间相隔距离在 1 m 以上，探视者应戴外科口罩。加强通风，或进行空气消毒。

（2）医务人员的防护：正确使用防护用品并按要求处理使用后物品。与患者近距离（1 m 以内）接触，应戴帽子、医用防护口罩；进行可能产生喷溅的诊疗操作时，应戴护目镜或防护面罩，穿防护服；当接触患者及其血液、体液、分泌物、排泄物等物质时应戴手套。

4. 急性传染性非典型肺炎、人感染高致病性禽流感的隔离

（1）患者的隔离：安置于有效通风的隔离病房或隔离区域内，必要时置于负压病房隔离。严格限制探视者，如需探视，探视者应正确穿戴个人防护用品，并遵守手卫生规定。限制患者活动范围，离开隔离病房或隔离区域时，应戴外科口罩。应减少转运，当需要转运时，医务人员应注意防护。

（2）医务人员防护：医务人员应经过专门的培训，掌握正确防护技术，方可进入隔离病区工作。应严格按防护规定着装。不同区域应穿不同服装，且服装颜色应有区别或有明显标志。医务人员穿脱防护用品应遵循正确程序。

5. 其他传播途径疾病的隔离与预防　应根据疾病的特性及不同传播途径，采取相应的隔离与防护措施。

（张　炜）

第五节　杀虫与灭鼠

一、杀虫

防杀医学昆虫可预防及控制虫媒感染病，如疟疾、丝虫病、流行性乙型脑炎、登革热、斑疹伤寒、恙虫病、回归热及黑热病等，并可减少及消除对人体的叮咬和骚扰。常见医学昆虫有蚊、蝇、蚤、虱、蜱、恙螨、革螨、白蛉及臭虫等。

由于各种高效杀虫剂的研制及应用，防杀医学昆虫取得良好效果。但实践证实，仅靠杀虫剂不能完全解决医学昆虫的控制问题。相反，由于大量及长期使用杀虫剂，环境严重受污染，并使医学昆虫产生耐药性而降低杀虫效果。因此，目前对医学昆虫的防杀，应采取加强卫生宣传教育、充分发动群众，采用综合性防杀措施。医学昆虫的防杀措施包括以下几个方面。

（一）环境治理

通过环境改造及治理，如填平水坑、排水、平整土地、翻盆倒罐及间歇灌溉稻田等，消灭及减少医学昆虫的滋生地及滋生条件，达到控制医学昆虫繁殖的目的。环境治理亦包括改善人类的居住条件；培养良好的卫生习惯；及时清除及无害化处理垃圾及粪便，以减少苍蝇、蚤的滋生场所；经常换洗衣服，以防止虱的滋生。

（二）物理防杀

即用物理方法防杀医学昆虫。如安装纱窗、纱门、纱罩及蚊帐等，防止蚊及蝇侵入。设置蚊（蝇）拍、蚊（蝇）罩拍打及诱捕蚊蝇。应用高压光电灭蚊（蝇）器，捕杀蚊（蝇）。使用烫、煮、蒸、烧等方法，消灭虱、蚤、蟑螂及臭虫等，均有较好效果。

（三）化学防杀

使用各种杀虫剂杀灭医学昆虫，虽然可污染环境，并使媒介昆虫产生耐药性，但因其具有高效、速效、广谱的杀虫效果，并可大面积使用，是综合性防杀措施中不可缺少的组成部分。近年来，有效的新杀虫剂不断研制及应用，剂型、使用方法及喷洒技术的改进，大大提高杀虫剂的效果。目前常用杀虫剂（如表1-2），①有机氯杀虫剂：六六六、三氯杀虫剂。②有机磷杀虫剂：2，2，2-三氯-1-羟基乙基磷酸酯（敌百虫）、2，2-二氯乙烯基磷酸酯（敌敌畏）、马拉硫磷、倍硫磷、辛硫磷、双硫磷、杀螟硫磷（杀螟松）、甲嘧硫磷及毒死蜱等。③氨基甲酸酯类杀虫剂：西维因、残杀威、速灭威、混灭威及巴沙等。④拟除虫菊酯类杀虫剂：丙烯菊酯、胺菊酯、速灭菊酯、二氯苯醚菊酯（氯菊酯）及溴氰菊酯等。

表1-2　常见医学昆虫的杀虫剂用法

医学昆虫	杀虫剂	剂型和浓度	剂量	使用方法	药效
成蚊	2，2-二氯乙烯基磷酸酯（敌敌畏）	50%~80%乳剂配成0.5%水剂	20~40 mL/m²	喷洒墙面、家具背后阴暗角落	持效较长
		50%~80%乳剂浸蘸棉球、布条或装塑料袋中	70~100 mL/m²	将浸装药液的布条、棉球或塑料袋悬挂室内	
	马拉硫磷	50%乳剂稀释成2%水剂	50~100 mL/m²	喷洒室内墙面、阴暗角落或喷洒室外	室内持效2~3个月、室外持效7~10日
	氨菊酯	0.3%油剂	0.1 mL/m²	喷洒室内	25 min内全部杀灭成蚊
蚊幼虫	敌敌畏	0.05%水剂	50~80 mL/m²	喷洒在污水表面	持效5~7日
	马拉硫磷	2%水剂	20~50 mL/m²	喷洒在污水表面	持效5~7日
	杀螟松	2%水剂	50~100 mL/m²	喷洒在污水表面	持效20~30日
	双硫磷		0.05~0.5 ppm	喷洒在污水表面	持效40日
成蝇	2，2，2-三氯-1-羟基乙基磷酸酯（敌百虫）	毒饵：90%2，2，2-三氯-1-羟基乙基磷酸酯（敌百虫）1份、糖10份，食物89份		诱杀成蝇	持效7~10日
	敌敌畏	0.5%水剂	20~50 mL/m²	喷洒在成蝇停落场所	持效5~7日
	氨菊酯	0.3%油剂	0.1 mL/m²	喷洒室内	20 min内全部杀灭成蝇
	桐油和松香	桐油2份、松香1份，熬成胶涂在牛皮纸上		将涂药的牛皮纸挂在室内黏捕成蝇	持效5~7日
	辛硫磷	0.3%乳剂	1 mL/m²	喷雾	
蝇蛆	敌敌畏	0.5%水剂	50~100 mL/m²	喷洒在粪坑表面	持效5~10日
	马拉硫磷	2%水剂	50~100 mL/m²	喷洒在粪坑表面	持效5~10日
蚤	敌敌畏	0.5%水剂	40~60 mL/m²	喷洒在室内地面及鼠道	持效5~7日

续　表

医学昆虫	杀虫剂	剂型和浓度	剂量	使用方法	药效
虱	敌敌畏	配成0.1%水剂或将粉笔浸入80%乳剂中3～5 min	50 mL/m²	喷洒在有虱的衣服上，用浸过敌敌畏的粉笔在衣缝上涂擦	
臭虫	敌敌畏	0.5%水剂	200～500 mL/m²	毛笔或毛刷蘸药液涂刷缝隙	持效1～2个月
蟑螂	敌敌畏	0.5%水剂	30～50 mL/m²	喷洒在蟑螂活动场所	持效5～7日
	硼砂	硼砂1份、红糖1份、面粉1份	每片5 g	放置在蟑螂活动场所	持效2～3个月
	敌百虫	2，2，2-三氯-1-羟基乙基磷酸酯2%、硼砂10%、黄豆粉20%、面粉48%	每片5 g	放置在蟑螂活动场所	持效2～3个月
	溴氰菊酯	0.003%可湿性粉剂	25～30 mg/m²	喷雾	
白蛉	敌敌畏	0.5%水剂	30～50 mL/m²	喷洒室内外	
	敌百虫	0.20%水剂		喷洒在工作服或衣服上	
蜱、螨	敌敌畏	0.3%～0.5%水剂	200 mL/m²	喷洒在蜱、螨活动场所	持效7～10日

　　此外，尚有昆虫生长调节剂，通过阻碍昆虫正常发育而杀虫。如甲氧保幼素及敌灭灵（喷头），可将高浓度的杀虫油剂雾化成细小均匀的颗粒进行喷洒。该法较常规水剂喷洒的杀虫剂用量大大减少，具有高效、省工、省药、省钱及减少环境污染等优点，且可处理一般喷洒所不能及的地方。现场应用取得良好效果。

　　在杀虫剂的新剂型及使用方法的研究中，最引人注目的是缓释剂及控释技术，既可延长药效，又能减少药物损失，降低成本和减少环境污染。

（四）生物防杀

　　利用某些生物来控制医学昆虫的生长发育。这种防杀方法的优点是对人畜无害，不造成环境污染，并能产生持久的杀虫效果，但作用缓慢，并有较高的特异性，实际应用有一定限制，主要用于消灭蚊虫。生物防杀有两种方法：①利用生物消灭害虫，如利用柳条鱼、鲤鱼、草鱼等鱼类，可捕食大量孑孓，其他捕食蚊虫幼虫的动物有巨蚊、松藻虫、水螅等。②部分病原微生物，如苏云金杆菌以色列变种含有δ毒素，被蚊虫幼虫吞食后可致死，对多种蚊虫均有毒杀作用。国内生产的菌粉，取名"孑孓灵"，现场应用有良效，且对人畜无毒，生产工艺简单，使用方便。其他如球形芽孢杆菌、食蚊罗索虫等亦正在研究。尚有遗传防杀法，如释放大量绝育雄蚊，使其数量超过自然界的雄蚊，并使之与自然界的雌蚊交配而不能传代，达到灭蚊目的。

（五）个人防护

可使用驱蚊剂及驱虫剂防蚊和防虫。亦可穿长袖衣及长裤，扎紧袖口和裤口，防止蜱及恙螨爬至人体叮咬等。

二、灭鼠

世界卫生组织（WHO）的资料提示，有 1 515 种鼠与传播疾病有关，至少能传播 35 种人的疾病。人可因直接接触鼠类的排泄物、分泌物或被鼠咬伤，而感染疾病；亦可被寄生在病鼠的蜱、螨、跳蚤等叮咬而患病。常见疾病包括鼠疫、肾综合征出血热、沙拉热、钩端螺旋体病、淋巴细胞脉络丛脑膜炎、鼠咬热、兔热病、沙门菌病、地方性斑疹伤寒、莱姆病、恙虫病、人粒细胞无形体病、西部马脑炎及森林脑炎等。除此之外，老鼠还毁坏器物、盗食粮食等。因此，灭鼠对预防疾病具有重大意义。

灭鼠应发动群众，采用综合性灭鼠方法，才能取得良好效果。灭鼠方法有以下几类：

（一）器械灭鼠法

利用各种捕鼠器械，如鼠夹、鼠笼、鼠套、黏鼠贴及电子捕鼠器等，亦可翻草堆、堵（挖）鼠洞和灌水等。利用鼠笼、鼠夹等时，须掌握鼠情、选择合适诱饵、将捕鼠器放置在老鼠必经之路上。器械灭鼠方法简便易行，但耗费人力及物力较多，灭鼠不彻底，不利于大面积灭鼠，多与其他灭鼠法配合使用。

（二）化学药物灭鼠法

把灭鼠药加入鼠类喜食的食饵中制成毒饵，放在鼠类出没的活动场所，鼠类食入毒饵后致死。此法灭鼠效果好，见效快，成本低，使用方便，缺点是容易导致人畜中毒。因此，须选择对人畜安全、低毒的药物，由专人撒药、捡拾鼠尸。主要的灭鼠药有以下几种：

1. 磷化锌 为磷制剂，暗灰色粉末、有蒜味、干燥状态下稳定性好，主要作用于神经系统、影响代谢，中毒后活动性下降、食欲减退，常出现后肢麻痹，终至死亡。对鼠致死量为 10~50 mg/kg，配成 3%~5% 的浓度，粉剂为 10%~20%，杀毒效果好，不宜连续使用，多次使用可使鼠产生拒食，但不引起耐药性，作用发挥较快，服后半小时即可中毒死亡。该药对人、畜、禽（尤其鸡、鸭）有毒，使用时须注意安全。

2. 毒鼠磷 白色粉末，无臭无味，不溶于水，易溶于丙酮及二氯甲烷。对犬及猴毒力较弱，对家畜如牛、羊等毒力强，对鸡几乎无毒。作用稍慢，服药后 4~6 h 出现症状、24 h 内死亡。蓄积中毒不甚明显，无耐药性。

3. 甘氟 无色或微黄色透明油状液体，易溶于水、乙醇、乙醚等，比较稳定。具有选择性毒力，对猫、犬、羊毒力较强，对鸡、鸭的毒力低。鼠食毒饵后多于 24 h 内死亡、亦有长达 72 h。

以上三种灭鼠药作用较快，1 次服药后即可致死，称为急性灭鼠药。

抗凝血灭鼠药包括敌鼠钠、杀鼠灵、杀鼠醚及杀鼠溴敌隆等，主要成分是 4-羟香豆素和 1，3-茚满二酮。老鼠进食后因出血而死亡，对人、畜、禽的毒性较小。

4. 敌鼠钠 为茚满二酮抗凝血灭鼠药，呈黄色粉末、难溶于水。此药的作用是破坏凝血因子、凝血时间延长；同时可损伤毛细血管壁、使毛细血管通透性增加，从而导致严重出血而死亡。此药作用缓慢，常需几次投药。鼠类在服药后 4~7 日死亡，而中毒鼠无剧烈不适表现、不引起同类警觉，因此鼠类不易拒食，灭鼠较彻底。常用浓度为 0.05% ~ 0.5%、毒粉用量为 0.2% ~ 0.5%，可和毒饵混合及浸泡毒饵，需多次投药。配制时须戴口罩，用具和手须先用肥皂洗 2 遍，再用清水洗净。对猫、狗、兔毒性较大，对鸡、猪、牛、羊等的毒性较小。

5. 杀鼠灵　为香豆素类抗凝血灭鼠药，白色粉末，难溶于水。毒理作用与敌鼠钠相似。但较敌鼠钠安全。常用的浓度为 0.02% ~ 0.05%。须多次投药。

6. 鼠得克　为第二代抗凝血灭鼠剂，属于 4-羟香豆素。突出特点是能杀灭对杀鼠灵产生抗药的鼠类、兼有急性及慢性灭鼠剂的优点。常用的浓度为 0.005%。

7. 大隆　与鼠得克相似、均为 4-羟香豆素类第二代抗凝血灭鼠药。呈乳白色或淡黄色粉末，不溶于水，溶于各种有机溶剂。是一种广谱灭鼠药，能杀灭家鼠或野鼠。亦能杀灭对灭鼠灵等耐药的鼠类。一次投药就能将鼠杀死，是一种理想的灭鼠药。适宜的浓度为 0.005%。

8. 灭鼠宁　为灰白色粉末，无臭、无味，不溶于水，溶于稀盐酸。此药可致鼠的外周血管收缩、组织及器官缺血坏死。中毒症状类似氰化物中毒，中毒鼠四肢苍白、呼吸困难、缺氧抽搐而亡。仅对一些鼠类如褐家鼠、仓鼠等有选择性毒力，作用快速，鼠类一般在 15 min ~ 2 h 发生中毒死亡。对褐家鼠的用量为 10 ~ 13 mg/kg。

（三）化学熏蒸剂灭鼠法

熏蒸剂是磷化铝、氯化物及不同配方的烟剂，经呼吸道毒杀鼠类。磷化铝片剂由磷化铝、氨基甲酸铵及石蜡混合而成，遇水后，分解产生剧毒的磷化氢及二氧化碳。可放入鼠洞内进行毒杀。此外，尚有氯化物、溴甲烷及氰化钙等均可直接投入鼠洞内，迅速堵塞鼠洞，散发有毒气体毒杀鼠类。

（四）其他灭鼠法

还有生物灭鼠法、生态灭鼠法等。利用鼠类的天敌如猫、鼬、鹰等灭鼠，亦可作为灭鼠措施之一。通过恶化鼠类的生存条件、降低环境对鼠类的容纳量，从而达到灭鼠的生态灭鼠法，可作为灭鼠措施的又一有效方法。

（张　炜）

第六节　疫（菌）苗的现状及研究进展

应用普通技术或以基因工程、细胞工程、蛋白质工程及发酵工程等生物技术获得的微生物、细胞及各种动物和人源组织和体液等生物材料制品，用于人类疾病预防、治疗及诊断的药品，称为生物制品。生物制品按其用途分为预防用、治疗用及诊断用生物制品。预防用生物制品即疫（菌）苗（vaccine），包括细菌类菌（疫）苗、病毒类疫苗、类毒素、亚单位疫苗、基因工程疫苗及核酸疫苗等。治疗用生物制品包括各种抗毒素、特异性免疫球蛋白、各种细胞因子、干扰素（IFN）、某些血液制剂及核酸疫苗等，在某些感染病的急救和治疗中发挥重要作用。由细菌或病毒的特异性抗原、抗体及有关生物物质制备的体外诊断制品，和由变应原或有关抗原材料制备的体内诊断制品，则在感染病和变态反应性疾病的特异性诊断，尤其是疾病的早期诊断中发挥重要作用。

疫苗起源于我国宋朝民间创造的应用天花患者干痘痂粉末，接种于婴幼儿易感者的鼻腔内，获得人工主动免疫的方法，其后通过俄国和日本流传至世界各地。虽然接种人痘有感染发病的危险性，但在当时曾起到预防天花的重要作用。1796 年史上第一剂疫苗诞生，即英国乡村医生 Jenner 通过挤牛奶女工不患天花的观察性研究，发明了接种牛痘预防天花方法，并推广至全世界。经过一百多年来在全世界推广接种牛痘的努力，1980 年 5 月第 33 届世界卫生组织（WHO）大会上宣布，人类在全世界消灭了天花。此后，霍乱、炭疽、狂犬病、破伤风、伤寒、鼠疫及结核病等疫苗相继研发成功。Salk 及 Sa-bin 等利用细胞培养法分别研制成功脊髓灰质炎灭活疫苗（Salk 疫苗）和减毒活疫苗（Sabin 疫苗）。1978 年在 WHO 第 31 届大会上提出全球扩大免疫规划（EPI）中，规定在 1990 年以前全世界儿童都能接种卡介苗、百白破联合疫苗、麻疹疫苗及脊髓灰质炎疫苗（简称"四苗"）。EPI 是实现WHO 提出总目标"2000 年人人享有健康保健"的关键措施，并取得显著成效。众多国家消灭了脊髓灰质炎。WHO 于 2000 年 10 月 29 日在日本东京都宣布，包括中国在内的西太地区37 个国家和地区已消灭了脊髓灰质炎。我国是乙型肝炎高流行区，表面抗原（HBsAg）携带率为 7%~8%，即 1.2 亿人为慢性乙型肝炎病毒（HBV）携带者，人群中 HBV 自然感染率约为 60%，即 6.9 亿人已感染 HBV，慢性肝炎患者达 2 000 万~3 000 万例。20 世纪 90 年代以来，我国对新生儿推行乙型肝炎疫苗预防接种，尤其是将乙型肝炎疫苗与"四苗"共同列入我国儿童计划免疫接种后，取得了阻断母-婴传播 HBV 的显著成效，使部分大城市儿童的 HBV 携带率降到 1.5%以下（降低 80%以上）。近年来，随着我国落实扩大免疫预防计划，使许多曾经严重威胁人类生命健康酿成流行的感染病，如麻疹、白喉、新生儿破伤风、霍乱、鼠疫及钩端螺旋体病等，在我国亦得到控制或初步控制。研制并推广接种安全高效又价廉方便的疫苗，从预防感染病的社会效益与经济效益上分析，均应作为主导措施。

一、疫（菌）苗种类及其应用

（一）细菌类菌（疫）苗

1. 冻干皮内注射用卡介苗（BCG） 全世界预防结核病所用的卡介苗即减毒牛型结核菌种均来自法国巴斯德研究院，为纪念两位研究并发现减毒牛型结核菌株的科学家 Calmette 和 Guerin，故命名为 BCG。BCGD2-PB302 菌株是生产 BCG 的菌种，该菌株免疫原性较强，接种后淋巴结反应较轻。BCG 株经 Sauton 培养基培养后，加入保护液配成细菌浓度为 1.0 mg/mL，分装 0.5 mg（10 人份量）并冻干。接种对象为≤3 个月龄婴幼儿以及旧结核菌素（OT）或结核菌素纯化蛋白衍生物（PPD）试验阴性的儿童，于上臂外侧三角肌中部略下处皮内注射 0.1 mL BCG 稀释菌苗。在接种后 2 周左右，注射局部会出现红肿浸润，经 8~12 周后形成结痂。如发现异常不良反应，应及时就医。接种的禁忌证为现患结核病、急性感染病、肾炎、心脏病、湿疹、免疫缺陷病或其他皮肤病患者。BCG 预防结核病效果肯定，其保护率为 80%~90%。

2. 冻干皮上划痕用鼠疫活菌（疫）苗 经多年反复培育和试验证明，我国使用鼠疫杆菌 EV 株菌种是毒力弱和免疫原性强的菌种。选育的 EV 株菌种经系统检定后并冻干保存，菌种取出后在厚金戈尔琼脂培养基上传 2 代，将菌苔刮入保护剂中，稀释成含菌数为 7 亿~9 亿个菌/人份并冻干备用。接种对象为疫源地或进入疫区人员，在上臂外侧上部皮肤表面滴上疫苗 2 滴，用专用划痕针呈"#"形划痕接种（皮肤划痕间距 3~4 cm 长 1~1.5 cm 呈

"#"形，严禁注射），用划痕针反复涂压，以使菌苗渗入划痕皮肤内。接种不良反应较轻，免疫效果良好，鼠疫患者若先前接种过该疫苗，则90%以上患者可治愈。

3. 冻干皮上划痕用布鲁氏菌病活菌（疫）苗 该菌苗系用布鲁氏菌弱毒株10^4M菌种接种于肝浸液琼脂斜面培养基，37 ℃培养44~48 h为第一代。挑取光滑型菌落再传一代后，方可大量增殖，将菌苔刮入保护液中分装并冻干，每毫升含菌量为1 800亿~2 000亿个，每人份含菌量为90亿~100亿个。接种对象为与布鲁氏菌病传染源密切接触者，畜牧人员尤其是接羔员和挤奶员，皮毛和乳制品加工人员以及兽医等。每年接种一次，于上臂外侧上部皮肤表面滴上菌苗2滴，同上用专用划痕针呈"#"形划痕接种（严禁注射）。对于布鲁氏菌素反应阳性者，不予接种。接种后局部反应轻微，少数可有低热反应。

4. 皮上划痕人用炭疽活菌（疫）苗 本品系用炭疽菌弱毒株A16R株芽孢，经牛肉消化液琼脂培养基培养，加入甘油蒸馏水制成容量比50%悬液，约含0.5亿个活菌/毫升。接种对象为食草动物炭疽病高发地区的农牧人群，皮毛加工与制革工人及牲畜屠宰人员。每半年或一年接种1次。接种方法同上，在上臂外侧上部皮肤上滴菌苗2滴，"#"形划痕接种（严禁注射）。

5. 钩端螺旋体灭活菌（疫）苗 钩端螺旋体（简称钩体）血清型十分复杂，我国迄今已发现19个血清群75个血清型，流行于全国28个省、市、自治区，不同血清型之间交叉保护免疫不明显，因此必须选用钩体流行血清型1~3株来制备疫苗。生产菌种应选用繁殖力强，免疫原性好，并通过豚鼠传2~3代后，应用无蛋白综合培养基培养菌种，收获的培养物中经加入0.25%~0.35%（g/mL）苯酚灭菌，即制备成灭活菌（疫）苗。在钩体灭活菌苗中，每一菌型的死菌数应含1亿~1.5亿条/毫升。疫苗接种对象为流行区7~60岁高危人群，以及可能与疫水和患病动物接触者。于流行季节前，全程皮下注射疫苗2针，成人剂量为第一针0.5 mL，第二针1.0 mL，间隔7~10日；7~13岁儿童剂量减半；必要时7周岁以下儿童酌情注射1/4成人剂量。疫苗接种不良反应轻微，免疫效果明显，使我国多年来已基本控制了钩体病的流行。

6. 吸附纯化无细胞百日咳疫苗 我国采用含有百日咳杆菌1、2和3血清型的CS疫苗株作为生产百日咳纯化疫苗的菌种。CS菌种接种于半中和碳培养基中，用发酵罐深层培养法制备疫苗原液，其有效抗原释放至培养基上清液内，以化学和物理方法提纯并经甲醛液和戊二醛液解毒，然后去除解毒剂制成纯化成分疫苗。该疫苗含有丰富的丝状血凝集素（FHA）和毒素两种保护性抗原，含有效抗原成分15~18 μg总蛋白氮（PN）/mL。接种对象为3个月龄至6岁儿童，皮下注射接种，每次注射剂量为0.5 mL，3~12月龄内共接种3次，每次间隔4~6周，在18~24月龄时再注射第4针加强。纯化疫苗较全菌体菌苗不良反应明显下降，其接种后发热率仅为后者的十分之一，而两者的接种保护率均达到85%~90%。按照抗原纯化工艺的不同，可分为共纯化工艺制备的百日咳疫苗和分别纯化定量配比的百日咳疫苗即百日咳组分疫苗。中国和日本部分企业采用的是共纯化工艺，即细菌培养后，盐析沉淀PT、FHA等保护性抗原，然后用蔗糖密度梯度离心法去除杂质，同时收集富含PT和FHA的有效成分。欧美等国家采用柱层析法，将不同的保护性抗原分别纯化，然后再将各抗原定量配比成疫苗。两法各有优缺点，前者产率相对较高，且成本较低，但共纯化工艺不利于产品的质量稳定。柱层析法成本较高，但优点是成分明确，较易进行质量控制，不良反应更小。自20世纪90年代中期以来，大多数发达国家均采用柱层析分离纯化制备各组分来生产无细胞百日咳疫苗，而中国目前仍然停留在共纯化工艺生产无细胞百日咳疫苗的水平上。

7. 伤寒 Vi 多糖疫苗　伤寒沙门菌灭活菌（疫）苗其保护效果肯定，但接种不良反应大，且对 2 岁以下儿童无效。伤寒 Ty2 菌株含有丰富的微荚膜 Vi 抗原，经在发酵罐半中和培养基中培养 8~12 h，将收获物加入甲醛液灭菌并取上清液，以脑膜炎球菌多糖疫苗相似的程序提取制成伤寒 Vi 多糖疫苗。接种对象为高发人群及军人，于上臂外侧三角肌处皮下或肌内注射，1 次 0.5 mL。接种反应轻，仅有个别人有轻度且短暂低热。经现场调查表明，我国伤寒 Vi 多糖疫苗的保护率为 70%，免疫持久性不少于 2 年，但其长期免疫性有待进一步观察证实。

8. 精制白喉类毒素　制备白喉外毒素的菌种为罗马尼亚白喉棒状杆菌 PW8 株，经国内培育筛选出产毒率高的亚株，每隔 5 年需进行 1 次产毒菌筛选。菌种接种于 Pope 或林氏培养基应用深层通气培养，外毒素效价不低于 150 Lf（絮状反应量）/mL，经加入 0.5%~0.6% 甲醛液脱毒成为类毒素，再经硫酸铵沉淀法纯化精制成类毒素疫苗。疫苗要求纯度 ≥ 1 500 Lf/mgPN。白喉外毒素可先脱毒后精制，亦可先精制后脱毒，前者脱毒需时长并应不断地检查脱毒效果，后者需添加赖氨酸以防脱毒后毒性逆转。接种对象为 6 月龄至 12 岁儿童，初次免疫皮下注射 2 针各 0.25 mL，间隔 4~6 周。接种不良反应轻微，但在成人接种时，易引起变态反应或称超敏反应，故成人接种宜用低剂量（2~5 Lf），其免疫效果亦佳。

9. 精制破伤风类毒素　破伤风芽孢梭菌菌种自罗马尼亚引进，经中国药品生物制品检定所培育筛选出产毒量高的 L58 株。蛋白水解液加入适量的氨基酸和维生素为破伤风菌种的培养基，在 34 ℃ 厌氧条件下培养 6 日，除去菌体并加入 0.3%~0.4% 甲醛液脱毒后，以硫酸铵沉淀法纯化为精制破伤风类毒素疫苗，类毒素纯度应 ≥1 000 Lf/mg PN。破伤风外毒素亦可先行精制后再脱毒。接种对象为儿童、发生创伤机会较多的人群（如军人、警察及地下施工人员等）和孕妇。WHO 主张破伤风类毒素与白喉类毒素、百日咳疫苗混合成为联合疫苗，给予儿童接种。对于已有基础免疫者，于受外伤后应再注射 1 针类毒素，可不必接种破伤风抗毒素，以防发生过敏反应。

10. A 群脑膜炎球菌多糖疫苗　A 群脑膜炎球菌菌种为 A 群脑膜炎 CMCC29201（A4）菌株，菌种在发酵罐中和培养基中通气搅拌培养，培养物立即加入甲醛液灭菌并去除菌体，以免释放内毒素，亦可采用超速离心法除去内毒素，在上清液中加入阳离子去污剂沉淀球菌荚膜多糖，收集沉淀物提取多糖即为多糖疫苗。接种对象为 6 个月龄至 15 岁儿童，3 岁以下儿童于疾病流行前接种 2 针，间隔 3 个月，每 3 年复种一次。多糖疫苗接种反应轻微。根据流行病学调查结果表明，接种后 1~3 年持续保护率分别为 96.47%、92.62% 和 82.8%。多糖抗原是 B 细胞依赖性抗原，因此对 1 岁以下儿童免疫效果差，如将多糖抗原与其他蛋白抗原（如破伤风类毒素）耦联而成为结合疫苗，则可提高免疫原性。

此外，细菌性痢疾口服双价联合疫苗的预防效果有待于提高，国外进口的肺炎链球菌多糖疫苗因价格昂贵难于推广。

（二）病毒类疫苗

用病毒、衣原体、立克次体或其衍生物制成，进入人体后使机体产生抵抗相应病毒能力的生物制品。

1. 减毒活疫苗

（1）口服脊髓灰质炎活疫苗（OPV 或称 Sabin 活疫苗）：我国一直仅使用口服脊髓灰质炎活疫苗（OPV）即 Sabin 活疫苗，毒种为 Sabin Ⅰ、Ⅱ 和 Ⅲ 型株（或 Ⅲ$_2$ 株或 Ⅲ 型 Pfizer 株），亦可使用经人胎二倍体细胞培育纯化的 3 个型 Sabin 毒株。制备生产种子所用的细胞为胎猴肾、清洁级猴肾或人胎二倍体细胞（2BS）。每人份 0.1 mL 三价联合疫苗中，病毒含量（滴度）为 Ⅰ 型 6.0、Ⅱ 型 5.0、Ⅲ 型 5.5 log CCID$_{50}$/mL（每毫升含 50% 细胞感染量）。服用接种对象为 ≥2 月龄儿童，从 2 月龄开始，口服糖丸 1 粒或 2 滴液体疫苗，连续 3 次，每次间隔 4~6 周，4 岁时再加强免疫一次。由于推广口服脊髓灰质炎活疫苗，使我国早在 1992 年便基本消灭了脊髓灰质炎，发病率已降至 0.01/10 万人以下，并最终在我国境内彻底消灭了脊髓灰质炎。

（2）麻疹活疫苗：麻疹疫苗株毒种为我国自行研制的沪 191 株和长春的长 47 株，经在人胎肾细胞、人羊膜原代细胞上传代后，转种鸡胚细胞培养适应使毒力减弱和保持良好的免疫原性。毒种在 9~10 日龄 SPF 鸡胚细胞上，于 31~33 ℃ 静止或旋转培养，病毒滴度 ≥4.5 log CCID$_{50}$/mL，添加适宜保护剂并冻干制成麻疹活疫苗。接种对象为 ≥8 个月龄麻疹易感儿童进行初次免疫，一次免疫的抗体阳转率 ≥95%，7 岁时再复种一次。于上臂外侧三角肌附着处皮下注射 0.5 mL。接种不良反应一般轻微，少数人在接种后 6~10 日可有一过性低热，偶有散在性皮疹。自 1978 年麻疹活疫苗被纳入计划免疫以来，我国每年麻疹病例数显著下降，近年全国每年麻疹发病数少于 10 万例，仅为使用疫苗前病例数的 1%。

（3）甲型肝炎活疫苗：1978 年以来我国自行研制并被国家批准上市的甲型肝炎减毒活疫苗有 2 种，长春生物制品研究所生产的 LA-1 减毒株及浙江省医学科学院及中国科学医学院生物学研究所生产的 H2 减毒株，均为皮下接种。甲型肝炎活疫苗接种后可产生病毒血症和特异性抗体，并从粪便排出少量病毒，但未发现实验动物之间或人与人之间相互传染。接种对象为 1~16 岁易感儿童，以及高危人群诸如饮食服务行业和托儿所幼儿园工作人员。接种 1 针疫苗后，可使 95% 以上接种者产生抗体，接种保护率达 95% 以上。经过多次人群血清流行病学调查表明，甲型肝炎活疫苗均具有良好的安全性和显著的免疫学效果和预防效果，接种保护率达 95% 以上。由于接种甲型肝炎减毒活疫苗可使机体产生更完全的细胞免疫及体液免疫，加之成本低廉，仅需注射接种 1 次，故用来降低甲型肝炎发病率，更适合我国及其他发展中国家的国情。在甲型肝炎暴发疫情早期，应急接种甲型肝炎疫苗，亦可有效地控制疫情。

（4）风疹冻干活疫苗：风疹病毒野毒株在人二倍体细胞（2BS）30 ℃ 连续传代培养 12 代，得到 BRDⅡ 减毒活疫苗毒株。用人 2BS 培养疫苗毒种，用 RK-13 细胞或其他敏感细胞滴定病毒，1 人份疫苗剂量（0.5 mL）病毒含量 ≥4.5 log CCID$_{50}$/mL。加入人白蛋白作保护剂，并冷冻干燥制成风疹疫苗。接种对象为 8 个月龄以上的易感者，重点对象为 10~14 岁少女，于上臂外侧三角肌附着处皮下注射 0.5 mL。在注射后 6~11 日，少数人可有一过性的低热反应。成人接种后 2~4 周内可能出现轻度关节炎反应。孕妇禁止使用。育龄妇女注射疫苗后 3 个月内应避免怀孕。本疫苗主要用于预防孕妇患风疹，继而引起胎儿和新生儿的先天性风疹综合征，即先天性耳聋、白内障、心脏病及死胎和其他先天性畸形等。我国医务人员和群众对于接种风疹疫苗的重要性，目前有待于提高认识并予以重视。

（5）流行性腮腺炎活疫苗：我国使用的流行性腮腺炎活疫苗是上海 S79 减毒株，为从患者体内分离后，在三级（SPF）鸡胚细胞上连续传代，收获病毒并冻干制成疫苗，其病毒含量≥4.75 log $CCID_{50}$/mL。人用剂量为 0.5 mL，于上臂三角肌附着处皮下注射。本疫苗一般与麻疹、风疹疫苗制成联合疫苗（MMR）使用。

（6）黄热病活疫苗：我国采用国际通用的 17 kD 减毒株，在三级（SPF）鸡胚卵黄囊中接种培养，取全胚研磨制成悬液，经离心后取上清液，加入保护剂并冻干制成黄热病活疫苗。接种对象为进入或途经黄热病流行区人员，皮下注射 0.5 mL，接种者几乎 100%产生中和抗体并持续较久。

（7）冻干乙型脑炎活疫苗：乙型脑炎活疫苗由我国独创的减毒株 SA14-14-2 株制成。本疫苗可提高免疫效果和减少接种次数，便于推广使用。SA14-14-2 株是强毒株 SA14 经地鼠肾单层细胞传 100 代后，用蚀斑筛选出无致病性的毒株，再通过动物神经外途径传代以稳定残余毒力，使之毒力不再返祖和提高免疫原性。经各种动物实验证明，SA14-14-2 株适合于制成活疫苗，该毒株除具有致病性和免疫原性外，在地鼠肾单层细胞上培养时可形成界线清晰的小蚀斑，无明显的 TS 特征。基因序列分析表明，减毒株与原强毒株核酸序列比较有 57 个核苷酸改变，发生 2 个氨基酸改变。用地鼠肾细胞接种 SA14-14-2 株，当出现明显细胞病变时收取病毒原液，加适当的保护剂并冻干制成疫苗，其病毒滴度≥7.2 PFU/mL 为合格。接种对象为 1 周岁以上儿童，于上臂外侧三角肌处皮下注射 0.5 mL，1 岁儿童注射 1 针，于 2 岁和 7 岁时分别各再加强免疫 1 次。经大量临床试验和流行病学效果考核证明，乙型脑炎活疫苗的不良反应轻微而免疫原性良好，其保护率达 80%~90%。

2. 灭活疫苗

（1）乙型脑炎灭活疫苗：其毒株为乙型脑炎病毒 P3 株。P3 株经地鼠肾单层细胞旋转培养，病毒滴度达到≥7.0 log LD_{50}/mL，加入甲醛液制成灭活疫苗。接种对象主要为 6 个月龄至 7 周岁儿童和由非疫区进入疫区的易感者，初次接种 2 针，于上臂外侧三角肌附着处皮下注射 0.5 mL，间隔 7~10 日，于初次免疫后 1 年、4 岁及 7 岁时各再接种 0.5 mL。注射时加入适量亚硫酸氢钠液中和，可减轻甲醛刺激引起的疼痛。多次注射后，有时机体可产生过敏反应（低热、皮疹等），经一般对症处理即可。

（2）人用提纯狂犬病灭活疫苗：狂犬病灭活疫苗的毒种为狂犬病固定毒适应于细胞培养的 aG 株或其他经批准的毒株。我国用地鼠肾细胞或 Vero 传代细胞在静置或旋转瓶中培养毒种，病毒滴度≥5.5 log LD_{50}/mL，加入甲醛或 β 丙内酯灭活，经过物理化学方法提纯后制成冻干制品，以适于应急备用。疫苗效价以 NIH 法检测≥2.5 IU/安瓿。接种对象为被疯犬或其他可疑动物咬伤、抓伤者。对被咬伤者应于第 0、3、7、14 及 30 日各注射 1 安瓿量疫苗。此外，要及时消毒处理伤口，对于严重被咬伤的部位（头、脸、颈、手指及多部位）或深部伤口的受伤者，除全程疫苗注射外，需再增加注射 2~3 针疫苗，并在伤口周围注射特异性抗狂犬病血清或特异性免疫球蛋白。儿童和成人用量相同，成人在上臂三角肌处肌内注射，儿童则在大腿前内侧区肌内注射。狂犬病疫苗是唯一急救性制品，其预防效果与注射疫苗的早晚、咬伤部位及咬伤程度有关，重要的是早注射与全程注射疫苗以及处理伤口。提纯疫苗的不良反应一般较轻。

（3）肾综合征出血热灭活疫苗：是我国率先由汉坦病毒Ⅰ型（汉滩型）和Ⅱ型（汉城型）毒株，应用单层细胞培养后制成的灭活疫苗。毒种为经过筛选具有抗原谱广、免疫原性好和产率高的毒株，经灭活处理和添加吸附剂，制备成单型疫苗或双型联合疫苗。疫苗接种对象为疫区各年龄组人员，若为Ⅰ型流行区，应重点对野外接触野鼠的高危人群接种Ⅰ型或双型联合疫苗。接种部位为上臂三角肌肌内注射，于第0、7和28日全程接种3针，每次1.0 mL，1年后再加强免疫1次。经实验室研究和流行病学考核表明，接种后不良反应轻微且能诱发产生中和抗体，其保护率可达90%左右。目前在研究改进提纯疫苗工艺，以进一步减轻不良反应、减少接种次数及提高免疫效果。

（4）森林脑炎灭活疫苗：1952年我国应用森林脑炎病毒"森张株"，以地鼠肾细胞培养病毒株并以甲醛灭活制成灭活疫苗，一直沿用至今，其生产工艺与乙型脑炎灭活疫苗相同。注射疫苗后，预防效果较好，不良反应轻。

（5）脊髓灰质炎灭活疫苗（Salk疫苗）：Salk灭活疫苗系1954年应用脊髓灰质炎病毒Ⅰ、Ⅱ和Ⅲ型强毒株分别在猴肾细胞中增殖，收获病毒加入甲醛液在一定温度下灭活而成的三价联合疫苗。Salk灭活疫苗为皮下注射制剂，初次免疫需注射3针，每针间隔4~6周，第3针后间隔6~12个月加强注射第4针，此后每隔数年需再加强注射1针。Salk灭活疫苗经在北美及西欧等地区多年使用，证明安全有效，尤其是对免疫缺陷或免疫受抑制者使用灭活疫苗较为安全。目前我国已经消灭了脊髓灰质炎，而周边部分国家（如印度、巴基斯坦、尼泊尔及朝鲜等）仍存在本病，故我国仍需对高危的易感儿童接种脊髓灰质炎疫苗。鉴于脊髓灰质炎活疫苗株可基因重组变异为衍生脊髓灰质炎病毒（VDPV），使神经毒力返祖而致急性弛缓性麻痹（AFP），我国有可能以Salk灭活疫苗替代Sabin活疫苗，并重新制定预防策略和接种程序。

（6）甲型肝炎灭活疫苗：目前国外有4种被批准的甲型肝炎灭活疫苗，均为细胞培养甲型肝炎病毒（HAV）经甲醛灭活的制剂。我国已批准进口的甲型肝炎灭活疫苗有2种：①源于澳大利亚HAVHM175株，由比利时Smith Kline Beecham公司应用人2BS细胞培养适应并传接40代获得减毒株，从细胞培养液中收获病毒，经甲醛灭活后加入铝盐吸附而制成，称为Havrix™（贺福立适）甲型肝炎灭活疫苗。成人初次接种剂量为1 m（含1 440抗原单位），儿童剂量减半，于上臂三角肌处肌内注射，间隔6~12个月后再加强1针。②源于拉丁美洲哥斯达黎加CR326-F株，由美国Merck公司生产的VAQTA™灭活疫苗，1 mL含50 IU抗原单位即50 ng抗原，接种方法同上。两种疫苗接种对象同甲型肝炎活疫苗，均于10年后需复种1次。虽然甲型肝炎灭活疫苗免疫学效果和流行病学预防效果均较肯定，但因其价格昂贵，不适合我国推广使用。中国药品生物制品检定所和唐山怡安公司共同研制的国产甲型肝炎灭活疫苗，于2002年通过国家鉴定，用于特定适应人群（如免疫功能低下的易感者等）的预防接种。

（7）肠道病毒71型（EV71）灭活疫苗：EV71是引发手足口病或咽峡炎的主要病原体之一。2008年EV71病毒在中国流行，共造成49万人感染，126人死亡。感染及死亡病例集中在3岁以下的婴幼儿。来自江苏省疾病预防控制中心、中国疾病预防控制中心、中国食品药品检定研究院等多家机构的科研人员研制出一种基于Vero细胞、以氢氧化铝为佐剂的EV71灭活疫苗。Ⅰ期和Ⅱ期临床试验结果已经表明，该疫苗可诱导6~35月龄婴幼儿产生针对EV71的免疫反应，其安全性也得到了证实。近年，该EV71疫苗的Ⅲ期临床试验结果再次肯定了其有效性、安全性和免疫原性，研究结果发表在2014年2月的新英格兰医学杂志上。

病毒类及细菌类减毒活（菌）疫苗与灭活疫（菌）苗相比，各有其优缺点，一般前者免疫效果和预防效果更好，但灭活疫（菌）苗的安全性相对更好一些（表1-3）。

表 1-3 减毒活疫（菌）苗与灭活疫（菌）苗特点比较

比较要点	减毒活疫（菌）苗	灭活疫（菌）苗
疫（菌）苗来源	无毒或弱毒的微生物疫苗株	用甲醛等灭活的病原微生物
免疫机制	类似自然感染，诱导机体细胞免疫和体液免疫，且产生接种局部免疫	刺激机体产生体液免疫（中和抗体）为主，不产生接种局部免疫
免疫学效果	好，免疫持续 3~5 年或更长	较好，免疫持续数月至 1 年
禁忌接种人群	免疫功能缺陷及低下者	过敏体质者
不良反应	较小，但疫苗株有毒力返祖之虞	较大，常有低热、接种部位疼痛等
接种剂量与次数	剂量小，多为接种 1 次	剂量大，多为接种 2~3 次
疫苗保存及成本	需要低温，有效期较短，价廉	温度不严格，有效期较长，较昂贵

3. 基因重组疫苗 在 20 世纪 90 年代，我国生物制品研究机构应用中国地鼠卵巢细胞传代细胞中转染 HBV S 重组基因并表达 HBsAg 成功，投入试生产后，其产量有限。其后从美国 MSD 公司引进的酵母重组乙型肝炎疫苗生产线，于 1998 年正式投产。自 2000 年起，基因重组乙型肝炎疫苗已完全替代乙型肝炎血源性亚单位疫苗。

基因重组乙型肝炎疫苗接种对象主要为新生儿，其次为幼儿和高危人群（医务人员、托幼机构工作人员、职业献血员等）。注射程序称为 0、1、6 月程序，即第 1 针后，间隔 1 个月及 6 个月注射第 2 及第 3 针疫苗。新生儿接种乙型肝炎疫苗越早越好，要求于出生 24 h 内接种，因为年龄越小，受乙型肝炎病毒（HBV）感染后越易成为慢性 HBV 携带者，且可能至青壮年时发病。接种方法，在婴幼儿为大腿内侧肌肉接种，儿童和成人在上臂三角肌处肌内注射。接种剂量：新生儿及儿童接种酵母重组乙型肝炎疫苗为 5 μg（0.5 mL），成人为 10 μg（1 mL）；接种 CHO 重组乙型肝炎疫苗，则不分年龄大小，均注射 10 μg（0.5 mL）。由于 HBsAg 和 HBeAg 双阳性母亲的新生儿受感染概率大，可双倍量接种疫苗，并加用乙型肝炎高价免疫球蛋白（HBIg）。重组乙型肝炎疫苗不良反应轻微，其免疫学和预防效果均较理想，保护率可达 80%~90%。

（三）联合疫苗

由两种或两种以上安全有效的疫苗按一定搭配比例组成的疫苗称为联合疫苗。在目前新疫苗日益增加的情况下，应用联合疫苗接种 1 剂可预防多种感染病，因此可减少接种次数、降低疫苗成本及利于推广使用。不同的疫苗在组成联合疫苗时，必须证明机体对各个疫苗及其抗原的免疫应答互不干扰和不增加不良反应。研制联合疫苗是生物制品研究的重要课题之一。

1. 联合灭活疫苗 伤寒、副伤寒甲、乙三联疫苗及伤寒、副伤寒甲、乙与霍乱四联疫苗，最早主要在军队中使用，后来又增添破伤风类毒素。据报告在二次世界大战时已证明其预防效果较满意，但接种后不良反应大，难于在平时推广应用。百日咳、白喉、破伤风联合疫苗（简称 DPT），在儿童免疫中已使用多年，各成分均要纯化，否则不良反应大。此外，使用中的联合疫苗还有钩端螺旋体多价灭活菌（疫）苗、出血热双价灭活疫苗及脊髓灰质炎 3 价灭活疫苗（Salk 疫苗）等。联合疫苗中各成分应按比例合理组合，否则强抗原可能干扰弱抗原。经实验证明，百日咳灭活疫苗可以提高白喉与破伤风类毒素的免疫原性，故 WHO 主张将百日咳与白喉、破伤风类毒素混合制成 DPT 联合疫苗并纳入世界儿童扩大免疫接种规划。

2. 联合活疫苗 较成功的联合活疫苗有：①麻疹、腮腺炎、风疹联合活疫苗（MMR）。②脊髓灰质炎Ⅰ、Ⅱ、Ⅲ型联合活疫苗。影响联合活疫苗免疫学效果的因素，除了各病毒疫苗株含量以外，疫苗毒株的残余毒力强者可能干扰残余毒力弱者，使后者降低其诱导免疫应答作用。例如，MMR加入水痘活疫苗联合接种，会干扰水痘活疫苗的免疫原性。

3. 灭活疫苗与基因重组联合疫苗 1996年以来，含甲型肝炎灭活疫苗和重组乙型肝炎疫苗组成的联合疫苗，已被批准并在部分国家1岁以上儿童中接种注射。此联合疫苗的全程3针免疫采用0、1和6个月间隔程序，我国尚未使用此种联合疫苗。

（四）用于预防的其他生物制品

1. 抗毒素及抗血清 抗毒素及抗血清系指用细菌外毒素免疫动物（马）后，取得免疫血清并精制成的蛋白制剂。用于被动免疫，预防各种感染病。用马血清制备的抗毒素注射人体无疑易产生某些不良反应，包括过敏性休克、血清病及局部过敏性反应等。因此，在使用时应先仔细阅读使用说明书，要询问过敏史，务必做皮肤过敏试验。如皮肤试验阳性，应采用脱敏注射法以避免过敏反应。一旦发生过敏反应，应及时采取相应的抢救措施。

（1）精制白喉抗毒素：与白喉患者接触而未接种白喉类毒素的易感儿童，可一次皮下注射抗毒素1 000～2 000 IU，并立即全程接种白喉类毒素，以预防发病。

（2）精制破伤风抗毒素（TAT）：对于未预防接种过破伤风类毒素的受外伤者，在进行外科扩创处理的同时，应皮下或肌内注射破伤风抗毒素1 500～3 000 IU，使之在2～3日内血中抗毒素能保持（10.3±0.6）IU/mL水平，随后再全程接种破伤风类毒素。

（3）精制肉毒抗毒素：肉毒外毒素有不同型别，人的肉毒食物中毒主要由A型、B型或E型外毒素引起。我国肉毒抗毒素制剂为单型抗毒素，注射时需予以混合。可疑肉毒中毒者，应皮下或肌内注射相应型或混合型抗毒素每型1 000～2 000 IU，预防效果显著。

（4）抗狂犬病血清：是由狂犬病固定毒免疫马，采其血浆经胃酶消化后，用硫酸铵盐析法制成液体或冻干的免疫球蛋白制剂。制造工艺基本上与其他抗血清相同。当马血浆的中和效价≥80 IU/mL时，采马血并精制后的成品效价应≥200 IU/mL。人被疯动物咬伤后注射抗狂犬病血清越早越好，咬伤后48 h之内注射，可减少发病，特别是对于严重咬伤如头、脸、颈部、手指或多部位咬伤者更应注射抗血清。在对受伤部位做外科处理的同时，在伤口部位浸润注射抗血清，然后把余下抗血清注射肌肉内。注射剂量按体重计40 IU/kg，重伤者可酌量增加至80～100 IU/kg，在1～2日内分数次注射。注射完毕后或同时开始全程接种狂犬病疫苗。

2. 用于预防的血液制品 人用血液制品取材于人血，分为血细胞制剂和血浆蛋白制剂，注射后均罕有过敏反应。人血浆中共有百余种蛋白质，现简述血浆蛋白制剂中常用于预防的制品。

（1）人血丙种球蛋白：含有甲型肝炎、麻疹、脊髓灰质炎和白喉抗体，主要为IgG和一定量的IgA、IgM。本品中丙种球蛋白含量≥血浆蛋白总量的90%，其中IgG含量占丙球的90%以上。人血丙种球蛋白按0.1～0.4 mL/kg体重肌内注射，或≤5岁肌注5 mL，≥6岁肌注10 mL，主要用于早期预防甲型肝炎、麻疹及脊髓灰质炎以及应急接种。接种后的被动免疫可持续6个月。我国已淘汰胎盘血丙种球蛋白制剂。

（2）特异性丙种球蛋白：经特异性疫苗免疫的人，取其血浆制成提纯的特异性丙种球蛋白液体或冻干制品，可用于预防相应疾病。乙型肝炎特异性丙种球蛋白（HBIg），内含抗-HBs

效价≥100 IU/mL，每安瓿装量分别为 100 IU、200 IU 和 400 IU。HBsAg 和 HBeAg 双阳性母亲的新生儿，最好于出生 24 h 内肌内注射 100 IU HBIg，同时另一部位注射乙型肝炎疫苗；而后隔 2~4 周重复一次，再按上述程序全程接种乙型肝炎疫苗。当不慎被带有 HBV 阳性血的针头刺伤皮肤等暴露于 HBV 时，立即肌内注射 HBIg 200~400 IU，以预防 HBV 感染。此外，我国还制成抗狂犬病特异性丙种球蛋白，当人被可疑狂犬咬伤时，尽快按 20 IU/kg 体重肌内注射；抗破伤风特异性丙种球蛋白，当人体受深部外伤时，尽早肌内注射 250 IU，均有一定预防发病作用，但仍需全程接种狂犬病疫苗或破伤风类毒素。

在预防疾病方面，血液制品是不可缺少的重要生物制剂。近年来经血液制品传播 HCV、HBV 及 HIV 等屡见不鲜，故应加强落实对献血员的筛选和在采血与生产过程中各项监督管理措施，以确保各种血液制品的安全。

二、预防接种不良反应及其处理原则

预防接种使机体接受外来抗原刺激，除产生有益的抗感染免疫应答外，还可产生无益的甚至有害的免疫应答或非免疫反应。接种灭活疫（菌）苗常因异体蛋白和免疫佐剂的作用，引起注射局部的红肿浸润及疼痛，甚至引起淋巴管炎和淋巴结肿疼，少数人于接种疫苗后 6~24 h 出现 37.5 ℃ 左右低热，一般不需特殊处理，在 2~3 日内消退。此外，由于接种者免疫异常或疫苗的因素，引起局部或全身较严重的异常反应称作预防接种不良反应。

（一）局部或淋巴结化脓灶

有菌性化脓灶是由于疫（菌）苗染菌和不洁注射引起的。卡介苗应做皮内接种，如注射至皮下或肌肉时，可发生疫苗中减毒结核分枝杆菌引起的"寒性脓肿"，甚至延及淋巴结，经久不愈。

（二）过敏反应（变态反应）和超敏反应

在接种疫苗的同时或稍后，机体出现的速发型过敏反应（或称变态反应）与超敏反应是预防接种不良反应中最为常见的。

1. 过敏性休克　含有异种动物蛋白的抗毒素、类毒素及疫苗，如破伤风抗毒素、白喉抗毒素、肉毒抗毒素、破伤风类毒素、百白破三联疫苗、地鼠肾乙型脑炎疫苗、多种灭活疫苗及麻疹减毒活疫苗等，在注射抗毒素或疫苗的当时或 1~45 min 急性发作，表现为全身奇痒、水肿、出红疹或荨麻疹，在呼吸道过敏症表现为胸闷、干咳、窒息和发绀；在消化道过敏症表现为恶心、呕吐、腹痛和腹泻；均伴有严重低血压、四肢冰冷和心率缓慢，如果抢救不及时，在发作后 10~20 min 内可因窒息和末梢血液循环衰竭而死亡。

2. 过敏性皮疹　过敏性体质的人在接种抗毒素及灭活疫苗后几小时至数日内，可于耳后、面部、躯干及四肢等处出现荨麻疹或斑丘疹。

3. 血管神经性水肿　当接种白喉类毒素或含有动物血清成分的抗毒素及灭活疫苗时，尤其是重复使用同一种疫苗抗原时，可在注射后 24 h 内出现注射局部红肿，逐渐扩大范围至上臂甚至面部，并可伴有荨麻疹。

上述 3 种过敏反应均属于 I 型速发性或延迟型超敏反应，可采用抗组胺药物如苯海拉明或氯苯那敏（chlorphenamine），口服或肌内注射治疗。一旦出现过敏性休克，应立即采取急救措施，患者平卧，头部放低，立刻肌内注射或皮下注射肾上腺素（adrenaline）0.3~0.5 mg，紧急时可将 0.1~0.5 mg 肾上腺皮质激素以 10 mL 生理盐水稀释后，静脉内缓慢注射。情况仍不见好转者，采用 4~8 mg 肾上腺皮质激素溶于 5% 葡萄糖溶液 500~1 000 mL 中，静脉点滴和其他抗休克治疗，包括气管切开等抢救措施。

4. 过敏性紫癜 接种疫苗 2~7 日后，少数人可出现 Ⅱ 型（细胞毒性）超敏反应，即出现皮下出血点、出血斑，有的伴有关节痛，严重者可伴有血便和血尿等内出血症状。治疗过敏性紫癜首选氢化可的松（hydrocortisone）100~300 mg 溶于 5% 葡萄糖溶液 500 mL 中，静脉点滴，连用 7 日后改为口服泼尼松。儿童剂量减至成人的 1/3~1/2。并可并用止血剂，维生素 C、维生素 K 等。

5. 血清病 当注射含马血清的疫苗 7~10 日后，在机体内产生免疫复合物引起的 Ⅲ 型过敏反应，称为血清病。血清病的临床表现有 2 种，一种主要表现为发热、哮喘、淋巴结肿大、蛋白尿及上睑水肿等；另一种表现为粒细胞减少、淋巴结肿大和关节痛等。

6. 局部过敏性反应（Arthus 反应） Arthus 反应是由接种含有动物异体蛋白疫苗及霍乱、伤寒灭活疫苗引起的 Ⅲ 型超敏反应。于接种 7~10 日后，接种部位疼痒、红肿和硬结，轻者于数日内自行消退，重者红肿可波及上臂外侧，甚至注射部位坏死溃烂。对于血清病和 Arthus 反应，应用上述抗过敏和对症治疗为主，严重者可使用氢化可的松等肾上腺皮质激素治疗。

（三）精神性异常反应

1. 晕厥 在极少数成年人及少年在初次注射接种疫苗时，由于精神过分紧张、对疼痛的恐惧、过度疲劳及空腹等原因，可出现面色苍白、四肢厥冷、出冷汗、恶心呕吐、心动过速甚至骤然失去知觉。

2. 精神因素反应（神经官能性反应） 极个别人在接种疫苗后，出现一系列与疫苗无关的神经和精神症状，但查不出任何器质性病变，是由于个体的心理障碍引起幻觉所致。精神因素反应的症状可多种多样，①感觉障碍：知觉麻木或过敏，自觉视觉、听觉及嗅觉障碍。②运动障碍：自觉麻痹或瘫痪。③抽搐或语言障碍。④自主神经或内分泌障碍。⑤严重患者：类似癫痫发作及假死。对于精神性异常反应以心理疏导和暗示疗法为主，辅以药物安慰作用，一般预后良好。

（四）神经性严重异常反应

1. 变态反应性脑脊髓膜炎 变态反应性脑脊髓膜炎曾发生在接种含有动物脑组织的疫苗，如鼠脑培养的乙型脑炎疫苗和狂犬病灭活疫苗（现均已被淘汰），偶尔发生在接种百日咳灭活疫苗、国外的黄热疫苗、伤寒疫苗、破伤风类毒素及一些抗毒素等，发生率仅为百万分之一至数十万分之一。疫苗变态反应性不良反应属于 Ⅳ 型超敏反应，于接种疫苗后经 14 日左右（1 周~1 个月）潜伏期，突然出现发热、恶心呕吐和精神萎靡，随后出现局部和全身抽搐，1 周左右达高潮，出现高热、颈项强直和意识障碍，进而出现弛缓性瘫痪，但脑脊液检查其压力和性状基本正常。经使用氢化可的松等肾上腺皮质激素及对症治疗，多于 1~2 周内康复，重症者可遗留肢体瘫痪和（或）功能障碍，重症者可导致死亡。

2. 脊髓灰质炎活疫苗引起急性弛缓性麻痹症 急性弛缓性麻痹症可由疫苗相关脊髓灰质炎病毒（VAPV）或疫苗衍生脊髓灰质炎病毒（VDPV）感染引起。

（1）疫苗相关脊髓灰质炎病毒（VAPV）：VAPV 引起的 AFP，发生于口服脊髓灰质炎减毒活疫苗（Sabin 疫苗）儿童及其密切接触的易感儿中，从患儿粪便中分离的毒株核酸序列与 Sabin 疫苗株的同源性达 99% 以上。患者于服疫苗后 4~30 日内出现与野毒株感染相似的 AFP，但为时短暂，均能康复。在口服 Sabin 疫苗的儿童中，AFP 发生率约为 1 250 万人，免疫功能缺陷者的 AFP 发生率是正常人的 1 000 倍。

（2）疫苗衍生脊髓灰质炎病毒（VDPV）：Sabin Ⅰ、Ⅱ、Ⅲ型株之间，或疫苗株与野毒株之间，或疫苗株与其他肠道病毒之间发生基因重组，可产生的新病毒 VDPV，它与 Sabin 疫苗株核苷酸序列同源性差异>1%，其神经毒力已恢复。经调查 Ⅰ、Ⅱ、Ⅲ血清型 Sabin 疫苗株均可衍生脊髓灰质炎病毒，其中尤以 Ⅱ型株毒力更易恢复。VDPV 引起的 AFP，多发生在低服苗（OPV）率地区的未服苗儿童中，且有传染性和病例聚集现象，发病后常可导致永久性肢体麻痹后遗症。

三、疫（菌）苗研究进展

分子遗传学、分子和细胞免疫学、结构生物学、生物信息学、计算生物学及纳米技术的最新技术进步将迎来疫苗发现的新时代（图 1-1）。

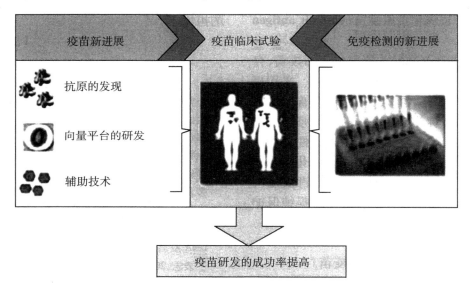

图 1-1　疫苗研发的相关因素

（一）基因重组活疫苗

由于使用传统方法筛选弱毒菌株或弱毒病毒株均十分困难，近年来采用基因重组新技术，在活的载体上插入目的基因以表达病原微生物特异性抗原的疫苗称为基因重组活疫苗。研制基因重组活疫苗常用的载体有脊髓灰质炎病毒 Sabin 株、黄热病毒 17D、痘苗病毒、金丝鸟痘病毒、腺病毒等和卡介苗（BCG）菌株等，研制表达特异性抗原的目的基因有 AIDS 病毒（HIV）各种基因、脊髓灰质炎、乙型脑炎病毒以及原虫、血吸虫等抗原的基因，尤其是采用 HIV 组合 gag、pol、env、nef、tat 等基因插入到各种活载体上，构建的候选 AIDS 基因重组活疫苗，已在巴西、泰国、南非、肯尼亚等国进行了严格的临床试验。基因重组活疫（菌）苗的研制，为研制新型活疫苗开辟了道路。

（二）基因重组多肽疫苗

20世纪70年代以来，国内外研究成功的基因重组多肽疫苗当属第二代乙型肝炎疫苗。经筛选较为理想的细胞表达HBsAg系统主要有酿酒酵母、甲基营养型酵母、CHO细胞系统，在不同表达系统表达的基因重组HBsAg多肽有一定差别：①酵母系统比CHO细胞系表达HBsAg量（μg/mL）高20倍以上，而甲基营养型酵母系统又比酿酒酵母系统表达HBsAg量高10倍。②酵母发酵培养基简单，尤其甲基营养型酵母培养基成分简单，较细胞培养成本低。③CHO细胞表达抗原为糖基化抗原，酵母表达的抗原为非糖基化抗原，后者在新生儿中免疫原性较强。如近年来获得国家科技进步奖的厦门大学夏宁邵等研发的HEV239HE疫苗，经历了14年的开发历程。该疫苗将免疫原性低的HEV E_2 蛋白延伸，形成病毒样颗粒p239，适用于HEV的易感人群，预防效果良好。研究基因重组多肽疫苗需解决的关键问题是：①克隆并表达微生物目的多肽抗原的立体结构发生改变，从而影响免疫原性。②微生物膜蛋白基因发生变异。③优选合适载体，有的载体能使目的基因正常表达，有的则不能。

（三）亚单位纯化抗原疫苗

接种以微生物全颗粒为原料的灭活疫苗，存在不良反应大或免疫原性不理想等缺点。采用提纯技术从微生物中提取有效成分即有效保护性抗原，所制备的疫苗称为亚单位纯化抗原疫苗。例如，目前已被基因重组疫苗取代的血源性乙型肝炎疫苗，是从慢性HBV携带者血浆内纯化提取的HBsAg成分。目前对EB病毒、疱疹病毒及幽门螺杆菌等，仍在进行去除潜在危险成分提纯保护性抗原的研究，以期研制成亚单位纯化抗原疫苗。

（四）核酸疫苗

核酸疫苗的种类包括DNA疫苗和RNA疫苗。目前研究最多的是DNA疫苗，它是在分子生物学技术基础上发展起来的新型疫苗，是近年来疾病治疗中衍生起来的一种全新的免疫防治剂。它是指将编码某种抗原蛋白质的外源基因与真核表达载体重组后直接导入机体内，通过宿主细胞的转录翻译合成抗原蛋白，激活宿主产生免疫应答，从而让机体获得相应的免疫保护，起到预防和治疗疾病的作用。美国FDA已批准AIDS、流感、结核病及乙型肝炎等10余种疫苗进行临床试验，其中有的疫苗已进入临床Ⅱ、Ⅲ期试验阶段。已正式通过批准或有条件批准临床使用的疫苗有：鲑鱼传染性出血坏死病毒DNA疫苗和狗黑素瘤DNA疫苗。2005年，美国FDA批准了马西尼罗病毒DNA疫苗West Nile Innovator及鲑鱼传染性出血性坏死病毒DNA疫苗APEX-IHN上市。FlaⅠ基因真核表达载体的构建，为研制副溶血弧菌DNA疫苗奠定了基础；有学者利用塞姆利基森林病毒（SFV）复制子构建新型真核表达载体，并对含HIV21中国流行株B亚型核心蛋白p24及多表位MEG嵌合基因的核酸疫苗进行了表达与鉴定，所构建的核酸疫苗可在BHK221细胞系内进行表达；新型HIV复合多表位疫苗在小鼠体内显示了良好的免疫原性；新构建的重组腺病毒Ad/MDC-VP1能提高机体免疫应答；构建的血吸虫和结核分枝杆菌的相应DNA疫苗，在实验动物体内都获得了很好的免疫应答。目前我国尚无人用DNA疫苗，主要在实验动物身上进行相关研究工作，但其在人类尚未攻克的疑难病症的预防和治疗方面显示了良好的应用前景。目前DNA疫苗还面临两个主要问题：第一，有时其引发的体液及细胞免疫达不到理想状态；第二，人们对其安全性的担忧。

（张　炜）

第二章

衣原体感染性传染病

第一节　肺炎衣原体肺炎

一、概述

肺炎衣原体肺炎（CP）是由肺炎衣原体（Cpn）引起的急性肺部炎症，同时累及上下呼吸道，可引起咽炎、喉炎、扁桃体炎、鼻窦炎、支气管炎和肺炎。人群聚集处，如家庭、学校、兵营以及公共场所中易于流行，但3岁以下的儿童患病极少。肺炎衣原体病呈散发流行，临床症状轻者能自愈。主要以青少年支气管炎、肺炎、鼻窦炎为主，并能引发呼吸道以外的其他疾病，如肝炎、心内膜炎、脑膜炎、结节性红斑等，并能诱发动脉粥样硬化和冠心病，是艾滋病、白血病患者继发感染的主要原因之一。因此，越来越引起人们的重视。在我国北京、四川、湖南、广东部分地区进行的调查也发现了肺炎衣原体感染，表明肺炎衣原体感染在我国也比较普遍。

（一）病原体简介

衣原体是一类体积较小（直径0.2~1.5μm）、介于立克次体与病毒之间的微生物，属于衣原体目、衣原体科、衣原体属，由3个种组成，即沙眼衣原体、鹦鹉支原体和肺炎衣原体。肺炎衣原体是20世纪80年代新发现的一种衣原体种，主要引起呼吸道和肺部感染。

肺炎衣原体属于衣原体科、嗜肺炎衣原体新复合群属。该属含3个生物型：即TWAR生物型、考拉树袋熊生物型和马生物型。TWAR是肺炎衣原体的代表种。肺炎衣原体形态不一，原体致密呈球状，直径0.2~0.4μm。网状体直径约0.51μm，是衣原体的增殖型，没有感染力。

（二）流行病学

1. 传染源　为患者及无症状病原携带者，而后者数量多且不易察觉，故其在本病的传播上更重要。人是肺炎衣原体唯一的宿主。

2. 传播途径　经呼吸道传播。人群密集时，肺炎衣原体可通过气溶胶传播。患者之间传播间隔期平均为30天，在密集人群中流行可持续6个月。感染的潜伏期为几周，比其他呼吸道疾病要长。

3. 人群易感性及免疫力　人群普遍易感，隐性感染率高，儿童血清抗肺炎衣原体IgG抗体阳性率较低大约10%，10岁以后迅速上升，且持续多年，许多国家统计成人半数以上血清中可检出抗-肺炎衣原体 IgG 抗体，其阳性率男性高于女性，亦可有健康病原携带者。但感染后免疫力差，抗体滴度可迅速下降，以后再次感染又出现高滴度抗体，故认为本病不仅感染十分普遍，且再感染及反复发作相当常见。

4. 流行特征　本病的发生及流行，热带国家地区高于北部发达国家，有的地区 5～14 岁年龄组发病率高于成年人。发病可有散发和流行交替出现的周期性，散发发病 3～4 年后，可有 2～3 年的流行期，此间可发生短期暴发。本病可在家庭、学校或军队中流行，在美国、英国、芬兰、挪威、丹麦及瑞典等国家均有本病流行或暴发流行的报道。我国 1963 年即有此病原体感染，其感染的广泛性及致病多样性引起人们的极大关注。肺炎衣原体常在儿童和成人中产生上呼吸道和下呼吸道感染。现仅知人是该衣原体宿主，感染方式可能为人与人之间通过呼吸道分泌物传播。年龄<3 岁儿童极少受染，年龄>8 岁儿童及年老体弱、营养不良、慢性阻塞性肺病（COPD）、免疫功能低下者易被感染，尤其是，人群聚集处易于流行。经血清流行病学调查，证实成人中至少有 40% 已受到该衣原体感染，大部分为亚临床型。老年人可再次受到感染。

（三）临床特点

绝大多数感染肺炎衣原体的人几乎没有症状，在人群中的流行，似有每 2～10 年出现一次发病高峰的规律，但没有明显的季节性特征。在医院内的流行，多由环境污染造成传播，特别是在免疫受损或被抑制患者易于感染发病。肺炎衣原体病潜伏期一般为 1～3 周。感染以隐性感染和亚临床感染为主，但是也有相当一部分人表现出显性感染。肺炎衣原体感染的临床表现主要有以下几方面。

1. 呼吸道感染　急性呼吸系统感染是其主要表现，如咽炎、喉炎、鼻窦炎、中耳炎、支气管炎及肺炎，以肺炎最常见，占 50% 以上，支气管炎次之。老年人以肺炎多见，年龄<20 岁的青少年，则多为支气管炎及上呼吸道感染。常以发热、全身不适、咽痛及声音嘶哑起病，上呼吸道症状可自行消退，数日后出现咳嗽等下呼吸道感染体征，此时体温多已正常，使得本病过程显示一种双病程的表现。亦可引起支气管炎、支气管哮喘，原有支气管哮喘的患者感染肺炎衣原体后，可加重病情。还可引起咽炎、鼻窦炎及中耳炎，此多与肺炎及支气管炎同时存在。病变一般均较轻，但即使应用抗生素治疗，病情恢复较慢，咳嗽及全身不适等症状可持续数星期至数月。病情严重者可因基础疾病加重或因发生并发症如细菌感染而死亡。

2. 伤寒型　少数患者表现为高热、头痛、相对缓脉及肝脾大，易并发心肌炎、心内膜炎和脑膜炎，重症患者出现昏迷及急性肾衰竭，表现类似重型伤寒。

3. 肺炎衣原体感染与动脉硬化、冠心病及急性心肌梗死之发病的相关性　据统计 50% 的慢性冠心病及 68% 急性心肌梗死患者血清中，可检出抗肺炎衣原体抗体（IgG 和 IgA），对照组仅 17%。用肺炎衣原体单克隆抗体免疫组化染色或用 PCR 法，在冠状动脉或主动脉的硬化斑中，可检出肺炎衣原体抗原或其 DNA，证实在病灶内存在病原体，而在正常动脉组织中未检出。在电镜下观察亦发现在硬化的冠状动脉壁上，可见大小和形态与肺炎衣原体相似的梨状物。Gloria 等报道用单克隆抗体免疫荧光法，分别在主动脉和冠状动脉硬化的标本中检出肺炎衣原体抗原，阳性率分别为 13% 和 79%，正常主动脉为 4%。故认为肺炎衣原体感染与动脉硬化的发生相关，是发生冠心病的危险因素，对冠心病患者应注意除外肺炎衣原体感染，并认为防治肺炎衣原体感染有可能减少冠心病的发生。其机制可能为衣原体脂多糖（LPS）与低密度脂蛋白结合，使脂蛋白变化而具有对血管内皮细胞的免疫原性或毒性，经修饰的脂蛋白与低密度脂蛋白结合的抗体在体外可导致泡沫细胞的形成，这恰恰是动脉粥样硬化的第一步。目前同时发现有肾衰竭的冠心病患者，其肺炎衣原体的感染率更高，且更易促进心血管病的进展。

4. 腹主动脉瘤 有吸烟史的慢性支气管炎老年人常合并腹主动脉瘤。对经手术的患者进行免疫组化分析，发现患者动脉瘤处可检测到 CP 的 LPS，约 67% 的患者血中可检测到这种抗原。同时进行衣原体 PCR 检测，发现大多数人呈阳性结果，电镜证实动脉瘤血管壁上可找到 CP 并发现其具有溶解蛋白的作用，推测 CP 可能通过产生蛋白酶溶解动脉壁而造成动脉瘤。

5. 其他 肺炎衣原体可引起虹膜炎、肝炎、心内膜炎、脑膜炎及结节性红斑等，是艾滋病、恶性肿瘤或白血病等疾病发生继发感染的重要病原体之一。另发现在一些疾病如恶性肿瘤、脑血管病、肾功能不全、帕金森综合征、肝硬化及糖尿病患者，均可检出较高阳性率的肺炎衣原体抗体，两者间的确切关系尚不明确。近年来发现，肺炎衣原体感染在 COPD 中常见（65%），重症患者更高。且发现 COPD 患者肺炎衣原体特异性抗体阳性率明显高于健康人群。尤其是年龄 >50 岁的 COPD 患者，4% 以上的急性发作与肺炎衣原体感染有关。

（四）实验室检查

肺炎衣原体过去称为台湾急性呼吸道病原体。该病原体与鹦鹉热和沙眼衣原体有相同的属特异性抗原，而其他特异性抗原血清学特征却不同。通过 DNA 杂交试验和限制性核酸内切酶分析确认其为不同于沙眼和鹦鹉热衣原体的第 3 种衣原体。

1. 血常规 血白细胞计数多正常，重症患者可升高；可有中性或嗜酸性粒细胞增多；血沉多增快。

2. 病原学检查 病原学检查是确诊本病的可靠方法，临床诊断不常用。

（1）直接涂片：涂片后用 Giemsa 或免疫荧光单克隆抗体染色，检测肺炎衣原体包涵体及原体，方法简便，但阳性率低。

（2）组织培养法：鸡胚卵黄囊接种因检出阳性率低已少用。可用细胞培养法，取咽拭子或采集下呼吸道标本，用 HEP-2 细胞（喉癌细胞）或 HeLa229 细胞培养 24 h，再用肺炎衣原体特异性单克隆抗体染色，检测特异性包涵体。方法较繁杂，且较其他衣原体检出率低。

3. 免疫学检查 免疫学检查是常用的诊断方法。

（1）直接免疫荧光法：用肺炎衣原体单克隆抗体染色，直接免疫荧光法检测肺炎衣原体抗原，方法特异敏感且快速简便。

（2）微量免疫荧光（MIF）法：检测肺炎衣原体抗体，特异性 IgM 滴度 ≥1 ∶ 16 和（或）IgG≥1 ∶ 512 或双份血清滴度 4 倍以上升高者，均可诊断急性感染。如 IgM≤1 ∶ 16 或 IgG≤1 ∶ 512，则为既往感染。本方法特异性敏感性均较高，且可用于区分原发感染和再感染，是目前最常用且最敏感的血清学方法。但要排除血循环中类风湿因子的影响。

（3）补体结合抗体检测：可作为回顾性诊断依据。滴度 ≥1 ∶ 64 和（或）双份血清滴度 4 倍以上升高者，均可诊断急性感染，但不能用于早期诊断，亦不能区分为哪种衣原体感染。

4. PCR 法 PCR 法检测肺炎衣原体 DNA，敏感性更高，且可和其他种衣原体区分，其特异性敏感性高于其他方法。据统计，PCR 法检出率为 50% ~ 55%，而直接免疫荧光法及涂片法分别为 24% ~ 27% 和 6% ~ 10%。用连接聚合酶链反应（LCR）检测，可进一步提高灵敏性及检出率，但尚未在临床应用。据报告，PCR-ELISA 法是一种快速、简便的酶免疫测定法，能提高 PCR 对肺炎衣原体 DNA 的扩增检测效率，优于 PCR 法，更优于培养法。

5. 其他辅助检查　胸部 X 线检查无特异性，多为单侧下叶浸润，表现为节段性肺炎，严重者呈广泛双侧肺炎，有时呈网状、云雾状、粟粒状或间质浸润。可有少到中量积液。原发感染者多为肺泡渗出改变，再感染者表现为肺泡渗出和间质混合型。

（五）诊断要点

本病缺乏特异性临床表现，与病毒性肺炎、支原体肺炎及鹦鹉热衣原体肺炎、沙眼衣原体肺炎、严重急性呼吸综合征（SARS）等其他肺炎难以鉴别，故对肺炎及上述临床表现者，尤其是对用 β 内酰胺类抗生素无效者，应考虑本病，需做病原学或血清学检测来确诊。包括病原体分离、血清学方法和特异性核酸检测。

二、治疗原则和目标

肺炎衣原体病的治疗原则与一般肺炎的治疗原则大致相同。

三、常规治疗方案

（一）一般治疗

注意加强护理和休息，保持室内空气新鲜，并保持适当室温及湿度。保持呼吸道通畅，经常翻身更换体位。烦躁不安可加重缺氧，故可给予适量的镇静药物。供给热量丰富并含有丰富维生素、易于消化吸收的食物及充足的水分。

（二）抗生素治疗

1. 大环内酯类抗生素　衣原体肺炎的抗生素应首选红霉素，用量为 50 mg/（kg·d），分 3 ~ 4 次口服，连用 2 周。重症或不能口服者，可静脉给药。眼泪中红霉素可达有效浓度，还可清除鼻咽部沙眼衣原体，可预防沙眼衣原体肺炎的发生。红霉素使用时应注意以下事项：红霉素为抑菌剂，属时间依赖性，故给药应按一定时间间隔进行，以保持体内药物浓度；红霉素片应整片吞服，幼儿可服用对酸稳定的酯化红霉素；与 β-内酰胺类药物联合应用，一般认为可发生降效作用；本品可阻挠性激素类的肝肠循环、与口服避孕药合用可使之降效；红霉素在酸性输液中破坏降效，一般不应与低 pH 的葡萄糖输液配伍，在 5% ~ 10% 葡萄糖输液 500 mL 加入 5% 碳酸氢钠注射液 0.5 mL 使 pH 升高到 6 左右，再加红霉素乳糖酸盐，则有助稳定；肝、肾功能不全者，孕妇、哺乳期妇女慎用。

除了首选药物红霉素外，大环内酯类还有如罗红霉素、阿奇霉素、克拉霉素等亦可用于肺炎衣原体肺炎。

其中罗红霉素用量为 5 ~ 8 mg/（kg·d），分 2 次于早晚餐前服用，连用 2 周。如在第 1 个疗程后仍有咳嗽和疲乏，可用第 2 个疗程。应注意禁忌与麦角胺及双氢麦角碱配伍，肝、肾功能不全者，孕妇、哺乳期妇女慎用。

阿奇霉素是一种大环内酯类抗生素，结构与大环内酯类抗生素相似。口服吸收很好，最高血清浓度为 0.4 mg/L。能迅速分布于各组织和器官。对衣原体作用强。治疗结束后，药物可维持有效浓度 3~4 天。$t_{1/2}$ 为 12~14 h，1 次/天口服，疗程短。以药物原型经胆汁排泄。与抗酸药物的给药时间至少间隔 2 h。尚未发现与茶碱类、口服抗凝血药、卡马西平、苯妥英钠和地高辛等有相互作用。儿童（体重 10 kg 以上）第 1 天 10 mg/kg，以后 4 天每天每次 5 mg/kg，1 次顿服，其抗菌作用至少维持 10 天。其使用时需要注意的问题有：①对阿奇霉素、红霉素或其他任何一种大环内酯类药物过敏者禁用。②进食可影响阿奇霉素的吸收，故需在饭前 1 h 或饭后 2 h 口服。③轻度肾功能不全患者（肌酐清除率>40 mL/min）不需做剂量调整，但阿奇霉素对较严重肾功能不全患者中的使用尚无资料，给这些患者使用阿奇霉素时应慎重。④由于肝胆系统是阿奇霉素排泄的主要途径，肝功能不全者慎用，严重肝病患者不应使用。用药期间定期随访肝功能。⑤用药期间如果发生过敏反应（如血管神经性水肿、皮肤反应、Steveus-Jonson 综合征及毒性表皮坏死等），应立即停药，并采取适当措施。⑥治疗期间，若患者出现腹泻症状，应考虑假膜性肠炎发生。如果诊断确立，应采取相应治疗措施，包括维持水、电解质平衡、补充蛋白质等。

克拉霉素（甲红霉素）体外对肺炎衣原体作用良好，治疗肺炎衣原体感染与红霉素同样有效。用量为成人每 12 h 250~500 mg，儿童 10~15 mg/（kg·d），分 2~3 次服用。疗程 7~14 天。注意事项：①本品对大环内酯类药物过敏者，妊娠、哺乳或严重肝功能低下者禁忌。②某些心脏病（心律失常、心动过缓、Q-T 间期延长、缺血性心脏病、充血性心力衰竭等）患者及水、电解质紊乱患者，也应列为禁忌。③肝、肾功能严重损害者、孕妇、哺乳期妇女应慎用。

大环内酯类的主要不良反应包括：①胃肠道反应，腹泻、恶心、呕吐、胃绞痛、口舌疼痛、胃纳减退等，其发生率与剂量大小有关。②过敏反应表现为药物热、皮疹、嗜酸性粒细胞增多等，发生率为 0.5%~1%，过敏性休克极为少见。③肝功能损害，可见 ALT 及 AST 升高，胆汁淤积性黄疸极为少见。

2. 氟喹诺酮类药物　氟喹诺酮类抗菌药属化学合成药，其抗菌谱广，对衣原体等胞内病原有效。原则上不用于儿童，以免影响骨关节发育。常用品种中口服的以氧氟沙星与左氧氟沙星为较好品种，因其生物利用度高，不良反应发生率低；与茶碱、咖啡因和华法林等药物的相互作用不明显。其中左氧氟沙星为氧氟沙星的左旋异构体，其抗菌作用比氧氟沙星略强；口服吸收率高达 100%；不良反应更少。氧氟沙星的用法用量：成人一次 0.3 g，2 次/天，疗程 7~14 天。左氧氟沙星的用法用量：成人一次 0.5~0.8 g，1 次/天，疗程 7~14 天。静脉使用以环丙沙星作用为强，且价格低廉，其常用剂量为：成人每日 1~1.5 g，分 2~3 次使用，疗程 7~14 天。常用品种中以环丙沙星与左氧氟沙星的抗菌作用为突出，依诺沙星和培氟沙星的血药浓度高于环丙沙星，但不良反应或药物相互作用较明显，故临床应用应予注意。莫西沙星等新品种作用强，细菌不易产生耐药，常用剂量为成人一次 400 mg，1 次/天，连续给药 7~10 天。但应注意相应的血糖波动、QT 时间延长等不良反应。另外，洛美沙星、氟罗沙星、妥舒沙星和司帕沙星等对革兰阴性菌的作用与环丙沙星相似或稍次，洛美沙星和氟罗沙星的消除半衰期长，一日只需服药 1~2 次；妥舒沙星和司帕沙星对革兰阳性菌和厌氧菌的作用均更强。然而，氟罗沙星不良反应的发生率高（>10%），以消化道和神经系统反应为主；洛美沙星与司帕沙星的光敏皮炎较突出；这些都限制了临床应用。

（1）氟喹诺酮类的不良反应

1）胃肠道反应：腹部不适或疼痛、腹泻、恶心或呕吐。

2）中枢神经系统反应：可有头昏、头痛、嗜睡或失眠。

3）过敏反应：皮疹、皮肤瘙痒，偶可发生渗出性多形性红斑及血管神经性水肿。光敏反应较少见。

4）偶可发生：①癫痫发作、精神异常、烦躁不安、意识混乱、幻觉、震颤。②血尿、发热、皮疹等间质性肾炎表现。③静脉炎。④结晶尿，多见于高剂量应用时。⑤关节疼痛。⑥少数患者可发生血清氨基转移酶升高、血尿素氮增高及周围血常规白细胞降低，多属轻度，并呈一过性。⑦QT 时间延长、心律失常等。

（2）注意事项

1）本品大剂量应用或尿 pH 在 7 以上时可发生结晶尿。为避免结晶尿的发生，宜多饮水，保持 24 h 排尿量在 1 200 mL 以上。

2）肾功能减退者，需根据肾功能调整给药剂量。

3）应用本品时应避免过度暴露于阳光，如发生光敏反应或其他过敏症状需停药。

4）肝功能减退时，如属重度（肝硬化腹腔积液）至药物清除减少，血药浓度增高，肝、肾功能均减退者尤为明显，均需权衡利弊后应用，并调整剂量。

5）原有中枢神经系统疾患者，例如癫痫及癫痫病史者均应避免应用，有指征时需仔细权衡利弊后应用。

6）偶有用药后跟腱炎或跟腱断裂的报告，特别是在老年患者和使用激素治疗的患者中，一旦出现疼痛或炎症，患者需要停止服药并休息患肢。

7）莫西沙星像其他喹诺酮类和大环内酯类抗生素一样在有些患者可能引起 QT 间期延长。因为缺乏相关的临床资料，该药应避免用于 QT 间期延长的患者，患有低钾血症患者或接受Ⅰa 类（如奎尼丁，普鲁卡因胺）或Ⅲ类（如胺碘酮，索托洛尔）抗心律失常药物治疗的患者，在使用莫西沙星时要慎重。莫西沙星与下列药合用不排除有延长 QT 间期的效应：西沙比利，红霉素，抗精神病药和三环类抗抑郁药。所以，应慎重与这些药物合用。因为临床资料有限，莫西沙星在致心律失常的条件（如严重的心动过缓或急性心肌缺血）存在时应慎用。QT 间期延长的数量随着药物浓度的增加而增加。所以不应超过推荐剂量。

8）有报道在使用包括莫西沙星的广谱抗生素中出现伪膜性肠炎，因此，在使用莫西沙星治疗中如患者出现严重的腹泻时，需要考虑这个诊断，在这种情况下需立即采取足够的治疗措施。

（3）孕妇及哺乳期妇女用药：动物实验未证实喹诺酮类药物有致畸作用，但对孕妇用药进行的研究尚无明确结论。鉴于本药可引起未成年动物关节病变，故孕妇禁用，哺乳期妇女应用本品时应暂停哺乳。

（4）儿童用药：本品在婴幼儿及年龄<18 岁青少年的安全性尚未确定。但本品用于数种幼龄动物时，可致关节病变。因此不宜用于年龄<18 岁的小儿及青少年。

（5）老年患者用药：老年患者常有肾功能减退，因本品部分经肾排出，需减量应用。

（6）药物相互作用：尿碱化剂可减低本品在尿中的溶解度，导致结晶尿和肾毒性。喹诺酮类抗菌药与茶碱类合用时可能由于与细胞色素 P450 结合部位的竞争性抑制，导致茶碱类的肝消除明显减少，药物消除半衰期（$t_{1/2}$）延长，血药浓度升高。出现茶碱中毒症状，如恶心、呕吐、震颤、不安、激动、抽搐和心悸等。本品对茶碱的代谢虽影响较小，但合用时仍应测定茶碱类血药浓度和调整剂量。本品与环孢素合用，可使环孢素的血药浓度升高，必须监测环孢素血浓度，并调整剂量。本品与抗凝药华法林合用时虽对后者的抗凝作用增强较小，但合用时也应严密监测患者的凝血因子时间。丙磺舒可减少本品自肾小管分泌约50%，合用时可因本品血浓度增高而产生毒性。本品可干扰咖啡因的代谢，从而导致咖啡因消除减少，血消除半衰期（$t_{1/2}\beta$）延长，并可能产生中枢神经系统毒性。含铝、镁的制酸药、铁剂均可减少本品的口服吸收，不宜合用。本品与非类固醇消炎药布洛芬合用时，偶有抽搐发生，因此不宜与布洛芬合用。

（三）支持治疗

对病情较重、病程较长、体弱或营养不良者应输鲜血或血浆，或应用丙种球蛋白治疗，以提高机体抵抗力。

四、预后

预后较好。重症未经治疗者病死率可达 20%~40%，经抗生素治疗后病死率降低至 1%。

五、预防

（1）合理地服用奏效的抗生素，务期尽快地达到根治，以防病程迁延，转为慢性或长期带菌。

（2）讲究集体和个人卫生，应强化对环境公共卫生的管理和监督。

（3）目前尚无疫苗。

（裴金仙）

第二节　沙眼衣原体感染

一、概述

沙眼衣原体感染是由沙眼衣原体引起的一组感染性疾病，可引起沙眼及包涵体结膜炎，但主要是引起泌尿生殖系统感染，如尿道炎、输卵管炎、子宫内膜炎、附睾炎及性病淋巴肉芽肿。是西方国家最常见的性传播疾病。在我国的性病患者中，沙眼衣原体抗体阳性率高达27.6%，北京地区达 55.8%。此外亦可引起婴幼儿肺炎。

（一）病原学

沙眼衣原体是一种微生物，目前发现它有 15 个血清型，不同的血清型能引起不同的疾病。分为 3 个生物型，即小鼠生物型、沙眼生物型和性病淋巴肉芽肿生物型。后两者与人类疾病有关。用间接微量免疫荧光试验，沙眼生物型又分 A、B、Ba、C、D、Da、E、F、G、H、I、Ia、J、K 14 个血清型，LGV 生物型又有 L1、L2、L2a、L3 4 个血清型。

沙眼衣原体具有特殊的染色性状，不同的发育阶段其染色有所不同。成熟的原体以吉姆萨染色为紫色，与蓝色的宿主细胞质呈鲜明对比。始体以 Giemsa 染色呈蓝色。沙眼衣原体对革兰染色虽然一般反应为阴性，但变化不恒定。沙眼包涵体在上皮细胞胞质内，很致密，如以 Giemsa 染色，则呈深紫色，由密集的颗粒组成。其基质内含有糖原，以卢戈液染色呈棕褐色斑块。

（二）流行病学

人类是沙眼衣原体的自然宿主。

1. 传染源 患者及无症状病原携带者为传染源。

2. 传播途径

（1）通过眼－手－眼传播，如共用毛巾或游泳池内接触等传播。

（2）产妇可经产道传给新生儿，亦可能有宫内传播。

（3）成人可经性行为传染，引起泌尿生殖系感染。

3. 人群易感性和免疫力 人群普遍易感，孕妇感染率高，据 1 154 例孕妇调查，其中 21% 可检出沙眼衣原体抗体，尤以年龄<20 岁和初产妇感染率高。

4. 流行情况 本病分布广泛，亚洲、非洲及中南美洲为多发地区，全世界约有 4 亿患者。我国及东南亚地区为地方性流行区。发病年龄以 18~30 岁多发。

（三）发病原理

衣原体感染人体后，首先侵入柱状上皮细胞并在细胞内生长繁殖，然后进入单核－巨噬细胞系统的细胞内增殖。由于衣原体在细胞内繁殖，导致感染细胞死亡，同时尚能逃避宿主免疫防御功能，得到间歇性保护。衣原体的致病机制是抑制被感染细胞代谢，溶解破坏细胞并导致溶解酶释放，代谢产物的细胞毒作用，引起变态反应和自身免疫。

当人体感染产生特异性的免疫，但是这种免疫力较弱，持续时间短暂。因此，衣原体感染容易造成持续、反复感染，以及隐性感染。细胞免疫方面，大部分已治愈的衣原体患者，给予相应的抗原皮内注射时，常引起迟发型变态反应。这种变态反应可用淋巴细胞进行被动转移。此种免疫性很可能是 T 细胞所介导。体液免疫方面，在衣原体感染后，在血清和局部分泌物中出现中和抗体。中和抗体可以阻止衣原体对宿主细胞的吸附，也能通过调理作用增强吞噬细胞的摄入。

（四）临床表现

1. 沙眼 由衣原体沙眼生物变种 A、B、Ba、C 血清型引起。主要经直接或间接接触传播，即眼－眼或眼－手－眼的途径传播。当沙眼衣原体感染眼结膜上皮细胞后，在其中增殖并在胞质内形成散在型、帽型、桑葚型或填塞型包涵体。该病发病缓慢，早期出现眼睑结膜急性或亚急性炎症，表现流泪、有黏液脓性分泌物、结膜充血等症状与体征。后期移行为慢性，出现结膜瘢痕、眼睑内翻、倒睫、角膜血管翳引起的角膜损害，以致影响视力，最后导致失明。据统计沙眼居致盲病因的首位。1956 年，我国学者汤飞凡等人用鸡胚卵黄囊接种法，在世界上首次成功地分离出沙眼衣原体，从而促进了有关原体的研究。

2. 包涵体包膜炎 由沙眼生物变种 D~K 血清型引起。包括婴儿及成人两种。前者系婴儿经产道感染，引起急性化脓性结膜炎（包涵体脓漏眼），不侵犯角膜，能自愈。成人感染可因两性接触，经手至眼的途径或者来自污染的游泳池水，引起滤泡性结膜炎又称游泳池结膜炎。病变类似沙眼，但不出现角膜血管翳，亦无结膜瘢痕形成，一般经数周或数月痊愈，无后遗症。

3. 泌尿生殖道感染 经性接触传播，由沙眼生物变种 D~K 血清型引起。男性多表现为尿道炎，不经治疗可缓解，但多数转变成慢性，周期性加重，并可合并附睾炎、直肠炎等。女性能引起尿道炎、宫颈炎等，输卵管炎是较严重的并发症。该血清型有时也能引起沙眼衣原体性肺炎。

4. 性病淋巴肉芽肿　由沙眼衣原体 LGV 生物变种引起。LGV 主要通过两性接触传播，是一种性病。男性侵犯腹股沟淋巴结，引起化脓性淋巴结炎和慢性淋巴肉芽肿。女性可侵犯会阴、肛门及直肠，出现会阴-肛门-直肠组织狭窄。

（五）呼吸道感染

由肺炎衣原体及鹦鹉热衣原体引起。肺炎衣原体引起急性呼吸道感染，以肺炎多见，也可致气管炎、咽炎等。鹦鹉热原为野生鸟类及家畜的自然感染，也可经呼吸道传给人，发生呼吸道感染和肺炎。

二、诊断

多数衣原体引起的疾病可根据临床症状和体征及实验室检查确诊。

实验室检查：目前实验室检查衣原体的方法有衣原体细胞培养法、衣原体细胞学检查法以及衣原体酶免疫检查法。其中以衣原体细胞培养法最敏感、最可靠。

1. 直接涂片镜检　沙眼急性期患者取结膜刮片，Giemsa 或碘液及荧光抗体染色镜检，查上皮细胞胞质内有无包涵体。包涵体结膜炎及性病淋巴肉芽肿，也可从病损局部取材涂片，染色镜检，观察有无衣原体或包涵体。

2. 分离培养　用感染组织的渗出液或刮取物，接种鸡胚卵黄囊或传代细胞，分离衣原体，再用免疫学方法鉴定。

3. 血清学试验　主要用于性病淋巴肉芽肿的辅助诊断。常用补体结合试验，若双份血清抗体效价升高 4 倍或以上者，有辅助诊断价值。也可用 ELISA、凝集试验。

4. PCR 试验　设计不同的特异性引物，应用多聚酶链式反应可特异性诊断沙眼衣原体，具有敏感性高，特异性强的特点，现被广泛应用。

三、治疗

治疗沙眼衣原体感染多采用口服抗生素，可选用多西环素（强力霉素）每次 100 mg，2 次/天，首次剂量加倍，连续服 7 天；或红霉素每次 0.5 g，4 次/天，连服 7 天；或米诺环素（美满霉素）每次口服 100 mg，2 次/天，连服 10 天。孕妇用药可选红霉素，服药剂量、方法同前。

感染沙眼衣原体后在生活中要明确两点，既要积极治疗，又不要再将病原体传染别人。

1. 积极治疗是患者首先要重视的　由于服药方便，服药疗程亦不很长，因此患者只要予以重视即能完成治疗。患者的配偶应该同时参加检查和治疗。治疗后需要复查以确认是否痊愈。

2. 患病期间禁止性生活　直到痊愈为止。

3. 平时注意个人卫生　外阴部保持清洁干燥，每日换洗内裤。由于沙眼衣原体不耐高温，所用手巾、内裤可以煮沸消毒。个人的盆具个人使用，浴盆洗后及时消毒，不乱用别人的物品，以免造成疾病传播。

4. 红霉素可以用于孕妇的沙眼衣原体感染　安全性较好，因此孕妇患者也应该积极治疗，以防感染胎儿。

四、预防

沙眼衣原体感染是近年来才发现的性病。因此，在生活中提高人们对沙眼衣原体的认识，自觉地进行自我防护，才会降低整个社会的发病率。

1. 杜绝不洁性生活 无论是对沙眼衣原体感染，还是对其他性病，都是非常重要的，也只有这样才能从根本上防患于未然。

2. 要注意个人卫生，尤其是外出的时候 个人的洗浴用品、毛巾独自使用；不穿借别人的内衣、泳衣；外出期间不洗盆浴；尽量不要用坐式马桶；上厕所前洗手，可以减少接触感染的机会。

3. 配偶患沙眼衣原体感染期间要禁止性生活 现代医学有许多药物可以治疗沙眼衣原体感染，而且用药方便，患者只需坚持治疗就会很快恢复健康。治疗应在夫妻之间同时进行，妇女患病可能没有明显症状，不要因为没有症状就拒绝治疗而成为隐性传染者。

4. 孕妇如果感染沙眼衣原体可以用红霉素治疗 治疗后按医嘱定期复查，确认痊愈后才能从阴道分娩。

（裴金仙）

第三节 鹦鹉热

鹦鹉热又名鸟热，系鹦鹉热衣原体引起的急性传染病，为鸟类和家禽常见的传染病。最初因本病多见于玩赏鹦鹉者故名，以后发现除鹦鹉外，鸽、家鸡、鸭、莺类等 140 多种禽类可有此病的隐性感染。19 世纪即发现人也可受染而发生急性发热，并曾在苏联、美、英、捷克、丹麦等十余个国家暴发流行。

一、病因

病原体为鹦鹉热衣原体（C. psittaci）。为一种寄生和繁殖于细胞内的微生物，呈圆形，性质介于病毒和细菌之间，直径 $0.2 \sim 0.3 \ \mu m$，不含糖原，因此碘染色阴性。在许多种细胞培养系统中生长发育良好，直径可达 $0.5 \sim 0.7 \ \mu m$。可用 Hela 细胞、猴肾细胞、L 细胞及 McCoy 细胞培养，或在鸡胚卵黄囊中培养。易感动物较多，动物接种常用小白鼠。鹦鹉热衣原体抵抗力弱，60 ℃ 10 min 或 37 ℃ 48 h 可灭活；0.1%甲醛溶液、0.5%苯酚溶液 24 h 及紫外线照射均可灭活。但耐低温，–70 ℃贮存多年仍有感染性。

二、流行病学

1. 传染源 为病鸟或病原携带鸟（鹦鹉、鸥、白鹭、海燕等）、家禽（鸽、小鸡、鸭、鹅）及其含菌的血液、内脏、分泌物或排泄物、羽毛及尘埃等。人感染后持续携带病原体可达 10 年之久，患病者的痰液，尤其是重危患者死亡前所排出的病原体有传播性。禽类和鸟类的养殖场、宰杀车间、羽绒加工厂、买卖市场等，尤其是鸽类养殖处均可成为传染源。

2. 传播途径 主要传播途径为飞沫经呼吸道直接传播，病鸟或患者排泄物污染尘埃经呼吸道或破损的皮肤或黏膜亦可引起间接传播。战时敌人可将鹦鹉热衣原体用作细菌武器。

3. 易感人群 人群普遍易感，多见于饲养家禽、鸟类或者禽类标本制作者，隐性感染、亚临床感染及轻症患者相当多见，可同时有大批人员受感染，以致引起较大规模流行。感染后不能产生持久免疫力，易复发及再感染。

4. 流行特征 本病在世界各地分布广泛，我国 1987 年前后有北京养鸽场发生鸽群鹦鹉热的报道，有人认为本病是养禽人的"职业病"。本病无明显季节性，患者无年龄和性别差异。

三、发病机制

病原体进入呼吸道后，在局部单核-吞噬细胞系统中繁殖，经血播散至肺和其他器官，进入网状内皮细胞系统并大量复制形成衣原体血症，可引起血管炎和血管栓塞，从而导致皮肤损害。

四、临床表现

1. 潜伏期 1~2 周。

2. 肺炎 症状轻重不一，轻者无明显症状或似流行性感冒，重者可致死亡。大多表现为非典型肺炎，有持续高热、咳嗽、胸闷胸痛、呼吸困难，后期肺部可有湿性啰音或肺实变征。尚可有消化道症状、心肌炎、心内膜炎及心包炎，以及头痛、失眠、嗜睡、谵妄等神经精神症状。

肺部 X 线检查呈多样性变化，可为片状、云絮状、结节状或粟粒状阴影，由肺门向外呈楔形或扇形扩大，亦可呈大叶炎症。特点是肺部 X 线表现明显而症状相对较轻。

3. 皮肤损害 伤寒样或中毒败血症型患者除发热、头痛及全身疼痛外，可有相对脉缓及肝脾肿大，由于发生广泛性血管损伤而出现似伤寒的玫瑰疹，有的患者发生结节性红斑或多形红斑。

本病病程长，如不治疗热程可达 3~4 周，甚至长达数月。肺部阴影消失慢，如治疗不彻底，可反复发作或转为慢性。

五、实验室检查

急性期白细胞总数正常或稍低，可有一过性蛋白尿，血沉增快，近半数患者出现肝功能异常。急性期取血、痰、咽拭子接种于小鼠腹腔或鸡胚卵黄囊内进行组织培养，动物接种可检测出特异性包涵体及（或）病原体，痰涂片行姬姆萨染色，在上皮细胞内可检出包涵体。血清微量免疫荧光法、补体结合试验或血凝抑制试验对本病有诊断价值。

肺部 X 线检查呈多样性变化，为片状、云絮状、结节状或粟粒状，示两肺浸润灶，由肺门部向外呈楔形或扇形扩大，下叶较多。有时可见肺实变表现，但临床上肺部体征较少。

六、诊断及鉴别诊断

患者有接触鸟禽史。结合临床表现、肺部 X 线检查及实验室检查可确诊。必要时对可疑鸟禽进行病原学检查。

七、治疗

首选四环素或红霉素类，用法同沙眼衣原体泌尿生殖系疾病。用药 24~48 h 后发热及症状可缓解，但应继续治疗 7~14 天。孕妇及其他不能使用四环素者可用红霉素、罗红霉素、阿奇霉素、甲基红霉素、新氟喹诺酮类药物等替代，亦可用氯霉素或青霉素。严重患者的给糖皮质激素制剂。磺胺药无效。

八、预后

未经治疗病死率约为 20%，抗生素治疗后降至 2% 左右。

九、预防

（1）患病后难以产生持久的免疫力，故通常不进行疫苗预防注射。

（2）加强卫生宣教。发现患者立即隔离，彻底治疗，对患者的分泌物和排泄物进行消毒处理。

（3）防止衣原体传入，可在饲料及饮水中加入四环素，于禽鸟类运输前、运输途中及到达目的地后给药 4~5 天。彻底消毒和处理病鸟病禽。

（4）严格执行养禽场和鸟类集市贸易以及运输过程的检疫制度。尽量减少与患病禽鸟的接触。

（裴金仙）

第三章

支原体感染性传染病

第一节　支原体肺炎

一、概述

支原体肺炎是肺炎支原体（MP）引起的急性呼吸道感染伴肺炎，约占各种肺炎的10%，严重的支原体肺炎可导致死亡。

（一）病原学

支原体是介于细菌和病毒之间的一组原核细胞型微生物，迄今已发现的支原体约150种，自人体分离的致病支原体主要有肺炎支原体、解脲脲原体、人型支原体及发酵支原体等。其中肺炎支原体是主要引起呼吸系统疾病的病原体。解脲脲原体及人型支原体主要引起泌尿生殖系统疾病。发酵支原体 incognitus 株能引起严重致死性疾病及呼吸窘迫综合征。解脲脲原体可引起非淋菌性尿道炎及盆腔炎。

支原体是已知的能独立生活的最小原核生物，能通过细菌滤器，直径为 125～150 nm，与黏液病毒的大小相仿，无完整细胞壁，故对作用于细胞壁的 β-内酰胺类抗生素全部不敏感，仅有由 3 层膜组成的细胞膜，呈球形、杆状、丝状等多种形态，革兰染色阴性，可在无细胞的培养基上生长与分裂繁殖，对大环内酯及四环素类药物敏感。在 20% 马血清和酵母的琼脂培养基上生长良好，初次培养于显微镜下可见典型的呈圆屋顶形桑葚状菌落，多次传代后转呈煎蛋形状。支原体能发酵葡萄糖，具有血吸附作用，溶解豚鼠、羊的红细胞，对亚甲蓝（美蓝）、醋酸铊、青霉素等具有抵抗力，耐冰冻，37 ℃时只能存活几小时。

（二）发病机制与病理

肺炎支原体是引起人类急性下呼吸道感染和肺炎的常见病原体，也是呼吸道感染暴发流行的常见原因。它导致的疾病与一般细菌、病毒引起的呼吸道感染从症状上难以鉴别，近年人群中肺炎支原体感染的发病率有显著上升的趋势。

肺炎支原体通过呼吸道传播，健康人吸入急性肺炎支原体感染者或患者咳嗽、打喷嚏时喷出的口、鼻分泌物，可引起肺部感染，肺炎支原体在纤毛上皮之间生长，不侵入肺实质，通过细胞膜上的神经氨酸受体位点，吸附于宿主的呼吸道上皮细胞表面，抑制纤毛活动和破坏上皮细胞，同时释放有毒代谢产物如过氧化氢，导致纤毛运动减弱、细胞损伤，其致病性还可能与患者对病原体或其代谢产物的过敏反应有关。尽管肺炎支原体可引起任何器官、黏膜或浆膜的病变，却很难以从非呼吸道部位分离出来。由肺炎支原体引起的严重病变几乎都发生在免疫功能正常的人，而免疫低下的患者，肺炎支原体很少引起严重的病变。肺炎支原体可刺激 T 细胞，并激活 B 细胞，近 40% 的肺炎支原体感染患者出现循环免疫复合物，这些循环免疫复合物以及肺炎支原体感染产生的多种自身组织抗体（包括肺、脑、肝、肾和平滑肌等）可引起相应靶器官的损伤及炎症反应。

支原体肺炎肺部病变呈片状或融合性支气管肺炎或间质性肺炎，伴急性支气管炎、细支气管炎。支气管及细支气管内有黏液甚至脓性分泌物，管壁水肿、增厚、有浸润斑，支气管黏膜细胞可有坏死和脱落，并有中性粒细胞浸润，肺泡内可含少量渗出液，并可发生灶性肺不张、肺实变和肺气肿，肺泡壁和间隔有中性粒细胞和大单核细胞浸润，重症可见弥漫性肺泡坏死和透明膜病变，胸膜可有纤维蛋白渗出和少量渗液。

（三）流行病学

肺炎支原体感染广泛存在于世界各地，分布以温带为主。平时散在发病，每隔 3~7 年可发生一次地区性流行，流行时发病率增加 3~5 倍。本病全年均有发生，寒冷季节发病率较高，主要是冬季室内活动增多，接触较频繁。受气候、环境的不同，支原体发病高峰有明显季节差异，各地的流行年份也有所不同。国内有学者报道河南省支原体肺炎以 1 月份为发病高峰季节；佳木斯地区春季发生率最高；北京市 11~12 月份感染率高；青岛市 1997 年和 2000 年为流行年，上海市 2002 年 10 月至 2003 年 6 月、深圳市 2004 年冬季到 2005 年秋季曾发生支原体感染流行，持续时间长达 1 年，其与文献报告的 MP 肺炎流行时间长、间歇性长、可持续 1 年的特点一致。肺炎支原体是导致 40 岁以下人群、特别是少年儿童发生非典型肺炎的重要病原之一，以 5~9 岁最高。年龄<5 岁小儿少见。但近几年大量资料显示，本病发病年龄有明显前移的倾向，复旦大学儿科医院报道年龄<3 岁婴幼儿占 64.6%，吉林大学第一医院儿科检测 43 例 MP 感染中 30 例为年龄<3 岁婴幼儿占 69.8%，河南新乡新华医院检测 1 385 例儿童支原体患者中年龄<3 岁者占 70%。

肺炎支原体感染的潜伏期为 2~3 周，本病传染源为急性期患者及痊愈后支原体携带者，健康人很少携带。患者痊愈后肺炎支原体可在咽部存在 1~5 个月。本病通过飞沫传播，存在于呼吸道分泌物中的肺炎支原体随飞沫通过空气以气溶胶微粒形式散播给密切接触者，传染性较小，流行病学观察本病需要长时间密切接触才能发病，常以家庭、学生宿舍、军队新兵营房及监狱为流行单位，家庭中流行时，学龄前儿童是首发病例，继发病例多在 2~3 周发病。肺炎支原体生长缓慢，潜伏期长及痊愈后带菌时间久。

二、临床表现

起病缓慢，潜伏期 2~3 周，病初有全身不适，乏力、头痛。2~3 天后出现发热，常达 39 ℃左右，可持续 1~3 周，可伴有咽痛和肌肉酸痛。

病变从上呼吸道开始，有充血、单核细胞浸润，向支气管和肺蔓延，呈间质性肺炎或斑片融合性支气管肺炎。一般起病缓渐，有乏力、咽痛、咳嗽、发热、食欲缺乏、肌痛等临床表现，半数病例无症状。支原体肺炎可在 3~4 周自行消散。儿童可并发鼓膜炎和中耳炎，伴有血液（急性溶血、血小板减少性紫癜）或神经（周围性神经炎、胸膜炎等）等并发症或雷诺现象（受冷时四肢间歇苍白或发绀并感疼痛）时，则病程延长。

咳嗽为本病突出的症状，一般于病后 2~3 天开始，初为干咳，后转为顽固性剧咳、常有黏稠痰液偶带血丝，体温恢复正常后可能仍有咳嗽，少数病例可类似百日咳样阵咳，可持续 1~4 周。肺部 体征多不明显，甚至全无。少数可听到干、湿性啰音，但多很快消失，故体征与剧咳及发热等临床表现不一致，此为本病特点之一。婴幼儿起病急，病程长，病情较重，表现为呼吸困难、喘憋、喘鸣音较为突出，肺部啰音比年长儿多。部分患儿可患有溶血性贫血，脑膜炎、心肌炎、格林巴利综合征等肺外表现。

三、诊断

1. 流行病学史 好发于儿童及青少年，常有家庭、学校或军营的小流行发生，有本病接触史者有助于诊断。

2. 临床表现 发病缓慢，早期有畏寒、发热，常伴有咽痛、头痛、肌痛等症状，多为中等度发热，突出症状为阵发性刺激性咳嗽，可有少量黏痰或脓性痰，也可有血痰，部分患者无明显症状，肺部检查多数无阳性体征，部分患者可有干、湿性啰音，不符合一般细菌性肺炎，青霉素类或头孢类抗生素治疗无效。

3. 实验室检查

（1）血白细胞计数正常或减少，少数可 > （10~15）×10^9/L，分类有轻度淋巴细胞增多、红细胞沉降率增速。

（2）血清学检查：红细胞冷凝集试验阳性（滴定效价 1 ：32 以上），持续升高者恢复期效价 4 倍以上增加有诊断意义；链球菌 MG 凝集试验阳性（滴定效价 1 ：40 或以上），后一次标本滴度较前者增高达 4 倍或以上诊断意义更大；血清抗体的检测补体结合试验、酶联免疫吸附试验、间接血凝试验、间接荧光抗体测定患者血清支原体特异性 IgM 或 IgG，血清支原体特异性 IgM 阳性有诊断价值，间接荧光抗体、酶联免疫吸附试验 IgG 出现晚、存在时间长适用于流行病学调查，补体结合试验方法简单，发病第 2 周抗体效价可能增长 4 倍以上，并且可持续存在 4~6 个月，2~3 年内逐步降至正常，故不仅有诊断价值，也可用于流行病学调查，部分国家已将此列为呼吸道病原检测的常规项目。

（3）病原学检查

1）痰液、支气管吸出分泌物鼻或咽拭子、胸腔积液等培养分离出肺炎支原体可确诊，但所需时间长，无助于早期诊断。

2）PCR 技术：目前多利用肺炎支原体 16S rRNA 或 PI 基因为目标基因进行扩增，具有特异性、灵敏度高、快速、简便的特点。

（4）X 线检查：肺部病变早期肺部显示纹理增加及网织状阴影，呈片状或融合性支气管肺炎或间质性肺炎，肺部有形态多样化的浸润阴影，以肺下野斑片状淡薄阴影多见，肺门处密度较深，严重时肺泡内可含少量渗出液，并可发生灶性肺不张、肺实变和肺气肿、胸腔积液。

诊断肺炎支原体肺炎的主要依据：①急性肺部感染具有感冒样症状，阵发性呛咳以及较轻的全身症状。②X 线检查肺纹理增多以及沿增多的肺纹理出现的不规则斑片状实变阴影，多数改变集中于肺门附近，下叶为多，且明显异常的肺部 X 线表现与相对较轻的症状和肺部体征不成比例。③血清学检测阳性，肺炎支原体抗原直接检测和特异性核酸检测阳性有诊断意义。④痰及咽拭子等标本中分离出肺炎支原体。⑤青霉素及头孢类抗生素治疗无效，而大环内酯类抗生素治疗有效。

此病早期诊断极易误诊，需与下列疾病相鉴别：肺炎链球菌肺炎、葡萄球菌肺炎、肺炎克雷伯菌肺炎、军团菌肺炎、病毒性肺炎、厌氧微生物肺炎和过敏性肺炎等。

四、治疗原则

早期使用适当抗生素可减轻症状，缩短病程，对于减少并发症的产生具有至关重要的作用。肺炎支原体无细胞壁，青霉素或头孢菌素类等抗生素无效，大环内酯类抗生素仍是肺炎支原体感染的首选药物，罗红霉素、阿奇霉素治疗效果佳，不良反应少。喹诺酮类（如左氧氟沙星、加替沙星和莫西沙星等）、四环素类也用于肺炎支原体肺炎的治疗。疗程一般2~3周。若继发细菌感染，可根据痰病原学检查结果选用针对性的抗生素治疗；对剧烈呛咳者，应适当给予镇咳药。

五、常规治疗

采取综合治疗措施，包括一般治疗、对症治疗、抗生素的应用、肾上腺皮质激素，以及肺外并发症的治疗等5个方面。

1. 一般治疗 隔离。由于支原体感染可造成小流行，且患者病后排支原体的时间较长，可达1~2个月之久。婴儿时期仅表现为上呼吸道感染症状，在重复感染后可发生肺炎。同时在感染支原体期间容易再感染其他病毒，导致病情加重迁延不愈。因此，对患者或有密切接触史的小儿，应尽可能做到隔离，以防止再感染和交叉感染。

护理上要保持室内空气新鲜，供给易消化、营养丰富的食物及足够的液体。保持口腔卫生及呼吸道通畅，经常给患者翻身、拍背、变换体位，促进分泌物排出、必要时可适当吸痰，清除黏稠分泌物。对病情严重有缺氧表现者，应及时给氧以提高动脉血氧分压，改善因低氧血症造成的组织缺氧。

2. 对症处理 加强祛痰治疗，目的在于使痰液变稀薄，易于排出，否则易增加合并细菌感染机会。除加强翻身、拍背、吸痰外，可选用氨溴索（沐舒坦）、溴己新（必嗽平）、乙酰半胱氨酸（痰易净）等祛痰剂口服，也可予糜蛋白酶 5 mg+NS 20 mL 雾化吸入。由于咳嗽是支原体肺炎最突出的临床表现，频繁而剧烈的咳嗽将影响患者的睡眠和休息，可适当给予镇静剂如水合氯醛，成人每次常用 0.25 克/次，小儿常用剂量为每次 8 mg/kg，或苯巴比妥，成人每次 15~30 mg，小儿每次按 2 mg/kg 给药，也可酌情给予小剂量待因镇咳。

对喘憋严重者，可选用支气管扩张剂，如氨茶碱口服，成人 0.1~0.2 克/次，儿童按每次 2~4 mg/kg 给药，每 8 h 一次；亦可用布地奈德 1 mg+NS 20 mL（儿童）雾化吸入，每天2~3次；也可予地塞米松雾化吸入，儿童按每次 0.1~0.2 mg/kg 次计算，年龄>1 岁的儿童也可予布地奈德 1 mg+特布他林 2.5 mg 雾化吸入。

六、抗生素的应用

β-内酰胺类抗生素如青霉素类、头孢菌素类通过抑制细菌细胞壁的合成而产生抗菌作用，由于支原体无细胞壁。因此，β-内酰胺类抗生素对支原体肺炎无效。故临床高度怀疑支原体感染时，不应选用此类药，而选用能抑制蛋白质合成的抗生素，包括大环内酯类、四环素类和喹诺酮氯霉素类等。此外，尚有林可霉素、克林霉素、万古霉素及磺胺类如复方磺胺甲噁唑等可供选用。

1. 大环内酯类抗生素 支原体肺炎的治疗首选用大环内酯类抗生素如红霉素、交沙霉素、螺旋霉素、麦迪霉素、吉他霉素等。其中又以红霉素为首选，该药使用广泛，疗效肯定。常用剂量为 0.5 g，每 6 h 一次，口服治疗，重症可考虑红霉素乳糖酸盐静脉给药，8 岁以下儿童按 30~50 mg/（kg·d）给药，分次口服，疗程一般主张不少于 2 周，停药过早易于复发。交沙霉素的胃肠道反应轻，其他不良反应少，效果与红霉素相仿，成人用量 1.2~1.8 g/d，分次口服。

大环内酯类的新产品，如罗红霉素及克拉霉素（甲红霉素）、阿奇霉素等，口服易耐受、穿透组织能力强，能渗入细胞内，半衰期长。临床上常用阿奇霉素治疗。阿奇霉素是一种半合成、对酸稳定的 15 元环含氮大环内酯类衍生物，在大环内酯类抗生素中，它对肺炎支原体的作用最强。在多种组织中浓度为同期血清浓度 10~100 倍，清除半衰期为 2~3 天，每天只需给药一次；同时，阿奇霉素还具有特异性聚集的特点，即感染组织浓度高于非感染组织，吞噬细胞内浓度比细胞外浓度大 50 倍以上。常用剂量成人 0.5 g，1~2 次/天，儿童 0.125~0.25 g，1 次/天，口服；亦可按 10 mg/（kg·d）静脉给药，可取得较好疗效。

采用吉他霉素（柱晶白霉素）治疗本病效果较好，该药无明显不良反应，比较安全，口服量为 20~40 mg/（kg·d），分 4 次服用；静滴量为 15~20 mg/（kg·d）。

2. 四环素类抗生素 为广谱抑菌剂，高浓度时具有杀菌作用。除了常见的革兰阳性菌、革兰阴性菌以及厌氧菌外，多数立克次体属、支原体属、衣原体属、非典型分枝杆菌属、螺旋体也对其敏感。具有对胃酸稳定，组织细胞内浓度高且持久，半衰期长，口服吸收良好，体内分布广的特点。成人四环素 500 mg，4 次/天，口服；8 岁以上儿童按 30~40 mg/（kg·d），分 3~4 次服用，疗程 3 周，适用于对红霉素耐药者。强力霉素（多西环素）和米诺环素等半合成四环素的抗菌作用强于四环素，口服吸收率高而不良反应较少。

3. 氟喹诺酮类 氟喹诺酮类属于合成抗菌药，通过抑制 DNA 旋转酶，阻断 DNA 复制发挥抗菌作用。环丙沙星、氧氟沙星、莫西沙星等药物在肺及支气管分泌物中浓度高，能穿透细胞壁，半衰期长达 6~7 h。抗菌谱广，对支原体有很好的治疗作用。前者 10~15 mg/（kg·d），分 2~3 次口服，也可分次静滴；后者 10~15 mg/（kg·d），分 2~3 次口服，疗程 2~3 周。

4. 氯霉素和磺胺类 因为治疗支原体感染的疗程较长，而氯霉素类、磺胺类抗菌药物不良反应较多，不宜长时间用药，故临床上较少用于治疗支原体感染。

七、特殊治疗

1. 肾上腺皮质激素治疗 目前认为支原体肺炎是机体免疫系统对支原体做出的免疫反应，对急性期病情发展迅速、严重的支原体肺炎或肺部病变迁延而出现肺不张、肺间质纤维化、支气管扩张或胸腔积液，可应用肾上腺皮质激素。予甲泼尼龙 2 mg/（kg·d）静滴；地塞米松 0.3~0.6 mg/（kg·d）静滴；应用激素时注意排除结核等感染，疗程 3~5 天。

2. 球蛋白治疗 对于重症患者及有严重并发症的患者也可予丙种球蛋白治疗，每天 0.4 g/kg，连用 5~7 天，对控制病情有较好的作用。

3. 抗生素治疗 对于重症支原体肺炎，可考虑联合应用抗生素，支原体对影响 DNA、RNA 或蛋白质合成或细胞膜完整性的抗生素均敏感，由于喹诺酮类抗生素及四环素的不良反应，在儿科的应用受到了限制。近年来出现对大环内酯类抗生素耐药的支原体肺炎，利福平的短期应用不良反应较少，可予利福平每天 10~20 mg/kg，分 1~2 次口服，疗程 1~2 周，与大环内酯类抗生素合用的疗效较单用大环内酯类抗生素为好。

八、抗菌药物治疗的不良反应及处理

1. 大环内酯类抗生素不良反应

（1）胃肠道反应：胃肠道反应是大部分此类药物口服后表现最迅速和最直观的不良反应，可引起恶心、呕吐、食欲降低、腹痛、腹泻等，停药后可减轻症状。可采取避免空腹用药，若反应严重但又必须使用此类药物，可在用药前半小时口服蒙脱石（思密达）或用药时加用维生素 B_6，以减轻症状而不影响疗效。

（2）局部刺激：注射给药可引起局部刺激，故此类药物不宜用于肌内注射，静脉注射可引起静脉炎，故滴注液应稀释至 0.1% 以下，且静滴速度不宜过快。如出现局部疼痛、静脉炎可予硫酸镁湿敷。

（3）对前庭的影响：静脉给药时可发生如耳鸣、听觉障碍症状，停药或减量后可恢复。故静脉滴注时不宜量大或长时间用药。

（4）过敏反应：主要表现为药热、药疹等，应及时停药，并给予抗过敏治疗，如予氯雷他定 10 mg，1 次/天口服；维生素 C 2.0 g+生理盐水 100 mL，1 次/天静滴；葡萄糖酸钙 20 mL+生理盐水 20 mL，1 次/天静脉慢推；过敏严重的患者可予糖皮质激素治疗。

（5）对肝脏的毒害：在正常剂量时对肝脏的毒害较小，长期大量应用可引起胆汁淤积，肝酶升高等，一般停药后可恢复，但红霉素酯化物对肝脏的毒性更大，应避免使用。出现肝功能异常应立即停药，根据实际情况给予甘草酸二铵（甘利欣）针剂 30 mL+5%GS 250 mL，1 次/天静滴、还原型谷胱甘肽针剂 1.2+10%GS 100 mL，1 次/天，静滴、思美泰针剂 1.0+5%GS 250 mL，1 次/天静滴、对于疗效不理想的患者可予糖皮质激素治疗及血浆置换。

（6）对中枢神经系统的不良反应：有报道静脉克拉霉素和阿奇霉素发生神经系统不良反应，包括幻觉、烦躁、焦虑、头晕、失眠、噩梦或意识模糊。停药后症状逐渐减轻至消失。

（7）部分药物易透过胎盘如克拉霉素、阿奇霉素等，因此孕妇和哺乳妇女均须慎用，哺乳妇宜暂停哺乳。

（8）其他：本类药物可抑制茶碱的正常代谢，故不宜和茶碱类药物合用，以防茶碱浓度升高而引起中毒甚至死亡。必须使用时应到医院进行茶碱血药浓度监测，以防意外。

大剂量红霉素的应用偶可引起耳鸣和暂时性听觉障碍，一般发生于静脉给药或有肾功能减退和（或）肝脏损害者。婴幼儿口服无味霉素后可出现增生性幽门狭窄，口服红霉素后也有出现假膜性肠炎者。一旦患者出现上述不良反应，应立即停药，并给予对症、支持治疗。

应用红霉素期间尿中儿茶酚胺、17-羟类固醇有增高现象，血清叶酸和尿雌二醇有降低情况。

2. 四环素的不良反应　其不良反应较多，尤其是四环素对骨骼和牙生长的影响，即使是短期用药，四环素的色素也能与新形成的骨和牙中的钙相结合，使乳牙黄染。故不宜在 7 岁以前儿童时期应用。

九、肺炎支原体感染的肺外表现

支原体肺炎患者除呼吸系统的表现外，有时还可伴发多系统、多器官的损害，并发症的发生与免疫机制有关。因此，除积极治疗肺炎、控制支原体感染，根据病情使用激素治疗外，还应针对不同并发症采用不同的对症处理办法。

1. 血液系统损害 较常见溶血性贫血，多见于退热时，或发生于受凉时，患者可表现为血红蛋白减少、溶血和微血管内血流淤滞，血清 Coombs 试验阳性，网织红细胞明显增高，血沉加快。此外也可出现血小板减少、白细胞计数减少甚至出现类白血病反应，还可致传染性单核细胞增多综合征和冷球蛋白血症等。肺炎支原体引起溶血性贫血的机制与机体免疫功能紊乱、产生高冷凝集素血症有关，冷凝集素破坏红细胞，首先在身体周围部分温度降低时凝集红细胞，然后激活补体，通过直接溶解或肝、脾中的巨噬细胞吞噬，使红细胞膜破裂而产生血管内溶血。合并溶血性贫血时病情比较凶险，治疗上首先要保温，要加强抗生素治疗和对症支持治疗，可用糖皮质激素抑制免疫，以控制溶血，对重症患者可输洗涤红细胞，并进行血浆置换，将患者血液循环中有致病作用的抗原、自身抗体、异常蛋白等去除，疗效较好。

2. 骨骼及肌肉系统损害 多见非特异性肌痛及游走性关节痛；肌红蛋白尿，肌痛等。在关节痛及关节炎中，主要是多个大、中关节的多关节症状，多呈游走性，小关节受累少见，但一般无局部红肿及功能障碍，预后良好。治疗上关节剧痛者予富马酸福莫特罗治疗，也可予双氯氟酸钠（扶他林）、阿司匹林治疗。

3. 消化系统损害 可有食欲不振、恶心、呕吐、腹痛、腹泻、便秘，多发生于发病早期，部分患者肝脏轻至中度肿大，肝功能异常，可有 AST、ALT 升高，偶尔可引起急性胰腺炎，表现为剧烈腹痛、呕吐及血清淀粉酶增高等。治疗上主要予以必要的对症处理，肝功能受损者可予甘草酸二铵（甘利欣）针剂 30 mL，静脉点滴，1 次/天，还原型谷胱甘肽针剂 1.2 g，静脉点滴，1 次/天，降酶、保肝治疗，如并发胰腺炎应予禁食、生长抑素及甲磺酸加贝酯抑制胰酶分泌、制酸、抗感染、对症、支持治疗。

4. 皮肤损害 可表现有红斑，斑丘疹，水疱或大疱，斑点，丘疹，荨麻疹及紫癜等，但以斑丘疹和疱疹为多见。大多发生在发热期和肺炎期，持续 1~2 周，皮肤损害的发病机制尚不清楚。通常不用特殊处理，必要时可予皮炎平、曲安奈德等含激素的药膏外涂，剧痒者加炉甘石洗剂外涂。

5. 中枢神经系统损害 可见多发性神经根炎、脑膜脑炎、小脑共济失调及精神障碍、脑干炎、脑梗死、脊髓炎等，其中脑炎比例最高。患者出现头痛头晕，嗜睡，惊厥，有些患者以此为首发症状就诊，误诊为病毒性脑炎；多数患者脑脊液除压力增高外，无明显异常；部分患者，蛋白轻度增高，白细胞计数轻度增高，以淋巴细胞为主。上述表现与 MP 直接侵犯、神经毒素介导的损害、免疫机制介导的损害有关。治疗上应积极控制原发病，颅内压升高者予甘露醇降低颅内压，应及早使用激素，无效者可用大剂量丙种球蛋白及血浆置换治疗。

6. 心血管系统病变 偶有心肌炎及心包炎、心律失常等。患者出现胸闷、心悸，心音低钝，心律不齐等，年长患者多见，心电图示窦性心动过速、窦性心动过缓，传导阻滞 ST-T 改变；心肌酶谱 LDH、AST、CPK、CPK-MB 升高，可能由于 MP 直接侵袭和（或）免疫损伤所致。治疗重在控制支原体肺炎，给予维生素 C、ATP、辅酶 A、1，6 二磷酸果糖等心肌保护药物，绝大多数患者可随病情好转而恢复正常，出现心力衰竭患者可在严密观察下予强心剂如地高辛治疗。

7. 出血性耳鼓膜炎 是鼓膜及其邻近外耳道的急性炎症，多为单侧性。患者突感剧烈耳痛、耳闷胀感或轻度听力障碍，检查可见鼓膜及邻近外耳道皮肤充血，常于鼓膜后上方出现一个或多个红色或紫色的血疱。治疗上要清洁外耳道，2%~5%酚甘油滴耳；同时全身应用抗生素预防细菌感染，耳痛剧烈者口服止痛剂；疱疹破溃后定时清洁外耳道，局部可滴用1%氧氟沙星滴耳液或1%小檗碱（黄连素）液，以防止感染；大疱未破或耳痛甚剧者可无菌下以针挑破疱疹，但应严格避免刺破鼓膜全层；另外局部应用超短波、红外线照射可促进液体吸收，加速血疱消退。

8. 肾脏损害 支原体感染还可引起泌尿系统损害，出现血尿、蛋白尿、水肿及血压增高等临床表现，但肾功能正常。可能与 MP 感染后产生相应组织的自身抗体，形成免疫复合物，造成基底膜屏障损伤有关；也可能与 MP 直接损害肾脏有关；这种一过性肾功能损害预后良好，可随着病情改善而好转，极少转为慢性肾损害。轻者无须特殊治疗，予以低盐、低脂和低蛋白饮食，保持安静休息即可；较重者需在严格饮食调理基础上给予利尿剂等对症治疗，病情亦可迅速缓解，极少数患者出现急性肾衰竭，可予透析治疗。

9. 其他损害 可引起淋巴结炎、过敏性紫癜、反复流鼻血等，治疗可参考相关教科书。

十、预后和预防

一般预后良好，病死率通常<0.1%。预后与患者年龄、一般健康情况、有无并发症有关。近年来由于多能早期治疗，病死率显著降低，但新生儿和幼婴患本病时易发生窒息、细菌性肺炎、脑病等并发症，病死率高，预后差，佝偻病患儿感染百日咳，病情多较重。老年人机体防御功能减退，抵抗力下降，特别是合并有慢性心肺、肝、肾等疾病的老年患者易出现低氧血症、肺水肿和严重的细菌感染，治疗不及时可危及生命。

预防支原体肺炎传染，一般应采取以下措施：

（1）加强体育锻炼，增强体质，提高抵抗力。

（2）注意手部的清洁卫生，各种室内场所包括家里、办公室、教室等，平时要注意清洁和通风。

（3）在咳嗽或打喷嚏时用手绢或纸掩住口鼻，尽量减少飞沫向周围喷射。

（4）婴幼儿和免疫功能较差的成人应尽量避免到人员密集的公共场所。

（5）在支原体肺炎流行期间可给接触患者的儿童口服红霉素 20~40 mg/（kg·d），分3~4 次口服，连服 3 天。

（6）肺炎支原体疫苗，目前预防支原体肺炎主要依赖于支原体灭活疫苗，灭活疫苗可以使90%的受免机体产生较强的抗体，但是预防发病的保护率却比较低，其中在灭活过程中抗原表位丧失可能是不能产生有效免疫保护性的一个原因。有学者总结了 6 项临床研究，发现肺炎支原体灭活疫苗仅能降低 40%的发病率，提示需进一步加强疫苗的研究。近年来，人们开始研究用基因疫苗预防肺炎支原体感染，动物实验取得较好的效果。

（梁一峰）

第二节　泌尿生殖系支原体感染

一、概述

1. 病原体简介　泌尿生殖系支原体感染受到广泛重视，尤以解脲支原体和人型支原体与人类许多泌尿生殖系感染有关，作为非淋病性尿道炎、前列腺炎、附睾炎、不育症及妇女上、下生殖道炎症的主要病原体。近年来，非淋病性尿道炎发病率明显上升。临床上治疗泌尿生殖道支原体感染是防治性传播疾病的重要课题。在性传播疾病中，性活跃期是主要发病阶段人群，这段年龄时期，人口外出多，流动性大，性的要求强烈易发生性乱而感染。在成年人的泌尿生殖道中解脲支原体和人型支原体感染率主要与性活动有关，也就是说，与性交次数的多少、性交对象的数量有关，不管男女两性都是如此。据统计女性的支原体感染率更高些，说明女性的生殖道比男性生殖道更易生长支原体。另外，解脲支原体的感染率要比人型支原体的感染率为高。

2. 致病性与免疫性　支原体，一般为表面感染，大多不侵入血液，而是在泌尿生殖道上皮细胞黏附并定居后，通过不同机制引起细胞损伤，如获取细胞膜上的脂质与胆固醇造成膜的损伤，释放神经（外）毒素、磷酸酶及过氧化氢等。巨噬细胞、IgG 及 IgM 对支原体均有一定的杀伤作用。

支原体在一定条件下能引起泌尿生殖系统感染和不育症。致病机制可能与其侵袭性酶和毒性产物有关。各种血清型解脲支原体都能产生 IgA 蛋白酶，可降解 IgA 形成 Fab 和 Fc，破坏泌尿生殖道黏膜表面 IgA 的局部抗感染作用，有利于支原体黏附于泌尿生殖道黏膜的表面而致病。解脲支原体有黏附精子作用，阻碍精子的运动。产生神经氨酸酶样物质干扰精子和卵子的结合，且与人精子膜有共同抗原，对精子可造成免疫损伤而致不育。

3. 临床特点　感染后潜伏期为 1~3 周。

（1）非淋菌性尿道炎：典型的急性期症状，表现为尿道刺痛，不同程度的尿急及尿频、排尿刺痛，特别是当尿液较为浓缩的时候明显。尿道口轻度红肿，分泌物稀薄，量少，为浆液性或脓性，多需用力挤压尿道才见分泌物溢出，男性务必尿道口红肿外翻，犹似金鱼嘴状，此常为重要改变，常于晨起尿道口有少量黏液性分泌物或仅有痂膜状物封口，或见污秽裤裆。亚急性期常合并前列腺感染，患者常出现会阴部胀痛、腰酸、双股内侧不适感或在做提肛动作时有自会阴向股内侧发散的刺痛感。

（2）盆腔炎：女性患者多见以子宫颈为中心扩散的生殖系炎症。多数无明显自觉症状，少数重症患者有阴道坠感。感染局限在子宫颈，宫颈黏膜充血肿胀，宫颈糜烂，水肿显著，触之易出血，或表面糜烂黄白色分泌物量多，常有腥味。当感染扩及尿道时，尿频、尿急是引起患者注意的主要症状，尿道口潮红、充血、挤压尿道可有少量分泌物外溢，通常不痒，但可有灼热之感，但很少有压痛出现。

（3）肾盂肾炎：以人型支原体为主，10% 的肾盂肾炎可培养出支原体，还可以引起慢性肾盂肾炎急性发作。

（4）并发症：解脲支原体和人型支原体是人类泌尿生殖道常见的致病性病原体，与慢性前列腺炎、附睾炎、精囊炎、男性不育、女性不孕、习惯性流产、早产、死胎、异位妊娠等有关。

4. 实验室检查 支原体实验室检测方法有：形态学检查、支原体培养、抗原检测、血清学方法和分子生物学方法。实验室诊断的最好方法是分离培养、检测支原体抗原或核酸成分。注意采集新鲜标本（精液、前列腺液、阴道分泌物、尿液等）立即接种，若不能立即接种，应将标本放 4 ℃ 冰箱保存，在 12 h 内接种。支原体可以在特殊的培养基上接种生长，用此法配合临床进行诊断。另外，尿白细胞酯酶测试亦为常用方法，其中以支原体培养方法有肯定意义。

5. 诊断和鉴别诊断 诊断尿道炎，尿道须有炎症性渗出物。凡拭子取尿道或宫颈管分泌物涂片未能检到奈瑟氏淋球菌，且能排除滴虫或其他微生物感染，而在普通油镜下，可见多量白细胞，平均每视野可有 10 个以上，或尿沉渣涂片，白细胞数目平均每视野 15 个以上者即有临床意义，当然男性还应排除肾盂肾炎，膀胱炎。

泌尿生殖系统致病性支原体客观存在，而不少情况属于携带或共生。因此，临床诊断泌尿生殖道支原体致病意义时，临床医师需认真、慎重而行之。绝非患者偶然尿道刺痛 1～2 次或单纯尿口潮红即能肯定诊断，如果仅某项阳性结果，谨慎诊断。

二、治疗原则和目标

1. 治疗原则 早期诊断、早期治疗，及时、足量、规则用药，不同病情采用不同的治疗方案。

2. 治疗目标 支原体对常用大环内酯类、四环素类、林可霉素类及喹诺酮类等抗菌药物出现不同程度的耐药，因此在治疗支原体感染时，不能仅凭经验用药，必须作支原体的体外药敏试验分析，以便为治疗提供可靠依据，从而达到满意的治疗效果，减少耐药菌株的发生。另外还应根据国内不同地区因为支原体耐药情况采用不同，采用不同的抗生素的治疗方案。

三、常规治疗

由于支原体无细胞壁，对青霉素等及其他作用于细胞壁的抗生素则耐药，只是对干扰蛋白质胞质合成的某些抗生素敏感。

目前治疗支原体主要选用四环素类（包括四环素、多西环素、米诺环素等）、大环内酯类（包括红霉素、阿奇霉素、克拉霉素、罗红霉素、交沙霉素等）和喹诺酮类（包括氧氟沙星、左氧氟沙星、司帕沙星、加替沙星、莫西沙星等）药物。药物剂量与疗程可参与支原体肺炎的治疗。

四、特殊治疗

（1）孕妇、哺乳期妇女禁用四环素类药物以及喹诺酮类药物，可以选用大环内酯类药物，建议用红霉素或阿奇霉素。

（2）年龄<14 岁者禁用多亚环素，年龄<18 岁者禁用喹诺酮类药物。儿童（体重<45 kg）可用红霉素每天 50 mg/kg，4 次/天口服，或克林霉素每天 10～20 mg/kg，1 次/天。

（3）对患者进行健康教育与咨询，以提高患者接受治疗的依从性，加强随访复查工作，患者的性伴侣也要接受同样的检查或治疗。治疗期间避免性生活。

五、药物敏感性和耐药问题

目前，随着抗生素长期大量的应用，支原体对抗生素的耐药非常普遍，已有对各种抗生素耐药菌株的报道，有的还显现出多重耐药。不同文献报道的支原体药物敏感性即耐药情况各不相同。不同地区、不同年份，病原体对抗菌药物的敏感性及耐药性都在不断变化。临床应根据药敏试验结果选择最有效的抗生素进行规则用药，以控制耐药菌株的产生；另一方面，进一步研究其耐药机制、不断监测本地区的药敏情况对合理用药也是非常必要的。避免超大剂量、不必要的多种药物连用等滥用抗生素的情况。特别要提醒的是，有条件的地区应根据本地的药敏监测结果选择有效的抗生素。

六、持续感染或治疗失败者的再治疗

泌尿道支原体感染治疗失败的原因包括患者的依从性差，药物的生物利用度低，患者乱投医或自行用药采取错误剂量方案及治疗量不足，抗生素的滥用，忽视对性伴的诊治，假阳性诊断，混合感染，外生殖道残留病原体再感染，慢性迁延，耐药菌株的产生等。因此，对持续感染或治疗失败的患者，要找出具体原因，给予针对性治疗。有时可考虑联合用药，国内有报道大环内酯类与喹诺酮类联合取得较为明显的疗效。

七、治愈标准和预后

治愈的标准是患者的自觉症状消失，无尿道分泌物，尿沉渣无白细胞。在判断治愈时一般可不做病原微生物培养。绝大多数非淋病性尿道炎和宫颈炎患者经过及时、正规、有效的治疗，一般预后良好，无严重的后遗症及并发症。

八、预防

作为社会一级预防，应开展性病艾滋病防治宣传，进行健康教育和性教育，包括性成熟前的教育，推迟开始性生活的年龄，坚持一夫一妻制，避免非婚性行为。更应强调二级预防，尽早发现和有效治疗有传染性的性病感染者，使其缩短传染期。应通知和治疗性伴，以防再感染。并且在高危人群中筛查性病，发现患者，及时给予治疗，消灭传染源。有效的二级预防可以减少并发症及严重后果，作为个人预防应提倡使用避孕套。

（梁一峰）

第四章

病毒性疾病

第一节 肺病毒感染

一、呼吸道合胞病毒感染

呼吸道合胞病毒（RSV）是引起世界范围内婴幼儿、儿童及成人呼吸道感染的主要病原体，据 WHO 数据显示，每年全球约有 6 400 万人感染 RSV，造成 16 万儿童及成人死亡。RSV 感染是引起婴幼儿细支气管炎和肺炎最常见的病原，约 70% 的儿童在出生一年内感染 RSV，几乎所有儿童在 2 岁前都至少有过一次感染。该病传播能力很强，主要通过空气飞沫和密切接触传播，主要临床表现为发热、咳嗽、喘憋、呼吸困难，严重者可发生心力衰竭。

（一）病原学

1956 年，Morris 从 14 只有感冒症状的实验动物黑猩猩的鼻咽分泌物中分离出一株新病毒，称为"黑猩猩感冒因子"（CCA）。次年，Chanock 等人先后从 2 例分别患肺炎和有喘息症状患儿的咽拭子中分离到与 CCA 抗原一致的病毒。1961 年从患儿血清中检测出 CCA 的特异性抗体，因其在组织培养中能形成特殊的细胞融合病变特征而命名为呼吸道合胞病毒（RSV）。

RSV 在分类上属副黏病毒科肺炎病毒属，电镜下观察病毒呈多形性，有球状和丝状 2 种形态，直径范围 100~1 000 nm。RSV 为包膜的非节段性单股负链 RNA 病毒，其基因组是由 15 225 个核苷酸组成，包含 10 个开放阅读框，编码 11 个蛋白，分别为 3 种跨膜包膜糖蛋白（G、F、SH），基质蛋白 M，转录延伸因子 M2-1，RNA 调节因子 M2-2，3 种核衣壳蛋白（核壳体 N 蛋白、磷蛋白 P 和大聚合酶亚基 L）和 2 种非结构蛋白（NS1、NS2）。G 蛋白是一种相对分子量为 9 000 的 II 型糖蛋白，主要作用是介导病毒附于宿主细胞膜上。F 蛋白是一种融合蛋白（fusion protein），相对分子量为 1 000，必须经蛋白水解酶裂解后才具有活性，主要作用是介导病毒和宿主细胞膜之间相互融合以及细胞与细胞融合从而形成合胞体，有利于病毒细胞侵入宿主细胞内进行增殖和病毒在细胞间扩散及向未感染细胞蔓延，它可能在 RSV 感染的免疫病理中起主要作用。跨膜糖蛋白 G 和 F 是 RSV 的两个主要保护性抗原，根据 F、G 抗原性的不同，可将其分为 A、B 两种亚型。G 蛋白的抗原变异性较 F 蛋白大，即使在同一亚型内的不同毒株间也有差异。SH 蛋白为小分子疏水性蛋白，有助于维持病毒外壳的稳定性，可能参与编码毒力因子。M 蛋白是 RSV 非糖基化内膜结构蛋白，相对分子量为 28 700，可以抑制病毒的转录，其核转运及调节的功能在感染细胞的病毒组装方面起重要作用。

RSV 病毒对理化因素抵抗力较差，对温度和酸碱改变的耐受力差。55 ℃仅可存活 5 min，37 ℃可存活 1 h，4 ℃7 天存活率仅 1%。对低温不耐受，−30 ℃缓慢冰冻后解冻，可完全丧失感染力。对酸性环境敏感，最佳生存 pH 为 7.5。RSV 对脂溶性溶剂敏感，在乙醚、氯仿和 1%脱氧胆酸钠等去垢剂中很快被灭活。

（二）流行病学

1. 流行特征 RSV 感染呈全球性分布，有明显的气候分布特征。在温带地区和大部分亚热带地区，RSV 的流行出现在每年的晚秋、整个冬季和春季；在热带地区，RSV 通常在雨季流行。在北美和欧洲地区，冬春季节是流行的高峰时期。欧洲地区的流行高峰在 12 月份、1 月份和 3 月份，而美国的流行季节主要集中在 11 月份至次年 3 月份，在中国大部分地区，RSV 相关疾病流行高峰在 1、2 月份。好发人群主要是年龄<6 个月的婴儿，男多于女，比例为 1.5~2：1，据估计，每年住院婴幼儿 40%~50%的细支气管炎和 25%的肺炎由 RSV 感染所致。每年全世界住院患儿中约 66 000 人死于 RSV 相关感染，尤其以发展中国家的年龄<2 岁的婴幼儿中多见。RSV 亚型的流行存在地域差异性。RSV 的 A、B 两亚型可同时流行，并以其中一亚型为主。世界各地可能在同一时间流行不同的 A、B 亚型，同一地区也可以出现 A、B 亚型流行的变迁。A 亚型的变异性相对较高，因此在世界范围内的流行更为广泛，因此多数情况下 A 亚型是流行优势群。

2. 传染源 RSV 感染患者和病毒携带者为主要传染源。

3. 传播途径 主要通过飞沫传播，也可通过手直接接触污染物而传播。

4. 易感人群 婴幼儿好发，年龄<1 岁的婴幼儿发生严重 RSV 感染导致住院和死亡的风险最高。RSV 感染也可见于成人，尤其是老年人和免疫缺陷患者。RSV 感染是骨髓抑制的白血病患者发生严重致死性肺炎的重要原因。

5. RSV 感染的高危因素 慢性基础疾病如早产或肺功能发育不全、先天性心脏病、免疫缺陷病等被认为是重症 RSV 感染的高危因素，感染率高达 50%~70%。吸烟和经济环境差也可增加 RSV 感染风险。

（三）发病机制和病理

RSV 感染的发病机制尚未充分阐明，已经证明血清中特异抗体和细胞免疫没有防止再感染的作用；相反，抗体和细胞免疫可能还参与了 RSV 的致病过程，用 RSV 灭活疫苗接种婴儿的研究结果发现，接受免疫接种的婴儿比未接受免疫接种者感染 RSV 时症状更重。RSV 主要通过介导融合的 F 蛋白和介导吸附的 G 蛋白对机体加以诱导，促使细胞免疫和保护性抗体产生，引发辅助性 T 细胞 1/2 失去平衡，并可释放系列细胞因子如 IL-4、IL-13 等，促使下呼吸道出现免疫性病理损伤。IL-4 能诱导 IgE 的生成，IgE 则介导 Ⅰ 型超敏反应。一般认为，RSV 引起的严重婴幼儿呼吸道感染可能与变态反应有关。RSV 感染，能够刺激机体诱导产生哮喘因子，增强变应原的致敏作用，诱导 Th1、Th2 反应，促使哮喘发作。多项研究还指出，神经免疫参与了 RSV 的感染发病机制，即 RSV 感染可促进上皮细胞、炎症细胞释放神经生长因子，并增加其受体表达，进而促进 P 物质的产生。P 物质通过 T 细胞和 NK1 受体，不断激发炎症反应。RSV 感染引发神经系统和免疫系统相互作用，引发气道高反应性和炎症，可能与在婴幼儿发生 RSV 感染后，易进展为儿童期哮喘相关。

RSV 感染的病理改变主要在下呼吸道，病变累及毛细支气管，出现毛细支气管上皮细胞特征性坏死、周围组织水肿和淋巴细胞浸润，小气道上皮细胞脱落和积聚、黏膜充血、水肿及腺体增生，分泌物增多，引起气道狭窄和梗阻，可导致肺气肿或肺不张。病毒性肺炎表现为肺泡实质变性坏死、肺泡壁、间质水肿和炎症细胞浸润，可伴有肺不张和肺气肿，局部病变肺组织胞质或胞核内可见包涵体。

（四）临床表现

本病的临床表现与发病年龄相关，年龄越小病情越重，主要表现为严重的下呼吸道感染，如细支气管炎和肺炎；轻症者仅表现为上呼吸道感染。

1. 细支气管炎　起病前常出现鼻塞、流鼻涕等"上呼吸道感染"症状。2~3 天后症状加重出现持续性干咳。婴幼儿可有类似百日咳样咳嗽，可出现阵发性呼吸困难和喘憋。喘憋是本病典型临床症状，发作时呼吸浅快，呼吸频率 60~80 次/分，甚至 100 次/分以上，心率常达 160~200 次/分。呼气时相时间延长伴有间歇性呼气性喘鸣。严重发作者可出现烦躁、鼻翼扇动、口唇发绀和三凹征。患者全身中毒症状较轻，多为低至中度发热。肺部叩诊呈鼓音，听诊呼吸音减低，布满呼气相哮鸣音，无明显湿啰音。喘憋缓解时两肺可闻及少许湿啰音。

2. 肺炎　急性起病，病初有头痛、乏力、鼻塞、干咳等症状。全身毒血症状明显，约 2/3 患者有高热，体温最高可达 41 ℃，持续 4~5 天或更久。轻症患者无明显呼吸困难及精神症状，中度及重度患者可出现较明显呼吸困难，阵发连续性剧烈咳嗽、突发性喘憋，呼气时烦躁不安、鼻翼扇动、口唇发绀，可出现三凹征。肺部叩诊可有浊音，两肺听诊可闻及弥散性湿啰音和哮鸣音。

3. 上呼吸道感染

多见于健康成人和年长儿童。起始症状常包括鼻塞、咳嗽、流涕、声嘶、咽痛及轻咳，重者可伴有发热、乏力、头痛及胃纳减退。查体可见咽部充血。婴幼儿可发生高热、惊厥、呕吐、腹泻等症状。

此外，疾病的转归除与发病年龄相关外，还与患者的基础疾病相关。早产儿或肺部发育不全、先天性心脏病、慢性肺部疾病、免疫缺陷或免疫抑制，如近期器官移植或化疗后患者预后不良。RSV 感染大流行期间，3 月龄以下婴儿死亡率最高。

（五）检查

1. 血常规检查　外周血白细胞计数和分类多正常或轻度增高。

2. 病原学检查　检测方法包括病毒分离、免疫电镜技术、免疫荧光技术、放射免疫技术、酶免疫技术等。其中病毒分离是检测 RSV 感染的"金标准"，但技术复杂，临床很少应用。免疫电镜技术检测呼吸道脱落细胞的 RSV 抗原敏感性和特异性均高，方法也较为简单，而酶免疫技术常采用碱性磷酸酶、抗碱性磷酸酶技术检测标本中的特异抗原，方法简单、快速、实用性好。

3. 血清学检查　血清特异性 IgM 型抗体阳性，有助于早期诊断，但易受某些影响因素干扰。

4. 胸部影像学检查　RSV 细支气管炎时胸部 X 线检查可见全肺有不同程度的阻塞性肺

气肿或肺不张征象，并有肺纹理增粗和支气管周围炎改变，也可出现小片点状阴影。RSV肺炎患者可见双肺点片状阴影，约 1/3 患者有不同程度的肺气肿征象。

（六）诊断和鉴别诊断

1. 诊断 根据患者的患病年龄、发病时间、基础疾病、肺炎和细支气管炎等临床表现，结合患者鼻咽部分泌物病原学检查及血清学检查可得出 RSV 感染。

2. 鉴别诊断 RSV 感染临床表现与副流感病毒 3 型、腺病毒呼吸道感染相似，须通过病原学或血清学检查加以鉴别。另外，RSV 感染有时还需和支气管哮喘、异物吸入气管、百日咳、血行播散性肺结核呈发作性喘憋相鉴别。

（七）并发症

重症的 RSV 感染者可发生呼吸道阻塞、肺不张、缺氧、发绀、心力衰竭、呼吸衰竭甚至窒息死亡。少数患者可出现脑膜炎、脊髓炎、心肌炎、肝损害及中耳炎等并发症。

（八）治疗

目前 RSV 感染的临床治疗大多采用对症治疗、支持治疗联合抗病毒治疗等综合治疗方案。采取这些治疗方法，一般可获得满意疗效。

1. 一般支持治疗 如采用室内定时洒水、湿布拖地等方法保湿室内适当湿度和温度，高渗盐水雾化吸入，适当补液等。RSV 下呼吸道感染患儿由于呼吸加快、体温升高、进食减少易发生脱水。对严重呼吸困难或厌食的患儿可能需要静脉补液。高渗盐水雾化吸入能增强哮喘和囊性纤维化患者呼吸道的黏液纤毛清除功能，对改善细支气管炎的病理生理异常有一定的意义。

2. 抗病毒治疗

（1）利巴韦林（ribavirin）：作用于病毒 RNA，抑制病毒复制。雾化吸入利巴韦林是目前唯一经美国食品药品管理局（FDA）批准用于 RSV 感染抗病毒治疗的药物。目前不推荐常规使用抗病毒药物治疗 RSV 感染，可考虑选择性应用于严重 RSV 细支气管炎或有发展为严重感染危险的人群，如免疫缺陷病、血流动力学显著异常的心肺疾病患者。

（2）干扰素（INF）：诱导抗病毒蛋白的产生，抑制蛋白质合成和 mRNA 传递，进而抑制细胞内病毒合成。可采用干扰素滴鼻，每次 160 IU，每天 5 次，共 3 天，能显著减轻临床症状。重症患者可用干扰素 50 万~100 万 IU 肌内注射，每天 1 次，疗程 3~5 天，也可用干扰素雾化吸入，提高呼吸道药物浓度，使细胞产生抗病毒状态，从而控制病毒复制和扩散。

（3）RSV 免疫球蛋白（RSV-IVIG）：RSV-IVIG 是从具有高滴度中和抗体的 RSV 患者捐献的血液中纯化得到的多克隆人免疫球蛋白。有研究表明，在 RSV 流行季每月静脉输注RSV-IVIG，可使 RSV 感染相关住院率下降 41%，并能缩短感染者的住院时间。但也有大规模、多中心临床研究显示 RSVIVIG 并不能显著改善 RSV 感染高危患儿的临床症状和缩短患儿住院时间。RSV-IVIG 在高危患儿中的应用有待进一步研究。

3. 对症治疗

（1）氧疗：婴幼儿细支气管炎引起缺氧主要是由于通气/灌注异常，吸入低浓度氧有效，30%~40% 的氧浓度，以面罩吸氧兼有湿化功能者最佳。部分患者需要机械通气治疗。

（2）支气管扩张剂：RSV 感染者可出现呼吸道痉挛和阻塞，临床常用支气管扩张剂治疗细支气管炎，但对其疗效尚有争议。患儿的呼吸道阻塞症状主要是由于病毒感染引起的炎症，而支气管平滑肌痉挛并非主要原因，多项研究认为 β 肾上腺素药物对肺功能的改善无益。少数患儿雾化吸入支气管扩张剂可改善喘憋。使用支气管扩张剂有效的患儿，应每 4~6 h 重复给药，直到呼吸窘迫缓解。

（3）镇静剂：对喘憋严重和烦躁不安的患儿，可酌情应用氯丙嗪、异丙嗪或水合氯醛，以达到镇静目的。

4. 糖皮质激素 糖皮质激素可减轻呼吸道炎症水肿和阻塞，但治疗 RSV 细支气管炎疗效尚不确切。已有研究表明雾化吸入肾上腺素和口服地塞米松组联合治疗可显著降低患儿的住院率。这两种药物的联合应用已成为目前临床治疗细支气管炎的有效方法。

（九）预防

注意呼吸道隔离和手卫生。流行期间不去公共场所。提倡母乳喂养，可增强婴幼儿对下呼吸道感染的防护力。

帕利珠单抗是目前疗效确切的婴幼儿严重 RSV 感染预防药物，RSV 感染高危儿童单用帕利珠单抗或联合利巴韦林，可能有一定的治疗作用，其有效性、安全性已被广泛认同，但医疗费用较高。目前尚没有获得临床许可的疫苗如减毒活疫苗、DNA 疫苗等的研究还处在动物实验阶段。RSV 疫苗的主要障碍有：RSV 自然感染后的不全免疫导致频繁的再感染；新生儿以母源抗体为主，自身免疫系统不成熟；某些候选疫苗的免疫反应加剧肺部疾病。鉴于 20 世纪 60 年代甲醛灭活疫苗（FI-RSV）免疫后加重 RSV 感染的事故，RSV 疫苗的研制更需谨慎。期待不久的将来，会有安全有效的抗 RSV 疫苗问世，造福于广大婴幼儿。

二、人类偏肺病毒感染

人类偏肺病毒（hMPV）感染是由人类偏肺病毒所引起的急性呼吸道传染病，以儿童发病多见，成人也可发生。主要通过呼吸道飞沫、直接或间接接触传播，临床主要表现为发热、咳嗽、流涕等流感样症状，轻症患者为上呼吸道感染；重者表现为支气管肺炎、哮喘，部分患儿有喘息、声音嘶哑；少数病例病情重，表现为下呼吸道感染，甚至发生呼吸衰竭，甚至可以导致死亡。

（一）病原学

人类偏肺病毒属于副黏病毒科肺病毒亚科，2001 年首次从荷兰的一个婴儿患者鼻咽部抽吸物中被分离到，是首个被发现的可引起人致病的偏肺病毒。

hMPV 为直径 150~600 nm 的多形性颗粒，球状形或丝状形，病毒表面有长 13~17 nm 的包膜突起，核壳体平均直径 17 nm，核壳体长度约为 200~1 000 nm。核酸序列分析显示 hMPV 与禽偏肺病毒相似，为 13 kb 的单负链 RNA 病毒，包含 9 个蛋白基因，3'端至 5'端的 hMPV 基因序列为 N-P-M-F-M2-SH-G-L。hMPV 编码蛋白包括：核衣壳 RNA 结合蛋白 N、核衣壳磷蛋白 P、非糖基化基质蛋白 M、融合糖蛋白 F、转运延长子 M2-1 和 RNA 合成调节因子 M2-2、小的疏水表面蛋白 SH、主要黏附蛋白 G 以及主要聚合亚单位 L。偏肺病毒有编码核衣壳蛋白 N、L 的基因，但缺乏非结构蛋白 1 和 2，这与呼吸道合胞病毒（RSV）相似。N 蛋白可诱导机体细胞免疫应答，发挥病毒清除作用，N 蛋白诱导产生的抗体无中和抗体活性。hMPV 通过融合蛋白 F 调节的膜融合方式感染细胞。融合蛋白 F 拥有抗原决定簇，可诱导机体产生中和抗体。F 蛋白在低 pH 的状态下可促进细胞与细胞的融合；外功能区组氨酸残基对 F 蛋白的功能影响很大，组氨酸残基突变可减弱其促细胞融合作用；有研究显示 MPRSS2（一种跨膜丝氨酸蛋白酶）在人肺上皮细胞中的表达可以有效地促进感染细胞对 F 蛋白的分解。G 蛋白可以调节宿主的先天免疫反应，体外研究提示 G 蛋白可通过影响 hMPV 感染宿主细胞核因子 κB（NF-KB）和干扰素调节因子（IRF）活性，进而调节机体干扰素（IFN）的产生。hMVP 与 RSV 相似，拥有编码核衣壳蛋白 N、L 的基因，但缺乏非结构蛋白 1 和 2。根据 F、G 基因型，hMPV 可分为 A 和 B 两个基因型，A、B 两个基因型又可分为 A1、A2 和 B1、B2 两个亚型，四种亚型均可以导致呼吸道感染。F 蛋白基因高度保守，A、B 两组间其氨基酸同源性>94%，组内同源性>98%。G 蛋白基因变化很大，A、B 亚型之间氨基酸同源性仅为 30%~35%。hMPV 两种基因型之间无交叉免疫保护。

hMPV 不凝集红细胞，与 RSV 和麻疹病毒等的基因同源性很低，而与禽肺病毒 C 型有较高的同源性。hMPV 主要通过胞吞作用进入并感染细胞；抑制细胞的胞吞作用，hMPV 的感染率可下降 90%。hMPV 诱导炎症因子释放的作用很弱。动物实验发现 hMPV 在上或下呼吸道上皮细胞中复制，发病机制与人类合胞病毒感染相似，可引起支气管上皮细胞的炎症、脱落和坏死。

hMPV 对乙醇、碘伏、碘酊等常用的消毒剂敏感，含氯消毒剂、漂白粉等也容易将其灭活。该病毒对热敏感，56 ℃条件下 30 min 可灭活，阳光直射 40-48 h 或紫外线照射，可迅速破坏其传染性。

人类偏肺病毒示意图见图 4-1。

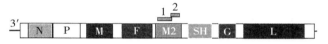

N：RNA 结合蛋白；P：核衣壳磷蛋白；M：非糖基化基质蛋白；F：融合蛋白；M2-1：转运延长子；M2-2：RNA 合成调节因子；SH：小的疏水表面蛋白；G：主要黏附蛋白；L：主要聚合亚单位。

图 4-1 人类偏肺病毒示意图

（二）流行病学

1. 流行特征 hMPV 在全世界流行，是婴幼儿呼吸道感染的重要病原体。在 20 世纪 50 年代患者的血清中可检出 hMPV 特异性抗体，通过 RT-PCR 在 1976 年的呼吸道标本中可检出 hMPV。通过溯源研究推测 hMPV 在 200~300 年前由禽偏肺病毒（aMPV）分化而来。hMPV 是常见的引发上、下呼吸道感染的病毒，仅次于 RSV。hMPV 感染的季节流行性与 RSV 相似，一般紧随冬季 RSV 和流行性感冒病毒的发生，在晚冬和初夏副流感病毒流行之前结束。

2. 传染源 患者和无症状的隐性感染者均是传染源。目前未发现由动物传染人的证据。

3. 传播途径 主要通过飞沫经呼吸道传播，也可通过与口腔、鼻腔、眼睛等处黏膜的直接或间接接触传播。接触被患者的呼吸道分泌物、体液等污染的物品可引起感染。

4. 易感人群 人群普遍易感，但以儿童和免疫力低下者常见。初次感染一般发生在 2 岁以下的幼儿，且以 6~12 个月为主。5 岁时多数儿童体内可检出 hMPV 抗体。大龄儿童和健康成人多为无症状隐性感染者，在恶性肿瘤、器官移植以及患有慢性心肺等基础疾病的患者中易发生重症感染。hMPV 也是长期住院患者的常见医院感染病原体。

（三）临床表现

hMPV 的感染症状与 RSV 感染症状极相似，主要表现为发热、肌痛、头痛、乏力、流涕、咳嗽、咳痰等非特异性流感样症状。hMPV 感染引起的喘息率要比流感病毒或者 RSV 感染后表现高，可能是引起儿童喘息性疾病的诱因之一。临床中以细支气管炎最多，其次是肺炎和上呼吸道感染。轻症患者表现为咳嗽、发热和流涕等上感症状，重症患者表现为下呼吸道感染。有心肺基础性疾病者、老年患者以及免疫状态低下者易于感染重症化，可出现呼吸衰竭，甚至死亡。重症监护病房研究发现，hMPV 也是长期呼吸支持患者继发病毒性肺炎的常见病原体。

不同基因型 hMPV 感染的临床症状有所不同。B1 和 B2 型感染喘憋症状较 A2 型多，B1 感染中喉炎较普遍。基因型 A2 感染的儿童年龄组较大。相对而言，70% 的 B1 型感染发生在较大幼儿，因而 1~2 岁幼儿中 B2 血清阳性率较 B1 型高。在流行季节以哪种基因型和年龄组发病占主导，主要取决于人群中针对不同基因型的免疫状态，

（四）检查

1. 血常规检查　白细胞总数一般不高或降低。

2. 病原学检查

（1）病毒核酸检测：以 RT-PCR（最好采用实时 RT-PCR）法检测呼吸道标本（咽拭子、鼻拭子、鼻咽或气管抽取物、痰）中的 hMPV 核酸。

（2）在呼吸道标本中进行 ELISA 法检测 hMPV 的特异性可达 100%；单克隆抗体直接免疫荧光法进行 hMPV 检测，也可有较好的特异性。

（3）hMPV 可通过 LLC-MK2 细胞培养获得，但因操作复杂，不适合临床检测。

3. 影像学检查　肺部影像学改变常见，一般表现为两肺渗出、浸润和过度充气表现。继发细菌感染时可见片状阴影。

（五）诊断

从临床表现难以鉴别 hMPV 感染和 RSV 感染，诊断主要结合流行病学史和病原学检查。Film Array 检测可用于严重呼吸道感染患者 hMPV 感染的早期诊断和鉴别诊断。早发现、早诊断是防控与有效治疗的关键。

（六）并发症

hMPV 主要引起呼吸道感染，但是在某些情况下也可以引起其他系统感染，在某些易感人群如老年人、儿童、免疫力低下者中要考虑 hMPV 感染的可能性。

多数患者为轻中度感染，继发肺部细菌感染是常见并发症。中耳炎也是常见并发症，并发脑炎罕有报道。部分患者尤其是有心肺基础疾病或免疫功能低下患者可出现急性呼吸窘迫综合征、胸腔积液、多脏器功能损伤、休克等并发症，甚至导致死亡。患者原有的基础疾病亦可加重。

（七）治疗

1. 隔离　感染者应采取飞沫隔离措施，避免感染的播散。轻症患者不需住院，可居家隔离，注意通风。

2. 对症支持 注意休息，多饮水，注意营养。提倡早发现、早治疗，防止病情恶化和疾病扩散。患儿宜给予容易消化饮食。密切观察病情变化，对高热病例可给予退热治疗，呕吐、腹泻时给予补液，痰液黏稠不易咳出或憋喘患者可行雾化吸入治疗。出现低氧血症或呼吸衰竭时，应及时给予相应的治疗措施，包括氧疗或机械通气等。避免抗菌药物的滥用，当合并细菌感染时，给予相应抗菌药物治疗。

3. 抗病毒治疗 现在仍然缺乏针对 hMPV 感染的特效治疗手段，利巴韦林有一定的治疗效果。静脉用免疫球蛋白（IVIG）可用，体外试验证明 IVIG 具有抗 hMPV 作用，但由于 IVIG 的液体量较大，先天性心脏病患儿给药时需注意。体外试验提示硫酸唾液酸酯（NMSO3）有抗 hMPV 作用，可阻断病毒与宿主细胞的黏附和融合，抑制病毒在细胞间的传播。

4. 单克隆抗体 G 和 SH 蛋白的免疫原性、保护作用较小，F 蛋白具有很高的免疫原性和免疫保护作用，所以 F 蛋白是很好的 hMPV 疫苗选择蛋白。有研究显示应用 F 蛋白免疫动物产生抗体以后，可以使动物对同源或异源性的 hMPV 产生有效的免疫保护作用。体外研究证实 MAb 234 和 MAb 338 有免疫保护和治疗作用。近来动物研究还发现，人单克隆抗体 MPE8 对 hMPV、RSV 有保护性免疫作用，对 hMPV 具有保护性免疫和治疗作用。人 MAb54 G10 对四种血清型的 hMPV 均有保护性免疫作用，并对 RSV 同时有保护性免疫和治疗作用。冷温度传代后的 hMPV 感染动物可以检测到高滴度的抗体，上调免疫，具有更好的免疫保护作用。

（八）预防

1. 监测与控制传染源 轻症患者不需住院，可居家隔离，隔离期间注意保持室内清洁和良好通风，家庭同住者如有老年人及免疫功能低下者，需注意观察其健康状况，并避免与患者密切接触。住院患者应在通风条件良好的房间按飞沫隔离的标准做好隔离，避免医院内感染的播散；因 hMPV 感染者多为混合感染，尽可能避免多人同室。

2. 切断传播途径 患者使用过的毛巾、手绢和纸巾等要妥善处理。患者居家休息和隔离治疗期间，可使用普通消毒液擦拭家具、日用品和玩具等物体表面。家庭成员可共用清洗后的餐具。

3. 注意个人卫生习惯和提倡健康的生活方式

（1）出现流感样症状者需注意减少外出，避免与其他人近距离接触和与他人握手，主动做好防护措施（如戴口罩），勤洗手，尤其在咳嗽或打喷嚏后要洗手，尽量避免用手触摸眼睛、鼻或口。

（2）注意呼吸、咳嗽礼节，咳嗽或打喷嚏时用纸巾、毛巾等遮住口鼻，而避免用手直接掩住口鼻。

（3）发病期间保证充足的睡眠，保持良好的精神心理状态，饮用足够的液体和食用有营养的食物等。

（4）在流感高发季节，免疫功能低下或老年人尽量避免前往人群密集的场所，外出时尽可能戴口罩，并缩短在人群聚集场所停留的时间。

（5）保持家庭和工作场所的良好通风状态。

4. 疫苗接种 hMPV 疫苗正在研制中，目前在研的疫苗主要包括甲醛灭活疫苗、病毒蛋白疫苗和减毒活疫苗。

（杨　畅）

第二节 水痘

水痘（varicella，chicken pox）是由水痘-带状疱疹病毒（VZV）所引起的急性传染病，以较轻的全身症状和皮肤黏膜上分批出现的斑疹、丘疹、水疱和结痂为特征，本病90%以上发生于10岁以下儿童。热带、亚热带国家成年人患本病的概率较高于气候温和国家。

一、病原学

水痘-带状疱疹病毒属疱疹病毒，为双链的脱氧核糖核酸病毒。该病毒在外界环境中生活力很弱，不耐酸和热，能被乙醚灭活。该病毒在感染的细胞核内增殖，且仅对人有传染性，存在于患者疱疹的疱浆、血液和口腔分泌物中，传染性强，接种于人胚羊膜等组织培养，可产生特异性细胞病变，在细胞核内有嗜酸性包涵体形成。

二、流行病学

1. 传染源 患者是唯一的传染源，自发病前1~2 d至皮疹干燥结痂为止，均有传染性。易患者在室内环境持续暴露于水痘后，几乎均可受感染。故水痘常常在幼托机构、小学或者其他儿童集中场所形成流行。同时水痘也是儿科诊室发生医院感染的重要疾病之一。发病者在接触水痘后10~20 d出现症状。水痘传染性极强，而带状疱疹患者传染性相对较小。

2. 传播途径 主要通过空气飞沫传播，直接接触水痘疱疹液或其污染的用具也可传播。此外，处于潜伏期的供血者可通过输血传播，孕妇在分娩前4 d患水痘可传染给胎儿。

3. 易患性 任何年龄均可感染，婴幼儿和学龄前儿童发病较多，6个月以下的婴儿较少见，但新生儿亦可患病。孕妇患水痘时，胎儿可被感染甚至形成先天性水痘综合征。偶见成人患者。一次患病后，可获得持久免疫，再次得病者极少。

4. 流行季节 本病全年均可发生，以冬、春两季较多，流行的高峰在3月份。

三、发病机制

病毒增殖发生于病毒感染后2~4 d的上呼吸道淋巴结管部位，随后在病毒感染的4~6 d初次发生病毒血症；第2轮的病毒复制发生于机体的内脏器官，尤其在肝脏和脾脏，随后在病毒感染的14~16 d再次发生病毒血症。这第2轮病毒血症的典型表现为病毒播散入毛细管内皮细胞及上皮。VZV感染生发层的细胞，引起胞内和胞间水肿，从而导致出现典型的小水疱。病毒糖蛋白共分5类（gPⅠ、gPⅡ、gPⅢ、gPⅣ和gPⅤ），其中gPⅠ、gPⅡ和gPⅢ抗体具有中和病毒作用。近年对其血清型亚型及其糖蛋白Ⅰ、Ⅱ、Ⅲ抗体有进一步的研究，有助于了解其免疫作用。

四、临床表现

1. 潜伏期 10~24 d，一般为13~17 d。

2. 前驱期 成人于皮疹出现前1~2 d可先有发热、头痛、咽痛、四肢酸痛、恶心、呕吐、腹痛等症状。小儿则无前驱期症状，皮疹和全身症状多同时出现。

3. 发疹期 皮疹先见于躯干、头部，逐渐蔓延及面部，最后达四肢。皮疹分布以躯干为多，面部及四肢较少，呈向心性分布。开始为粉红色针帽大的斑疹，数小时内变为丘疹，再经数小时变为水疱，从斑疹→丘疹→水疱→结痂共 4 个阶段，短者仅 6~8 h，皮疹发展快是本病特征之一。水疱稍呈椭圆形，2~5 mm 大小，水疱基部有一圈红晕，疱疹之间皮肤正常，当水疱开始干时红晕亦消退，皮疹往往很痒。水疱初呈清澈水珠状，以后稍浑浊，疱疹壁较薄易破。水痘皮损表浅，按之无坚实感，数日后从水疱中心开始干结，最后成痂，经 1~2 周脱落。无继发感染者痂脱后不留瘢痕，痂才脱落时留有浅粉色凹陷，而后成为白色。因皮疹分批出现，在病程中可见各种皮疹同时存在。口腔、咽部或外阴等也常见黏膜疹，早期为红色小丘疹，迅速变为水疱，随之破裂成小溃疡。有时眼结膜、喉部亦有同样皮疹。以上为典型水痘，皮疹不多，全身症状亦轻。重者皮疹密布全身甚至累及内脏（如肺部），全身症状亦重，热度高，热程长。成人水痘常属重型。

4. 不典型水痘 少见，可有以下类型。

（1）出血性、进行性（病程长达 2 周以上）和播散性水痘：主要见于应用糖皮质激素或其他免疫抑制药物治疗的患者，疱疹内有血性渗出，或正常皮肤上有瘀点、瘀斑。

（2）先天性水痘综合征和新生儿水痘：如母亲于产前 4 d 以内患水痘，新生儿出生后 5~10 d 时发病者，易形成播散性水痘，甚至因此引起死亡。先天性水痘综合征表现为出生体重低、瘢痕性皮肤病变、肢体萎缩、视神经萎缩、白内障、智力低下等，易患继发性细菌性感染。

（3）大疱性水痘：疱疹融合成为大疱。皮疹处皮肤及皮下组织坏死而形成坏疽性水痘。

（4）原发性水痘性肺炎：患者多系成年人，原发性水痘性肺炎出现于病程第 1~6 d，病情轻重不一，轻者无明显症状；重者可有高热、咳嗽、胸痛、咯血、呼吸困难及发绀等。胸部体征不明显，或者有少量干、湿啰音及哮鸣音，X 线胸片可见双肺部弥漫性结节阴影，肺门及肺底处较显著。水痘肺炎的病理过程大体上与皮疹同步，常常随皮疹消退好转；也有少数重症水痘性肺炎患者临床症状消失后，X 线胸片阴影仍可持续存在 2~3 个月方能消散。

（5）水痘性脑炎：较少见，患者在出疹后 3~8 d 出现脑炎的症状，也有少数见于出疹前 2 周至出疹后 3 周。一般为 5~7 岁幼儿，男多于女。临床表现和脑脊液检查特点与其他病毒性脑炎相似。病后可有精神异常、智力迟钝及癫痫发作等后遗症。水痘脑炎病程为 1~3 周，病死率为 5%~25%。

五、实验室检查

1. 血常规 大多数正常，偶有白细胞轻度增加。

2. 病原学检查

（1）取新鲜疱疹内液体做电镜检查：可见到疱疹病毒颗粒。能快速和天花病毒相鉴别。

（2）病毒分离：起病 3 d 内，取疱疹内液体接种人胚羊膜组织，病毒分离阳性率较高。

（3）血清学检测：常用补体结合试验。水痘患者于出疹后 1~4 d 血清中即出现补体结合抗体，2~6 周达高峰，6~12 个月后逐渐下降。亦可用间接荧光素标记抗体法检测。

（4）PCR 方法：检测鼻咽部分泌物、呼吸道上皮细胞和外周血白细胞 VZV-DNA，为敏感和快速的早期诊断手段。

六、诊断依据

依据低热、头痛等前驱症状，皮损分批出现及向心性分布，黏膜亦可受累等特点，诊断即成立。一般病例的临床症状典型，诊断多无困难。必要时可做实验室检查。

七、鉴别诊断

重症患者及并发细菌感染时，需和下列疾病鉴别。

1. 脓疱疮 好发于鼻唇周围或四肢暴露部位，初为疱疹，继成脓疱，然后结痂，无分批出现的特点，不见于黏膜处，多无全身症状。

2. 丘疹性荨麻疹 系梭形水肿性红色丘疹，如花生米大小，中心有针尖或粟粒大小丘疱疹或水疱，触之较硬，甚痒。分布于四肢或躯干，不累及头部或口腔。

3. 带状疱疹 疱疹沿一定的神经干径路分布，不对称，不超过躯干的中线，局部有显著的灼痛。

4. 天花 天花全身反应重，始即 39~40 ℃高热，热度下降后发疹，皮损中央有明显的脐凹，皮疹呈离心分布，以头部、四肢等暴露部位为多，身体上部较下部为多，腋下及腰部皮疹稀少或者无疹，愈后遗留凹陷性瘢痕。

八、治疗

主要是对症处理。患者应隔离。患儿应早期隔离，直到全部皮疹结痂为止。与水痘接触过的儿童，应隔离观察 3 周。轻症者一般不需用药，加强护理即可。发热期应卧床休息，给予易消化的饮食和充足的水分。勤换衣被，保持皮肤清洁。

1. 全身治疗 主要是加强护理，预防继发感染和并发症的发生。发热期应卧床休息，给予足够的营养支持与水分的供应。临床对症用药为主。热度高者可给予退热药；瘙痒较著者可口服抗组胺药物，亦可外用炉甘石洗剂止痒。水疱破溃者可涂以 2%甲紫液，有继发感染时，可外涂 1%新霉素软膏，或莫匹罗星霜，若有弥漫性脓疱病、疏松结缔组织炎或急性淋巴结炎等并发症时，则需投用广谱抗生素。重症患者，可肌内注射丙种球蛋白。一般情况下，水痘患者禁用糖皮质激素，以防止水痘泛发和加重；但对水痘所致的重症喉炎、水痘肺炎、水痘脑炎等危重型患者等，可考虑在强效抗病毒药物应用的同时，酌情适量加用。

对免疫低下的播散性水痘患者、新生儿水痘或水痘性肺炎、脑炎等严重病例，应及早采用抗病毒药物治疗。可用 Ara-A 10~15 mg/（kg·d），静脉滴注，或 ACV 5~10 mg/kg，每 8 h 1 次，静脉注射，疗程7~10 d，或加用 α-干扰素，100 万~300 万 U 肌内注射，1 次/d；以抑制病毒复制，防止病毒扩散，促进皮损愈合，加速病情恢复，降低病死率。对新生儿水痘肺炎，应首选 ACV 治疗。

2. 中医中药

（1）银翘散加减：金银花 30 g，连翘 30 g，桔梗 18 g，薄荷 18 g，竹叶 12 g，荆芥穗 12 g，牛蒡子 18 g，大青叶 12 g，紫花地丁 12 g，生甘草 15 g。水煎服。

（2）清营汤加减：犀角（代）9 g，生地黄 15 g，苦参 9 g，竹叶心 3 g，金银花 9 g，连翘 6 g，黄连 4.5 g，丹参 6 g，麦冬 9 g，黄芩 12 g，苦参 15 g，紫花地丁 15 g。水煎服。热重者可用羚羊角粉 0.5~1 g 冲服。

（3）龙胆泻肝丸（或汤）：疗效较肯定，成人每次 9 g，3 次/天，儿童剂量酌减。

九、预防

1. 隔离　应呼吸道隔离至全部疱疹干燥结痂或出疹后 7 d 为止。在集体机构中，对接触患者的易感者应留验 3 周（可自接触后第 11 天起观察）。被患者呼吸道分泌物或皮疹内容物污染的空气、被服和用具，应利用通风、紫外线照射、曝晒、煮沸等方法消毒。

2. 被动免疫　在接触后 72 h 内用高效价水痘-带状疱疹免疫球蛋白（VZIG）5 mL 肌内注射，对水痘有预防效果。

3. 主动免疫　近年来试用水痘-带状疱疹灭活疫苗和减毒活疫苗，有一定的预防效果，保护力可持续 10 年以上，主要用于水痘高危易患者。

（杨　畅）

第三节　带状疱疹

带状疱疹是由水痘-带状疱疹病毒引起的疱疹性皮肤病。初次感染表现为水痘或隐伏感染，此后病毒潜伏于脊髓后神经根中，在某些诱发因素或机体免疫力下降的情况下病毒被激活而发病。

一、诊断要点

1. 好发年龄　患者以老年人居多，儿童和青少年少见。部分发生于长期应用糖皮质激素或免疫抑制剂者。

2. 好发部位　主要发生于肋间神经支配区域的皮肤，其次为三叉神经支配区域，发生于腰段、颈段者临床也不少见。

3. 前驱症状　皮疹出现前可有低热、全身不适、食欲不振等症状，局部常有刺痛、灼热、神经痛或皮肤感觉过敏，一般持续 2~5 天出现皮疹。部分病例尤其是儿童患者在出疹前可无任何自觉症状。

4. 典型损害　皮损发生于身体一侧，沿周围神经分布区排列，不超过或略微超过身体中线。基本损害为红斑基础上群集粟粒至绿豆大中央凹陷的水疱，一簇或多簇，簇间皮肤一般正常，疱壁紧张，疱内容物初期清澈或呈淡黄色，不久即变浑浊，病情严重时疱液可为血性，破溃后形成糜烂面，表面结痂。

由于皮疹可同时或先后发生，在同一患者可同时见到红斑、丘疹、丘疱疹、水疱、糜烂、痂皮等不同时期的损害。最后患处逐渐干燥结痂，痂皮脱落后留暂时性色素沉着而愈，若无继发感染一般不留瘢痕。

5. 特殊类型　临床可见到具有神经痛而无皮损的无疱型带状疱疹、局部组织坏死的坏死型带状疱疹、只有红斑而无水疱的顿挫型带状疱疹、水疱较大的大疱型带状疱疹、水疱为血性的出血型带状疱疹、多神经或双侧发疹的多发型带状疱疹、发生于角膜的眼带状疱疹、带状疱疹性脑膜炎，以及伴有面瘫、耳聋、耳鸣的耳带状疱疹等特殊类型，但均较为少见。

6. 自觉症状　患处有不同程度的疼痛，年龄越大疼痛越为明显，甚至疼痛剧烈难以忍受。疼痛可发生于皮疹出现前或与皮疹同时出现，轻微牵拉或外物刺激即可诱发或加重疼痛。

通常疼痛持续至皮损完全消退，若皮损消退 1 个月后仍有神经痛，称为带状疱疹后遗神经痛，多发生于 50 岁以上年老体弱者。

7. 病程　一般 1~2 周，偶可复发，复发率小于 0.2%。局部组织坏死严重、泛发型带状疱疹、免疫缺陷及有潜在恶性病的患者，病程可延长，甚至反复发作。带状疱疹后遗神经痛一般 1~3 月可自行缓解或消失，少数患者的疼痛可持续 1 年以上。

8. 实验室检查　半数患者在发疹后外周血白细胞总数低于 $5.0×10^9/L$，病情好转或痊愈后恢复至发病前水平。部分患者在发疹期血沉可增快。疱液或创面刮取物涂片镜检可查到多核巨细胞，PCR 病毒检出率高达 97%，直接免疫荧光抗体试验阳性检出率（适用于既往感染 HSV 者，不适用于急性感染者）也较高。

二、治疗

1. 一般治疗　发病后注意休息，避免食用辛辣刺激性食品，保持消化道通畅；加强创面保护和护理，避免衣物摩擦和刺激，以防止继发感染和加剧疼痛；发病后及时合理诊治，避免带状疱疹后遗神经痛的发生。

2. 全身治疗

（1）抗病毒药：可给予阿昔洛韦 2~4 g/d、伐昔洛韦 600 mg/d 或泛昔洛韦 1.5 g/d，分次口服；或阿昔洛韦 5~10 mg/kg，每 8 h 1 次，静脉滴注；或阿糖胞苷 10 mg/（kg·d）配成浓度为 0.5 mg/mL 的溶液，静脉滴注 12 h 以上，一般疗程 7~10 天。

（2）干扰素：急性发疹期可给予基因工程干扰素 α-1b 10~30 μg、基因工程干扰素-γ 100 万 U 或基因干扰素 β-1a 200 万 U，每日 1 次，肌内注射，连续 5~7 天。

（3）免疫调节剂：麻疹减毒活疫苗 2 mg/次，肌内注射，可减轻症状。免疫力低下的患者，可酌情给予转移因子 2~4 mL/d、胸腺素 10~20 mg，2~3 次/周、静脉注射人免疫球蛋白 200~400 mg/（kg·d）等。

（4）糖皮质激素：早期与抗病毒药物联合应用可有效控制炎症反应、减轻神经节的炎症后纤维化、降低后遗神经痛的发生率，适用于病情严重、年老体健、无严重糖皮质激素禁忌者，但免疫功能低下或免疫缺陷者应用后有导致病毒扩散的危险，需慎重。临床一般选用醋酸泼尼松 30~60 mg/d，分次口服，疗程 7~10 天。

（5）消炎止痛剂：疼痛明显者可给予阿司匹林 0.9~1.8 g/d、萘普生（首剂 0.5 g，以后 1 次 0.25 g，每 6~8 h 一次）、盐酸曲马朵 200~400 mg/d、布洛芬 1.2~1.8 g/d、卡马西平 0.6~1.2 g/d、吲哚美辛 50~100 mg/d，分次口服。

（6）抗生素：继发细菌感染者可给予罗红霉素 150~300 mg/d、阿奇霉素 500 mg/d、阿莫西林 2~4 g/d、头孢氨苄 1~4 g/d 或阿莫西林-克拉维酸钾 0.75 g/d（按阿莫西林计算），分次口服。

3. 局部治疗

（1）无继发感染的皮损处可涂搽 5%阿昔洛韦霜、3%肽丁胺霜、1%喷昔洛韦乳膏、3%膦甲酸钠软膏、0.5%碘苷软膏、2%龙胆紫、1%达克罗宁马妥氧化锌油膏或泥膏、0.9%利多卡因软膏、0.025%~0.075%辣椒素软膏、炉甘石洗剂或 1%樟脑炉甘石洗剂等，每日 3~5 次。

眼带状疱疹可选用0.1%阿昔洛韦滴眼液、3%阿昔洛韦软膏、0.1%利巴韦林滴眼液、0.1%碘苷滴眼液、0.1%酞丁胺滴眼液或含10 μg/mL基因工程干扰素α-1b滴眼液，每日5~7次，直至症状完全消退，可与抗生素滴眼液交替使用防止继发感染。角膜形成溃疡者禁用糖皮质激素外用制剂。

（2）急性期发疹期或疱疹破溃初期，可涂搽基因工程干扰素α-1b软膏（25万U/5 g），每日3次，直至皮损消退。

（3）有继发感染或渗液较多者，患处可用0.1%依沙吖啶溶液或0.5%新霉素溶液湿敷后，涂搽2%龙胆紫溶液、1%红霉素软膏、小檗碱软膏、0.1%新霉素软膏、林可霉素利多卡因凝胶、1%诺氟沙星软膏或2%莫匹罗星软膏，每日3~5次。

4. 封闭治疗 急性期发疹期炎症剧烈者，可选用基因工程干扰素β-1a 200万~300万U/次，病灶基底部放射状注射，每日1次，连续5次；若患处疼痛剧烈，在有效抗病毒药物应用前提下，可选用甲泼尼龙醋酸酯混悬液20 mg或复方倍他米松混悬液7 mg，与1%利多卡因溶液5 mL混匀后，行皮下浸润注射或神经节阻滞封闭，一般1次即可。

5. 物理疗法 局部照射紫外光、CO_2激光扩束、微波照射、TDP频谱，以及高频电疗、低频电磁、针灸、穴位照射等，均具有较好消炎止痛和缩短病程的作用。

6. 带状疱疹后遗神经痛的治疗

（1）止痛药：可口服可待因60 mg/d、布洛芬1.2~1.8 g/d或尼美舒利100~200 mg/d，分次口服；或盐酸曲马朵50~100 mg，4~6 h一次，口服或肌内注射，可重复使用，累计剂量不超过800 mg/d。

（2）抗抑郁药：长期剧烈疼痛影响睡眠者，可给予阿米替林，初始剂量为25 mg/d，逐渐递增至150~250 mg/d，最大剂量不超过300 mg/d，维持剂量为50~150 mg/d，分次口服；或多塞平25~75 mg/d、去甲替林50 mg/d或氯米帕明75 mg/d，分次口服。此外，氟奋乃静、齐美定、帕罗西汀等也可酌情选用。

（3）抗惊厥药：能缓解神经痛，尤其是三叉神经痛，可选用卡马西平100 mg，每日3次，口服；或苯妥英钠200~400 mg/d，分次服用。

（4）局部封闭：2%利多卡因3~5 mL，加用或不加用糖皮质激素在皮肤疼痛处浸润注射和行神经阻滞封闭，3天1次。

（张志安）

第四节 登革热

登革热（dengue fever）是由登革病毒引起，通过伊蚊传播的一种急性传染病。临床特征为起病急骤，高热，全身肌肉、骨骼及关节痛，极度疲乏，部分患者可有皮疹、出血倾向和淋巴结肿大及白细胞减少。

登革热是一种古老的传染病，1869年该病由英国伦敦皇家内科学会命名为登革热。20世纪内，登革热在世界各地发生过多次大流行，病例数可达百万。目前，本病是仅次于疟疾的最重要的热带传染病。疫区主要分布在东南亚、太平洋地区、加勒比海、非洲和美洲的热带和亚热带地区的60多个国家和地区，约15亿人口受威胁，特别是与我国相邻的东南亚各国。20世纪40年代，我国东南沿海曾报道有临床上类似登革热的流行。新中国成立后我国一直没有本病报告。1978年，本病在广东省发生流行，并分离出第Ⅳ型登革病毒。此后，于1979年、1980年、1985年小流行中分离出Ⅰ、Ⅱ、Ⅲ型病毒。1988年以来，除海南省等少数地区发生过本病流行外，我国的疫情已基本控制。

一、病原学

登革病毒归入披盖病毒科的黄热病毒属。病毒颗粒呈哑铃状、棒状或球形，含单链线状核糖核酸（RNA）。病毒颗粒与乙型脑炎病毒相似，最外层为两种糖蛋白组成的包膜，包膜含有型和群特异性抗原，用中和试验可鉴定其型别。登革病毒可分为4个血清型，与其他黄病毒属的病毒之间，在血清学试验中可有广泛的交叉免疫反应。

登革病毒对寒冷的抵抗力强，在人血清中贮存于普通冰箱可保持传染性数周，-70℃可存活8年之久；但不耐热，加热50℃时30 min或加热100℃时2 min都能使之灭活；对酸、脂肪溶媒、洗涤剂和胰蛋白酶均不耐受。用乙醚、紫外线或0.65%甲醛溶液也可以使之灭活。

二、流行病学

1. 传染源 患者和隐性感染者为登革热的主要传染源，未发现有病毒携带者。在流行期间，轻型或重型患者显著多于典型患者。隐性感染者的数量更多，可能是更重要的传染源。

2. 传染媒介 埃及伊蚊是登革热的主要传播媒介，其次是白纹伊蚊。前者主要分布在我国南方沿海如海南岛等地区，喜栖室内。后者在我国分布较广，尤以长江以南为普遍，常在室外活动。登革热通过蚊虫叮咬在人群中传播流行，人与人之间不会直接经过呼吸道、消化道或接触等途径传播。

3. 易感性 在新疫区人们普遍易感，常以青壮年发病为主；在地方性流行区，以儿童发病居多。感染后对同型病毒有免疫力，并可维持多年，但对其他血清型没有交叉保护性免疫。

4. 流行特征 凡有伊蚊孳生的自然条件及人口密度高的地区，均可发生地方性流行。在城市中流行一段时间之后，可逐渐向周围的城镇及农村传播。在同一地区，城镇的发病率高于农村。一般在每年的5~11月，高峰在7~9月。发病季节与伊蚊密度、降雨量相关。在气温高而潮湿的热带地区，蚊媒常年繁殖，全年均可发病；流行多突然发生，不少国家在本病消灭十余年之后突然发生流行。传播迅速，发病率高，病死率低，疫情常由一地向四周蔓延。本病可通过现代化交通工具远距离传播，故多发生在交通沿线及对外开放的城镇。

三、临床表现

潜伏期5~8 d。分为典型登革热、登革出血热和登革休克综合征3型。我国近年来所见的典型登革热可分为典型、轻型和重型登革热。登革出血热和登革休克综合征实际是登革出血热的两个临床类型。

1. 典型登革热

（1）典型登革热

1）发热：所有患者均发热。起病急，先寒战，随之体温迅速升高，24 h内可达40℃。

发热一般持续 2~7 d，然后骤降至正常，热型多不规则，部分病例于第 3~5 d 体温降至正常，1 d 后又再升高，呈双峰热型。儿童病例起病较缓、热度也较低。

2）全身毒血症状：发热时伴全身症状，如头痛、腰痛，尤以骨骼、关节疼痛最为剧烈，似骨折样或碎骨样，严重者影响活动，但外观无红肿。消化道症状可有食欲下降，恶心、呕吐、腹痛、腹泻。脉搏早期加快，后期变缓。严重者疲乏无力呈衰竭状态。

3）皮疹：于病程 3~6 d 出现，为斑丘疹或麻疹样皮疹，也有猩红热样皮疹、红色斑疹，重者变为出血性皮疹。皮疹分布于全身、四肢、躯干和头面部，多有痒感，皮疹持续 5~7 d。疹退后无脱屑及色素沉着。

4）出血：25%~50% 的病例有不同程度出血，如牙龈出血、鼻衄、消化道出血、咯血、血尿等。

5）其他：多有浅表淋巴结肿大。约 1/4 病例有肝脏肿大及丙氨酸氨基转移酶（ALT）升高，个别病例可出现黄疸、束臂试验阳性等。

（2）轻型登革热：表现类似流行性感冒，短期发热，全身疼痛较轻，皮疹稀少或无疹，常有表浅淋巴结肿大。因症状不典型，容易误诊或漏诊。

（3）重型登革热：早期具有典型登革热的所有表现，但于 3~5 d 后突然加重，有剧烈头痛、呕吐、谵妄、昏迷、抽搐、大汗、血压骤降、颈强直、瞳孔散大等脑膜脑炎表现。有些病例表现为消化道大出血和出血性休克。病情进展迅速，因中枢性呼吸衰竭或出血性休克可在 1~2 d 内死亡。本型罕见，但病死率很高。

2. 登革出血热　开始表现为典型登革热。发热、肌痛、腰痛，但骨骼、关节痛不显著，而出血倾向严重，如鼻衄、呕血、咯血、尿血、便血等。常有两个以上器官大量出血，出血量大于 100 mL。血浓缩，血细胞比容增加 20% 以上，血小板计数小于 $100×10^9$/L。有的病例出血量虽小，但出血部位位于脑、心脏、肾上腺等重要脏器从而危及生命。

3. 登革休克综合征　具有典型登革热的表现。在病程中或退热后，病情突然加重，有明显出血倾向伴周围循环衰竭。表现皮肤湿冷，脉快而弱，脉压进行性缩小，血压下降甚至测不到，烦躁、昏睡、昏迷等。病情凶险，如不及时抢险，可于 4~6 h 内死亡。

登革热为自限性疾病，预后良好，病死率在 0.1% 以下。老年人有动脉硬化者及严重出血者的预后较差。登革出血热有较高的病死率，尤其是出现休克的患者。

四、诊断原则

1. 流行病学资料　在登革热流行季节中，凡是疫区或有外地传入可能的港口和旅游地区，发生大量高热病例时，应想到本病。

2. 临床表现　凡遇发热、皮疹、骨及关节剧痛和淋巴结肿大者应考虑本病；有明显出血倾向，如出血点、紫斑、鼻衄、便血等，束臂试验阳性，血液浓缩，血小板减少者应考虑登革出血热；在本病过程中或退热后，病情加重，明显出血倾向，同时伴周围循环衰竭者应考虑登革休克综合征。但首例或首批患者确诊和新疫区的确定，必须结合实验室检查。

3. 实验室检查

（1）血常规：白细胞减少，第 4~5 d 降至低点（$2×10^9$/L），退热后 1 周恢复正常，细胞分类，中性粒细胞减少，淋巴细胞相对增高。可见中毒颗粒及核左移。1/4~3/4 的病例血小板减少，最低可达 $13×10^9/L$。

（2）血清学检查：常用的有补体结合试验、红细胞凝集抑制试验和中和试验。单份血清补体结合试验效价超过 1 ∶ 32，红细胞凝集抑制试验效价超过 1 ∶ 1 280 者具有诊断意义。双份血清恢复期抗体效价比急性期高 4 倍以上者可以确诊。中和试验特异性高，但操作困难，中和指数超过 50 者为阳性。

（3）病毒分类：将急性期患者血清接种于新生小白鼠（1~3 日龄）脑内、猴肾细胞株或白纹伊蚊胸肌内，分离病毒，第 1 病日阳性率可达 40%，以后逐渐减低，在病程第 12 天仍可分离出病毒。最近采用白纹伊蚊细胞株 C6/36 进行病毒分离，阳性率高达 70%。用 C6/36 细胞培养第 2 代分离材料作为病毒红细胞凝集素进行病毒分型的红细胞凝集抑制试验，或作为补体结合抗原作补体结合试验分型，可达到快速诊断的目的。

登革热应与流行性感冒、麻疹、猩红热、药疹相鉴别；登革出血热的登革休克综合征应与黄疸出血型的钩端螺旋体病、流行性出血热、败血症、流行性脑脊髓膜炎、黄热病等相鉴别。

五、治疗原则

1. 一般治疗　急性期应卧床休息，给予流质或半流质饮食，在有防蚊设备的病室中隔离到完全退热为止，不宜过早下地活动，防止病情加重。注意保持皮肤和口腔清洁。

2. 对症治疗　高热应以物理降温为主，对中毒症状严重的患者，可短期使用小剂量肾上腺皮质激素。维持水电平衡。有出血倾向者可选用止血药物。休克病例应快速输液以扩充血容量，并加用血浆和代血浆，合并 DIC 的患者，不宜输全血，避免血液浓缩。脑型病例应及时选用 20% 甘露醇和地塞米松，以降低颅内压，防止脑疝发生。

六、应急处置与控制措施

目前尚无有效的疫苗可以接种，预防措施的重点在于防蚊和灭蚊。

1. 一般预防措施

（1）扑灭病媒蚊，经常清洗积水容器，消除病媒蚊孳生环境。

（2）尽量避免到卫生环境差的登革热疫区旅行，若有类似登革热的症状发生，应立即就医，并主动告知旅游行程。

（3）做好防蚊措施，如：在室内悬挂蚊帐、外出时喷抹防蚊液等。

2. 应急处置

（1）突发公共卫生事件相关信息报告：按照《国家突发公共卫生事件相关信息报告管理工作规范（试行）》的要求，"1 周内，一个县（市、区）发生 5 例及以上登革热病例，或首次发现病例"，应当及时报告突发公共卫生事件相关信息。

（2）患者及感染者的处理：积极治疗患者，开展流行病学调查，筛查隐性感染者，确定传染源。

（3）消灭蚊媒孳生场所：由于埃及伊蚊孳生在室内的饮用水缸和其他的水容器里，所以居民应清除室内外一切无用的容器，以免积水；经常翻瓶倒罐，填堵树、竹洞，清除小积水；花瓶要勤换水；对饮用水缸加防蚊盖。

（张志安）

第五节 手足口病

一、概述

手足口病（hand-foot-mouth disease，HFMD）是由多种肠道病毒引起的常见的急性传染病，以婴幼儿患者为主。大多数患者症状轻微，以发热和手、足、口腔等部位的皮疹或疱疹为主要特征。少数患者可并发无菌性脑膜炎、脑炎、急性弛缓性麻痹、呼吸道感染和心肌炎等，个别重症患儿病情进展快，易发生死亡。少年儿童和成人感染后多不发病，但能够传播病毒。引起手足口病的肠道病毒包括肠病毒 71 型（EV71）和 A 组柯萨奇病毒（CoxA）、埃可病毒（Echo）的某些血清型。EV71 感染引起重症病例的比例较大。肠道病毒传染性强，易引起爆发或流行。

1. 病原体简介 引起手足口病的主要为小 RNA 病毒科肠道病毒属的柯萨奇病毒（Coxsackie virus）A 组 16、4、5、7、9、10 型，B 组 2、5、13 型；埃可病毒（ECHO viruses）和肠病毒 71 型（EV71）。其中以 EV71 及 CoxA16 型最为常见。

EV71 是一种新的肠道病毒，可分为 A、B 两组，A 组 24 个型，B 组 6 个型。CoxA16 和 EV71 的生物学特征有许多相似之处，如对湿度、乙醚、乙醇及多种化学药物都具有一定的抵抗力，对某些实验动物及细胞均表现出致病性。CoxA16 也可发生抗原变异。有人比较了 1963—1975 年自患者中分离得到的 CoxA16 病毒株的抗原结构，大概可分为 CoxA16 原株和 CoxA16 变异株。我国 HFMD 流行的病原主要为 CoxA16 和 EV71 型。据报道 EV71 型引起 HFMD 中相当多患者有中枢系统感染，发病率在 8%~24%，其中以 1 岁以下小儿为主。

EV71 和 CoxA16 感染的临床表现难于鉴别，但是 EV71 感染与神经系统并发症和病死率有更多的联系。

HFMD 的病原体对 75%乙醇、5%甲酚、乙醚和去氯胆酸盐等具有抗性，对紫外线、干燥和 50 ℃敏感，各种氧化剂（高锰酸钾、含氯石灰等）、甲醛和碘酊都能灭活该类病原体。病毒在 4 ℃可存活 1 年，在-20 ℃可长期保存，在外环境中病毒可长期存活。

2. 流行特征

（1）传染源：健康带毒者和轻型散发病例是流行间歇和流行期的主要传染源。

（2）传播途径：传播途径主要由飞沫经呼吸道传播或通过被污染的玩具及手经口传播。

（3）易感性：人群普遍易感，4 岁以内的小儿占 85%~95%，2 岁以内的占 80%。本病常于爆发后散发，托幼机构是本病流行的主要场所。家庭可呈散发个例；家庭爆发则为全家发病。本病每隔 2~3 年流行一次，主要是非流行期间新生儿易感者积累达到一定数量时，为新的流行提供了先决条件。成人病例很少，但应予以注意。

（4）手足口病流行无明显的地区性：在欧洲、北美洲、大洋洲及多数亚洲国家中广泛流行。近年来，我国厦门、天津、山东、安徽等十几个省市均有流行的报道。一年四季均可发病，以夏秋季多见，冬季的发病较为少见。

该病流行期间，可发生幼儿园和托儿所集体感染和家庭聚集发病现象。肠道病毒传染性强、隐性感染比例大、传播途径复杂且传播速度快，在短时间内可造成较大范围的流行，疫情控制难度大。

3. 临床特点　潜伏期 3~7 天，一般没有明显的前驱症状，可伴有发热、头痛、恶心、呕吐、咳嗽、流涕、咽痛和疲乏等症状；以发热和皮疹为主要临床表现，①发热：多发生在皮疹出现之前，体温在 38~40 ℃，热型不规则，热程 2~7 天不等；体温高度与热程成正比，即体温越高，热程越长，病情越重。②皮疹：均有散在皮疹，好发部位为手心、足心、口腔黏膜、肛周，少数患儿四肢及臀部也可见，躯干部极少。口腔黏膜疹出现比较早，起初为粟米样斑丘疹或水疱，周围有红晕，主要位于舌及两颊部，唇齿侧也常发生。手、足等远端部位出现斑丘疹或疱疹，斑丘疹在 5 天左右由红变暗，然后消退；疱疹呈圆形或椭圆形扁平突起，内有浑浊液体，长径与皮纹走向一致，大小如米粒乃至豆粒大小。能自己诉说的小儿有咽痛、下咽困难，重症病例有流涎、拒食现象，水疱破溃后形成小溃疡，疼痛异常，并因此影响哺乳或进食。③并发症：最常见的并发症是脱水。吞咽疼痛导致摄水困难是主要原因。少见而严重的并发症包括中枢神经系统、心脏、肺部病变、循环衰竭等，主要见于肠道病毒71 型感染。近年来发现 EV71 较 CoxA16 病毒所致 HFMD 有更多的机会发生无菌性脑膜炎。伴有睡眠不安稳的肌阵挛是 EV71 感染并发中枢神经系统并发症最重要的早期指征。

（1）普通病例表现：急性起病，发热，口腔黏膜出现散在疱疹，手、足和臀部出现斑丘疹、疱疹，疱疹周围可有炎性红晕，疱内液体较少。可伴有咳嗽、流涕、厌食等症状。部分病例仅表现为皮疹或疱疹性咽峡炎，预后良好。

（2）重症病例表现：少数病例（尤其是年龄<3 岁者）可出现脑膜炎、脑炎、脑脊髓炎、肺水肿、循环障碍等，病情凶险，可致死亡或留有后遗症。

（3）神经系统：精神差、嗜睡、易惊、头痛、呕吐；肢体肌痉挛、眼震、共济失调、眼球运动障碍；无力或急性弛缓性麻痹；惊厥。体检可见脑膜刺激征、腱反射减弱或消失；危重病例可表现为昏迷、脑水肿、脑疝。

（4）呼吸系统：呼吸浅促、呼吸困难或节律改变，口唇发绀，口吐白色、粉红色或血性泡沫液（痰）；肺部可闻及湿性啰音或痰鸣音。

（5）循环系统：面色苍灰、皮肤发花、四肢发凉，指（趾）发绀；出冷汗；心率增快或减慢，脉搏浅速或减弱甚至消失；血压升高或下降。

根据临床和脑电图的变化能反映主要病变部位，可将 HFMD 的神经系统并发症分为小脑炎型、无菌性脑膜炎型和脊髓灰质炎型 3 种类型，其中以无菌性脑膜炎型最常见。并发中枢系统感染者以 2 岁以内患儿多见，常伴有脑膜刺激症状，脑电图检查可见异常。绝大多数病后 3 个月内可恢复正常。并发心肌炎的患儿常并有面色苍白、呼吸困难、心率增快，心电图有缺血性改变。无并发症的患儿预后良好，一般 5~7 天自愈。

重症病例早期识别：具有以下特征，尤其是年龄<3 岁的患者，有可能在短期内发展为危重病例，应密切观察病情变化，进行必要的辅助检查，有针对性地做好救治工作。①持续高热不退；②精神差、呕吐、肢体肌阵挛，肢体无力、抽搐；③呼吸、心率增快；④出冷汗、外周循环不良；⑤高血压或低血压；⑥外周血白细胞计数明显增高；⑦高血糖。

4. 一般实验室检查特点　周围血常规中白细胞总数一般正常或偏高，分类淋巴细胞较高，中性粒细胞较低。有中枢系统并发症时，脑脊液细胞数可增多，蛋白升高，脑电图异常。确诊需要病毒分离和恢复期患者血清中特异抗体的测定。

5. 诊断要点　根据上述临床特征，发热为首发症状，随着病情的进展出现口腔黏膜疹，手足远端斑丘疹，结合流行病学特点不难做出诊断。

病例可分为"临床诊断病例"及"确诊病例"两组。

（1）临床诊断病例：在流行季节发病，常见于学龄前儿童，婴幼儿多见。

1）普通病例：发热伴手、足、口、臀部皮疹，部分病例可无发热。

2）重症病例：出现神经系统受累、呼吸及循环功能障碍等表现，实验室检查可有外周血白细胞计数增高、脑脊液异常、血糖增高，脑电图、脑脊髓磁共振、X线胸片、超声心动图检查可有异常。

3）极少数重症病例皮疹不典型，临床诊断困难，需结合病原学或血清学检查作出诊断。若无皮疹，临床不宜诊断为手足口病。

（2）确诊病例：临床诊断病例具有下列之一者即可确诊，①肠道病毒（CoxA16、EV71等）核酸检测阳性；②分离出肠道病毒，并鉴定为EV71、CoxA16或其他可引起手足口病的肠道病毒；③急性期与恢复期血清EV71、CoxA16或其他可引起手足口病的肠道病毒和抗体有4倍以上的升高。

但在散发时，须与疱疹性口炎、水痘、口蹄疫等鉴别：①疱疹性口炎病原体为单纯性疱疹病毒，一年四季均可发病，以散在为主，疱疹见于舌、齿龈和颊黏膜，有发热和局部淋巴结肿大，一般无皮疹，偶尔在下腹部可出现疱疹；②水痘病原体为水痘病毒，疱疹可见于口腔任何部位，皮疹呈向心性分布，头皮、阴部黏膜及眼结膜均可累及；③口蹄疫由口蹄疫病毒引起，多发生于畜牧区，成人牧民多见，四季均有，口腔黏膜疹易融合成较大溃疡，手背及指、趾间有疹子，有痒痛感。不典型、散在性HFMD很难与出疹发热性疾病鉴别，需做病原学及血清检查。

二、治疗原则

本病为肠道病毒感染，目前尚无特效药物。主要为对症处理。可服用维生素B、C及清热解毒中草药或抗病毒药物，在患病期间，应加强患儿护理，做好口腔卫生，进食前后可用生理盐水或温开水漱口，食物应以流质及半流质等无刺激性食品为宜。干扰素为广谱抗病毒药，可选用。中医学认为本病感受时行疫毒而发疹，治疗时宜采用清热解毒、透疹驱邪治疗。加强支持疗法，对高热、惊厥者可对症治疗，并发细菌感染者，应加用抗生素。对有脑膜炎及心肌炎表现的患儿，也应对症治疗。因本病发病急，潜伏期短，传播途径广，易引起爆发且无有效预防措施，故如发现首发病例，应立即予以隔离。对托幼机构发生病例者，进行全面消毒，包括厕所、玩具、用具、被褥及居室空气消毒，并经常通风换气保持室内空气新鲜，加强托幼机构中有关人员的传染病防治知识，防患于未然。

三、常规治疗方案

1. 一般治疗　注意隔离，避免交叉感染。适当休息，饮食清淡，做好口腔和皮肤护理。

2. 对症治疗　发热等症状采用中西医结合治疗。

3. 恢复期治疗

（1）避免继发呼吸道等感染。

（2）促进各脏器功能恢复。

（3）功能康复治疗或中西医结合治疗。

四、抗病毒治疗方案

1. 阿昔洛韦　是核苷类抗病毒药，是目前治疗疱疹病毒感染的首选药物。该药通过干扰 DNA 聚合酶，从而抑制病毒 DNA 的复制，起到抗病毒作用。阿昔洛韦 10 mg/（kg·d）加入 0.9%氯化钠注射液 100 mL，静注，疗程 5 天，可缩短 HFMD 患者的退热及口疱疹治疗时间。

2. 更昔洛韦　又名丙氧鸟苷（GCV），是继阿昔洛韦之后新开发的一种广谱核苷类抗病毒药物，其特点是高效低毒，选择性高。该药在病毒感染的细胞内浓度高于非感染细胞的 100 倍，是治疗疱疹性疾病的良药。该药主要作用是进入被病毒感染细胞中，迅速被脱氧鸟苷激酶转化为单磷酸化合物，然后被鸟苷激酶和磷酸甘油激酶等转化为活性形式的三磷酸化合物，从而竞争性抑制脱氧鸟苷三磷酸酶与病毒 DNA 多聚酶相结合，抑制病毒 DNA 合成，阻止 DNA 链延伸，并通过三磷酸化合物在病毒感染细胞中的集聚而得到增强，而对正常细胞 DNA 的作用不强。因此，它具有较高的选择性。临床主要广泛用于巨细胞病毒、水痘病毒、单纯疱疹病毒感染，治疗肠道病毒感染性疾病报道较少。郭景涛等使用干扰素-α、更昔洛韦及利巴韦林等 3 种抗病毒药物对照治疗小儿 HFMD，证实更昔洛韦治疗小儿 HFMD 明显优于干扰素和利巴韦林，而干扰素又优于利巴韦林。

3. 利巴韦林（病毒唑）　是一种广谱抗病毒药物，可在细胞内被腺苷激酶磷酸化，形成利巴韦林三磷酸，干扰肌酸脱氧酶活性，影响鸟苷酸合成，从而阻止 DNA 病毒复制，起到抗病毒作用。但它对病毒腺苷激酶依赖性太强，极易产生耐药性，故其临床疗效受到限制。

疾病早期（出现口腔溃疡和皮疹的 1~2 天内）使用阿昔洛韦或更昔洛韦治疗可能有效，但其治疗机制仍需进一步阐明，治疗效果仍需进一步验证。

常用治疗方法：

阿昔洛韦 10 mg/（kg·d）加入 0.9%氯化钠注射液 100 mL，静注，疗程 5 天。

或更昔洛韦 10 mg/（kg·d）加入 0.9%氯化钠注射液 100 mL，静注，疗程 5 天。

或利巴韦林 10 mg/（kg·d）加入 0.9%氯化钠注射液 100 mL，静注，疗程 5 天。

五、免疫增强剂

1. 重组人白细胞介素（rhIL-2-IL-12、IL-18）　据报道，在病毒性心肌炎急性期 IL-12、IL-18 能通过诱导干扰素 IFN 的大量产生及增强 NK 等的细胞毒作用，抑制心肌组织中的病毒复制，减轻心肌损害。李玲等研究发现，IL-18 对感染柯萨奇 B_3 病毒的大鼠心肌细胞具有保护作用。以上有关细胞因子的研究结论尚未见试验于人类，亦未见临床治疗相关报道。

2. 丙种球蛋白（IG）　能有效地抑制炎症的发生，对 EV71 引起的中枢神经系统感染有一定的疗效。1998 年，在中国台湾和 2000 年澳大利亚的 EV71 流行中得到广泛应用。

3. 干扰素（IFN）　干扰素作为一种有效的抗病毒制剂，已广泛应用于临床。足量应用 IFN 能提高机体的细胞免疫力，达到抑制病毒、促进机体康复的目的。干扰素局部皮肤外用能够直接作用于被病毒侵袭的靶细胞，迅速控制皮疹的发展，对疱疹病毒感染具有明显的治疗效果，目前临床常用的是 rIFNtα-1b 软膏制剂。最新研究表明，rIFNtα-1b 壳聚糖涂膜剂对豚鼠皮肤疱疹病毒感染具有较好的治疗效果。Arya 尝试用 IFN-α 治疗 EV71 引起的中枢神经系统感染，结果表明，早期应用可逆转病毒对神经系统的损伤。胡恭等观察 154 例 HFMD 患者，应用 rIFNtα-2b 联合清热解毒中药小儿清热宁，取得明显治疗效果。干扰素-α 制剂：干扰素-α-1b 或干扰素-α-2b 或干扰素-α-2a 100 万 U 4 次/天皮下注射连用 5 天为 1 个疗程。

六、不良反应处理

1. 更昔洛韦　主要不良反应是可逆性白细胞减少，停药后 1 周可恢复正常。

2. 干扰素-α　主要急性不良反应是发热和乏力，多数患者能够耐受，不能耐受的患者可使用退热药物，但有个别患者会出现持续性发热，易引起病儿家属的不理解和不接受，可根据病情和患者耐受程度决定是否减少剂量或停止使用。

七、并发症治疗方案

最常见的并发症是脱水。吞咽疼痛导致摄水困难是主要原因。少见而严重的并发症包括中枢神经系统、心脏、肺部病变和循环衰竭等，主要见于肠道病毒 71 型感染。

1. 神经系统受累治疗

（1）控制颅内高压：限制摄入量，给予甘露醇 0.5~1.0 g/kg，每 4~8 h 一次，20~30 min 静脉注射，根据病情调整给药间隔时间及剂量。必要时加用呋塞米（速尿）。

（2）静脉注射免疫球蛋白，总量 2 g/kg，分 2~5 天给予。

（3）酌情应用糖皮质激素治疗，参考剂量：甲泼尼龙 1~2 mg/（kg·d）；氢化可的松 3~5 mg/（kg·d）；地塞米松 0.2~0.5 mg/（kg·d），病情稳定后，尽早减量或停用。个别病例进展快、病情凶险可考虑加大剂量，如在 2~3 天内给予甲泼尼龙 10~20 mg/（kg·d）（单次最大剂量不超过 1 g）或地塞米松 0.5~1.0 mg/（kg·d）。

（4）其他对症治疗：降温、镇静、止惊。

（5）严密观察病情变化，密切监护。

2. 呼吸、循环衰竭治疗

（1）保持呼吸道通畅，吸氧。

（2）确保两条静脉通道通畅，监测呼吸、心率、血压和血氧饱和度。

（3）呼吸功能障碍时，及时行气管插管使用正压机械通气，建议呼吸机初调参数：吸入氧浓度 80%~100%，最大吸气压（PIP）20~30 cmH$_2$O，呼气末正压（PEEP）4~8 cmH$_2$O，呼吸频率 20~40 次/分，潮气量 6~8 mL/kg。根据血气、X 线胸片结果随时调整呼吸机参数。

（4）在维持血压稳定的情况下，限制液体摄入量（有条件者根据中心静脉压测定调整液量）。

（5）头肩抬高 15°~30°，保持中立位；留置胃管、导尿管。

（6）药物应用：根据血压、循环的变化可选用米力农、多巴胺和多巴酚丁胺等药物；酌情应用利尿药物治疗。

（7）保护重要脏器功能，维持内环境的稳定。

（8）监测血糖变化，严重高血糖时可应用胰岛素。

（9）抑制胃酸分泌：可应用西咪替丁、奥美拉唑等。

（10）有效抗生素防治继发肺部细菌感染。

3. 患儿病情突然加重的原因、机制、治疗和预防对策

（1）原因：肠道病毒 EV71 感染导致神经源性肺水肿。肠道病毒 EV71 感染导致过多的液体积蓄于肺间质和（或）肺泡内，形成间质性和（或）肺泡性肺水肿的综合征。其临床特点为严重的呼吸困难、呼吸窘迫、咳粉红色泡沫痰、咯血、呼吸循环衰竭。

（2）机制

1）患者颅内压急剧升高，脑血流灌注减少，交感神经兴奋，释放大量儿茶酚胺，使全身血管收缩，血管阻力增加，体循环血量多进入阻力更低的肺循环内，导致左心负荷过重，收缩力减弱，肺毛细血管压力增高，平衡渗透压破坏。

2）肺毛细血管及肺泡损伤。肺血容量急剧增加，肺毛细血管内皮细胞和肺泡上皮细胞受到损伤，同时体内血管活性物质大量释放，使其通透性增高，大量血浆蛋白外渗，加重肺水肿。

4. 治疗

（1）首先应保持呼吸道通畅，高流量吸氧，及时行气管插管或气管切开，早期应用呼吸机辅助通气。

（2）建立 2 条静脉通道，中心静脉置管，保证有效循环容量，保证脑灌注。

（3）降低颅内压，减轻脑水肿：快速交替应用甘露醇和呋塞米。200 mL/L 甘露醇 5 毫升/（千克·次），4~6 h 一次，20~30 min 静脉推注；呋塞米 1~2 毫克/（千克·次）。

（4）静脉注射免疫球蛋白 1 g/（kg·d），连用 2 天。

（5）合理应用糖皮质激素：激素既可降低肺毛细血管通透性，减轻肺水肿，也可有效防治脑水肿，阻断肺水肿-脑水肿的恶性循环。小剂量、中疗程（7 天）：氢化可的松 3~5 mg/（kg·d），甲泼尼龙 2~3 mg/（kg·d），地塞米松 0.2~0.5 mg/（kg·d）；早期、大量、短疗程：甲泼尼龙 15~30 mg/（kg·d），1~3 天。

（6）强心剂及血管活性药物，待血压稳定后尽早使用扩血管药物改善微循环。

（7）米力农（磷酸二酯酶抑制剂）：0.25~0.50 μg/（kg·min），静脉滴注；多巴酚丁胺：3~5 μg/（kg·min），静脉滴注；多巴胺：3~5 μg/（kg·min），静脉滴注。不主张将洋地黄类药物用于急性心功能障碍者，更不宜作预防性药物。

（8）心脑赋活剂：磷酸肌酸（里尔统）：1~2 克/次，1 次/天，静脉滴注。1,6-二磷酸果糖：150~250 mg/（kg·d），1 次/天，静脉滴注；神经节苷脂：20 mg/d，1 次/天，静脉滴注。

（9）选择性应用抑制交感神经过度兴奋药物及血管扩张剂：酚妥拉明 0.2~0.3 毫克/（千克·次），静脉滴注；硝酸甘油 0.2~0.5 μg/（kg·min），静脉滴注。山莨菪碱 0.2~0.4 毫克/（千克·次），静脉推注。

（10）纠正水电解质及酸碱平衡紊乱：纠正低钠、低钾、低钙、低镁，保证有效循环量。

（11）保护重要脏器功能。

5. 预防 重症手足口病所致神经源性肺水肿，发病急，病情凶险，进展迅猛，如不及时救治，可危及患儿生命。早发现、早诊断、早救治，是提高重症手足口病的救治成功率、降低病死率的关键。

八、国内外治疗的最新进展

1. 普来可那立（pleconaril） 为近年来首先试用于临床的、仍在研究的可抑制肠道病毒复制的药物。该药口服吸收良好，具有广谱抗微小核糖核酸病毒活性，其主要通过与病毒的蛋白衣壳结合而干扰病毒对宿主细胞的吸附和脱壳，能对90%以上的肠道病毒血清型起作用。该药在鼻分泌物及中枢神经系统中的浓度比血清浓度高数倍，因而更适用于肠道病毒呼吸系统感染或中枢神经系统感染的治疗。普来可那立已经被应用于肠道病毒呼吸系统感染、中枢神经系统感染、危及生命的新生儿肠道病毒感染及免疫缺陷者的慢性肠道病毒感染等疾病中，临床显示有减轻症状、缩短病程等效果，不良反应轻微，主要为恶心及腹痛，多可以耐受。该药是一种有应用前景的候选药，对其进一步的研究将有助于肠道病毒感染的特异性治疗。普来可那立在美国已完成Ⅲ期临床研究，作用机制可能通过阻止病毒与宿主细胞受体结合而抑制病毒复制。

2. 蛋白酶抑制剂AG7088 肠道病毒所属微小核糖核酸病毒属（Picornavirus）病毒的侵染细胞后，其基因组首先转录成1个前体蛋白多聚体，而该多聚体需要在病毒3C蛋白酶的裂解作用下才能产生其他结构蛋白和蛋白酶，完成整个生命周期。3C蛋白酶是Picornaviruss病毒属病毒复制所必需的特异性蛋白酶之一，同时对其基因组研究发现，编码3C蛋白酶的基因序列高度保守。因此，3C蛋白酶就成为抗小RNA病毒药物开发的重要靶标。目前依据3C蛋白结构设计出的抗病毒物质有多种，其中AG7088是最有希望成为临床药物的物质之一。AG7088为抗人轮状病毒而设计，在所试验的48个血清中均有抑制效果。在细胞培养水平检测AG7088抗病毒谱的结果显示，对埃可病毒（EV-11）、肠病毒（ETV-70）、柯萨奇病毒（CVA-21、CVB-3）、巨细胞病毒（HCMV-AD169）和单纯疱疹病毒（HSV-1）均有直接抑制作用，半数致死浓度（EC50）和90%致死浓度（EC90）分别为0.003～0.081 μmol/L和0.018～0.261 μmol/L，而其毒性浓度为>1 000 μmol/L，治疗系数为12.346～333.333。在作用时间效果实验中，AG7088在感染后6 h用药仍然具有良好的抗病毒效果。因此，以病毒颗粒结构为基础设计的抗病毒物质普来可那立和AG7088及其衍生物是目前最有希望的治疗小RNA引发疾病的临床药物。

3. 中医学治疗 国内研究较深入的为苦参、大黄、贯众、高山红景天多糖等。研究表明，苦参总碱可以进入细胞内发挥抗病毒作用，能够抑制病毒蛋白的合成，从而可阻断病毒的复制过程，达到治疗效果。同时苦参总碱还能在小鼠体内证明有抑制病毒血症，抑制病毒在心肌中增殖及抑制心肌炎症发展的作用。孙非等对高山红景天多糖的研究发现，该多糖能明显地抑制体外培养心肌细胞在受到柯萨奇B_3病毒感染后导致的心肌酶释放；显著降低病毒在心肌细胞中的增殖量；其半数有效抑制浓度为150 mg/L；有效浓度平均抑制率为71.3%，表明高山红景天多糖对在SD大鼠心肌细胞内增殖的柯萨奇B_3病毒具有一定的抑制作用。目前对于中草药抗病毒的研究多集中在粗提物的初步研究，对机制的研究仅仅是从病毒浸染的时间来推断活性成分的可能作用，无法提供确切的作用机制也制约了中药产品走向国际市场的步伐。

九、出院后建议

患儿出院时，家长应带患儿单独搭乘交通工具，避免医源性感染。回家后，家长要听从医务人员指导，做好消毒隔离，隔离时间不少于 7 天。

十、预后和随访

手足口病病程多呈自限性，一般不需用抗生素，预后较好，但是 2008 年国内部分地区出现的 EV71 感染的重症 HFMD 病例，病情进展快，治疗困难，预后差，需早发现、早诊断、早救治，是提高重症手足口病的救治成功率、降低病死率的关键。总体来说，重症 HFMD 患儿一旦发生并发症，尤其发生急性肺水肿/肺出血，治疗效果均不理想，急性期死亡率很高，存活者后期的后遗症非常严重。因此，应当积极预防 HFMD 的流行，积极进行 HFMD 的流行病学研究，尽快开发出适合人类使用的、有效的 EV71 疫苗是预防 HFMD 的最有效方法。

（赵花艳）

第五章

肝脏感染性疾病

第一节　急性病毒性肝炎

急性病毒性肝炎（AVH）是指由嗜肝病毒引起的以急性肝脏损害为主的一种感染性疾病，包括甲、乙、丙、丁、戊型肝炎。甲型肝炎和戊型肝炎是自限性疾病，但丙型肝炎及乙型肝炎则可转为慢性感染。其他病毒感染偶然情况下可累及肝脏如巨细胞病毒、疱疹病毒、柯萨奇病毒和腺病毒等，分别称之为巨细胞病毒性肝炎、疱疹病毒性肝炎、柯萨奇病毒性肝炎、腺病毒性肝炎等。

一、诊断

（一）急性无黄疸型肝炎

应根据流行病学史、临床症状、体征、实验室检查及病原学检测结果综合判断，并排除其他疾病。

1. 流行病学史　如密切接触史和注射史等。密切接触史是指与确诊病毒性肝炎患者（特别是急性期）同吃、同住、同生活或经常接触肝炎病毒污染物（如血液、粪便）或有性接触而未采取防护措施者。注射史是指在半年内曾接受输血、血液制品及未经严格消毒的器具注射药物、免疫接种和针刺治疗等。

2. 症状　指近期内出现的、持续几天以上无其他原因可解释的症状，如乏力、食欲减退、恶心、腹胀等。

3. 体征　指肝大并有压痛、肝区叩击痛，部分患者可有轻度脾大。

4. 实验室检查　主要指血清 ALT、AST 升高。

5. 病原学检测　阳性。

凡实验室检查阳性，且流行病学史、症状和体征三项中有两项阳性或实验室检查及体征（或实验室检查及症状）均明显阳性，并排除其他疾病者可诊断为急性无黄疸型肝炎。凡单项血清 ALT 升高，或仅有症状、体征，或有流行病学史及 2~4 项中有任一项阳性者，均为疑似病例。对疑似病例应进行动态观察或结合其他检查（包括肝组织病理学检查）做出诊断。疑似病例如病原学诊断阳性，且除外其他疾病者可确诊。

（二）急性黄疸型肝炎

凡符合急性肝炎诊断条件，血清胆红素超过正常值上限，或尿胆红素阳性，并排除其他原因引起的黄疸，可诊断为急性黄疸型肝炎。

二、鉴别诊断

（一）其他病毒所致的肝炎

如巨细胞病毒、EB 病毒感染等，应根据原发病的临床特点和病原学、血清学检查结果进行鉴别。

传染性单核细胞增多症是由人疱疹Ⅳ型病毒（EBV）引起的全身性单核吞噬细胞反应。多见于青少年。发热、咽峡炎、皮疹、全身性淋巴结肿大、脾大。约半数患者有轻微黄疸。外周血白细胞数正常或增高，异型淋巴细胞占 10%~50%。血清 ALT 多明显增高，但不及病毒性肝炎。抗 EBV-IgM 是特异性的血清标志物，可结合 EBV-DNA 检测，明确诊断。

巨细胞病毒（CMV）在新生儿期常为隐性感染，婴儿期可引起致死性肺炎。成人感染可有非常不同的临床表现：类似传染性单核细胞增多症，但常无咽峡炎和颈后淋巴结肿大。发热是较显著的症状，可持续至黄疸后不退。黄疸继续 2~3 周，甚至长达 3 个月。ALT 和 ALP 增高，消化道症状和血清转氨酶增高都不及病毒性肝炎明显。外周血有不典型淋巴细胞。偶尔发生致死性的大块肝细胞坏死；有时引起肉芽肿性肝炎。可伴长期不明热，偶有胆汁淤滞。可自尿或唾液分离病毒，或 PCR 检测病毒核酸。血清抗 CMV-IgM 阳性。肝组织见腺泡内淋巴细胞和多形核细胞灶性聚集，肝细胞核内有 CMV 包涵体。

（二）感染中毒性肝炎

如肾综合征出血热、恙虫病、伤寒、钩端螺旋体病、阿米巴肝病、急性血吸虫病等，主要依据原发病的临床特点和实验室检查加以鉴别。

（三）药物性肝损害

有使用肝毒性药物的病史，停药后肝功能可逐渐恢复，肝炎病毒标志物阴性。

（四）溶血性黄疸

常有药物或感染等诱因，表现为贫血、腰痛、发热、血红蛋白尿、网织红细胞升高，黄疸大多较轻，主要为间接胆红素升高，尿胆红素不升高，而尿胆原明显升高。

（五）肝外梗阻性黄疸

常见病因有胆石症、胰头癌、壶腹周围癌、肝癌、胆管癌等。有原发病症状，体征，肝功能损害较轻，以直接胆红素增高为主，多伴有血清转肽酶和碱性磷酸酶升高。粪便呈浅灰色或白陶土色，尿胆红素升高，尿胆原减少或缺如。影像学检查可见肝内外胆管扩张。

三、治疗

（一）一般处理

1. 休息　急性肝炎的早期，应住院或就地隔离并卧床休息；恢复期逐渐增加活动，但要避免过劳，以利康复。

2. 饮食　早期宜进食清淡易消化食物，补充足够热量和维生素；恢复期要避免过食，碳水化合物摄取要适量，以避免发生脂肪肝。绝对禁酒，不饮含有酒精的饮料、营养品及药物。

（二）药物治疗

急性病毒性肝炎治疗的最重要的一条原则就是大多数病例应当给予支持疗法。患者有明显食欲不振、频繁呕吐并有黄疸时，除休息及营养外，可静脉补液及应用保肝、抗炎、退黄等药物。根据不同病情，可采用相应的中医中药治疗。

1. 急性甲型肝炎　不存在慢性感染，预后良好，发展至重型肝炎者较少。主要采取支持与对症治疗。密切观察老年、妊娠、手术后或免疫功能低下患者的病情，若出现病情转重，应及时按重型肝炎处理。年龄大于 40 岁的患者和有慢性肝病基础的患者是发生暴发性肝衰竭的高危人群。口服避孕药物和激素替代治疗者，应当停用，以防止发生淤胆性肝炎；一般多不主张应用肾上腺皮质激素。

2. 急性乙型肝炎　应区别是急性乙型肝炎或是慢性乙型肝炎急性发作，前者处理同甲型肝炎，后者按慢性乙型肝炎治疗。既往健康的成人在发生乙肝病毒（HBV）急性感染后95%~99%可以自发恢复，一般不需要抗病毒治疗。对于出现凝血功能障碍，重度黄疸，或肝性脑病的患者应住院治疗。对老年，合并其他疾病或不能耐受口服药物治疗者，也要考虑住院。对疑诊的急性乙型肝炎病例，其 HBsAg 在急性发病的 3~6 个月内清除。目前如果不经过随访，不可能将急性乙肝同慢性乙肝的急性发作区别开来，因此随访对所有的病例都是必需的。是否应该应用非核苷反转录酶抑制剂（NNRTI）抗病毒治疗尚无共识，大多数患者并没有用药的指征，但是在某些特定的患者是有指征的。

（1）HBV 感染所致暴发型肝炎。

（2）重度急性乙肝：满足下列任意两个标准，①肝性脑病。②血清胆红素>10.0 ULN。③国际标准化比值（INR）>1.6，特别是逐渐上升者。

（3）病程延长者（如症状持续或症状出现后胆红素升高>10 ULN 超过 4 周）。

（4）免疫功能不全者，伴有丙型肝炎病毒（HCV）或丁型肝炎病毒（HDV）感染，或有基础肝脏疾病。

这些 NNRTI 用药指征概述了急性乙型肝炎和慢性乙型肝炎再激活的鉴别。干扰素因为有增加肝脏炎症坏死的风险，尽量避免应用。可以给予替诺福韦，替比夫定和恩替卡韦单药治疗。当患者病情好转，HBsAg 清除后可以终止治疗。

3. 急性丙型肝炎　因急性丙型肝炎容易转为慢性，确诊为急性丙型肝炎者应争取早期抗病毒治疗。方案与慢性丙型肝炎的初次治疗相同（见慢性丙型肝炎的初次治疗）。其他方案：PEG-IFN 联合或不联合 RBV，快速病毒学应答的基因 2/3 型患者疗程 16 周，基因 1 型患者疗程 24 周。急性期无应答的丙型肝炎患者要根据病情给予重复抗病毒治疗。

4. 丁型肝炎　同乙型肝炎治疗。

5. 急性戊型肝炎　同甲型肝炎。对于妊娠特别是晚期妊娠合并戊型肝炎、老年戊型肝炎、慢性肝病合并戊型肝炎、乙型肝炎或丙型肝炎重叠感染戊型肝炎病毒（HEV）者，有较高的肝衰竭发生率和病死率，在临床治疗中应对这类患者高度重视，监测、护理和治疗措施应强于普通戊型肝炎患者。若病情出现恶化，应及时按肝衰竭处理。妊娠特别是晚期妊娠合并戊型肝炎患者消化道症状重，产后大出血多见，必要时终止妊娠。国外已有器官移植患者感染 HEV 后出现慢性化的个别报道，对这类患者是否需要抗病毒治疗和抗病毒治疗能否改善患者预后目前尚缺乏循证医学依据。

（三）其他治疗

急性病毒性肝炎总体预后良好，但一些特殊情况如妊娠、老年、存在基础疾病或肝炎病毒重叠/共同感染时，发生急性肝衰竭机会增多。原位肝移植对急性肝衰竭是最好的选择，但多种原因使得临床应用受限。包括血浆置换、分子循环再吸附等在内的人工肝支持治疗，可以迅速清除患者体内代谢毒素和致病因子，改善机体内环境，有利于损伤肝细胞的修复。详见人工肝治疗部分。

近年来干细胞移植治疗急性肝衰竭受到广泛重视。已有较多基础及临床研究证实，干细胞除了可少量分化为相应组织细胞（如肝细胞）外，尚可合成多种生长因子、细胞因子，对肝脏内局部微环境产生营养性旁分泌作用：包括抗炎、刺激内源性细胞增殖和血管增生等。干细胞可以采用自体骨髓/外周血或脐血/脐带间充质干细胞。不同来源的干细胞作用相似，但急性肝衰竭患者病情重，通常有出血倾向或其他并发症，自体干细胞采集受限，脐血/脐带间充质干细胞可能更适合，由于急性肝衰竭时，肝脏的结构基本完整，一般通过静脉移植就可达到治疗目的。需要指出的是，目前干细胞治疗的病例数量仍较少并且多缺乏对照，缺乏远期疗效和安全性分析，应权衡利弊，慎重选择。

（赵花艳）

第二节　慢性乙型病毒性肝炎

慢性乙型病毒性肝炎（CHB）简称慢性乙型肝炎，是由乙型肝炎病毒（HBV）感染引起的以肝损害为主的传染病，主要经血液（如输血、不安全注射等）、母婴及性接触传播。临床表现多样，可无明显症状，亦可有乏力、食欲下降、腹胀、尿色加深等症状。影响HBV感染慢性化的最主要因素是感染时的年龄。HBV感染的自然史人为地划分为4期：免疫耐受期、免疫清除期、低（非）复制期及再活动期。

世界卫生组织报道，全球约20亿人曾感染HBV，2.4亿人为HBV感染者。2006年我国乙型肝炎血清流行病学调查结果显示，我国1~59岁人群乙型肝炎表面抗原（HBsAg）携带率是7.18%，5岁以下儿童是0.96%。由于人口基数大，HBV感染是严重危害人民健康的重要公共卫生问题。近年伴随着抗HBV药物的研发与上市，CHB患者抗病毒治疗有了较多选择，但方案选择不当或耐药处理不当会严重影响疗效。

一、诊断

既往有乙型肝炎史或发现HBsAg阳性>6个月，现HBsAg和（或）HBV DNA阳性，可诊断为慢性感染。根据感染者的临床表现、血清学、病毒学、生物化学、影像学等辅助检查，将慢性感染分为6种情况。

（一）慢性HBV携带者

免疫耐受期的HBsAg、HBeAg和HBV DNA阳性者，1年内连续随访3次，每次至少间隔3个月，均显示血清ALT和AST在正常范围，HBV DNA常处于高水平，肝组织学检查无病变或轻微。

（二）HBeAg 阳性慢性乙型肝炎

血清 HBsAg、HBeAg、HBV DNA 阳性，ALT 持续或反复异常，或肝组织学检查示肝炎病变。

（三）HBeAg 阴性慢性乙型肝炎

血清 HBsAg、HBV DNA 阳性，持续 HBeAg 阴性，ALT 持续或反复异常，或肝组织学示肝炎病变。

（四）非活动性 HBsAg 携带者

血清 HBsAg 阳性、HBeAg 阴性、抗-HBe 阳性或阴性，HBV DNA 定量低于检测下限，1 年内连续随访 3 次以上，每次至少隔 3 个月，ALT 和 AST 均在正常范围。肝组织学检查示：组织学活动指数（HAI）评分<4 或根据其他的半定量计分系统判定病变轻微。

（五）隐匿性慢性乙型肝炎

血清 HBsAg 阴性，血清和（或）肝组织中 HBV DNA 阳性，并有慢性乙型肝炎的临床表现。除 HBV DNA 阳性外，患者可有血清抗-HBs、抗-HBe 和（或）抗-HBc 阳性，有约 20%隐匿性 CHB 患者的血清学标志物均阴性。诊断主要通过血清 HBV DNA 检测，尤其对抗-HBc 持续阳性者更是这样。

（六）乙型肝炎肝硬化

HBV 相关肝硬化临床诊断的必备条件。

1. 组织学或临床显示存在肝硬化的证据。

2. 有病因学明确的 HBV 感染证据 通过病变或相应的检查已明确或排除其他常见原因，如酒精、其他嗜肝病毒感染等。

临床将肝硬化（LC）分为代偿期和失代偿期。代偿期影像学、生物化学或血液学检查示肝细胞合成功能障碍，或有门静脉高压症存在的证据，或组织学符合 LC 诊断，无食管胃底静脉曲张破裂出血、腹腔积液或肝性脑病等症状或严重并发症；失代偿期者可出现肝性脑病、食管胃底静脉曲张破裂出血、腹腔积液等并发症。

为准确预测患者疾病进展、判断死亡风险，可按五期分类法评估并发症。

1 期：无静脉曲张、腹腔积液。

2 期：有静脉曲张，无出血、腹腔积液。

3 期：有腹腔积液，无出血，伴或不伴静脉曲张。

4 期：有出血，伴或不伴腹腔积液。

5 期：脓毒血症。

1、2 期为代偿期，3 期到 5 期为失代偿期。各期肝硬化 1 年病死率分别<1%、3%~4%、20%、50%和>50%，肝硬化患者预后和死亡风险与并发症的出现密切相关。

二、鉴别诊断

1. 其他病毒导致的肝炎 如甲型、丙型、戊型肝炎、传染性单核细胞增多症等，可据原发病的临床特点、病原学及血清学检查鉴别。

2. 感染中毒性肝炎 如麻疹、伤寒等，主要据原发病的临床特点及实验室结果鉴别。

3. 肝豆状核变性（Wilson 病） 血清铜、铜蓝蛋白降低，角膜出现 KF 环有鉴别意义。

4. 自身免疫性肝病 主要有原发性胆汁性肝硬化（PBC）、自身免疫性肝炎（AIH）。PBC 主要影响肝内胆管；AIH 主要破坏肝细胞。检查主要据自身抗体和肝组织学诊断。

5. 药物性肝炎 有损肝药物史，停药后肝炎可逐渐恢复。

6. 酒精性肝病 患者有长期大量饮酒史。

7. 脂肪性肝病 多为肥胖者。血清甘油三酯常升高，B 超检查有助于诊断，FIBROSCAN 可评价肝脏脂肪化程度。

8. 原发性肝癌 主要依据影像学、肝脏肿瘤标志物等检查鉴别。

三、实验室检查

（一）生化学检查

1. 血清丙氨酸氨基转移酶（ALT）、天门冬氨酸氨基转移酶（AST） 最常用，其水平可反映肝细胞损伤程度。

2. 血清胆红素 其水平与胆汁代谢、排泄程度相关，升高主要因为肝细胞损害、肝内外胆管阻塞和溶血。肝衰竭者血清胆红素可进行性升高，每天上升 $\geqslant 1$ 倍正常值上限（ULN），且可出现胆红素升高与 ALT 和 AST 下降的"胆酶分离"现象。

3. 人血白蛋白和球蛋白 反映肝脏合成功能，CHB、肝硬化和肝衰竭者可有人血白蛋白下降。随着肝损害加重，白蛋白/球蛋白比值可逐渐下降或倒置（<1）。

4. 凝血因子时间（PT）及凝血因子活动度（PTA） PT 是反映肝脏凝血因子合成功能的重要指标，PTA 是 PT 测定值的常用表示方法，对判断疾病进展及预后有较大价值，近期内 PTA 进行性降至 40% 以下为肝衰竭的重要诊断标准之一，<20% 者提示预后不良。亦有用国际标准化比值（INR）来表示此项指标者，INR 值的升高同 PTA 值的下降有同样意义。

5. 血清胆碱酯酶 可反映肝脏合成功能，对了解肝脏应急功能和贮备功能有参考价值。

6. 血清 γ-谷氨酰转肽酶（GCT） 健康人血清中 GGT 主要来自肝脏。此酶在急性肝炎、慢性活动性肝炎及肝硬化失代偿时可轻中度升高。各种原因导致的肝内外胆汁淤积时可显著升高。

7. 血清碱性磷酸酶（ALP） 经肝胆系统排泄。当 ALP 产生过多或排泄受阻时，血中 ALP 可发生变化。

8. 血清总胆汁酸（TBA） 健康人周围血液中血清胆汁酸含量极低，当肝细胞损害或肝内、外阻塞时，胆汁酸代谢异常，TBA 升高。

9. 血清甲胎蛋白（AFP） 血清 AFP 及其异质体是诊断 HCC 的重要指标。应注意其升高的幅度、动态变化及其与 ALT 和 AST 的消长关系，并结合临床表现和肝脏影像学检查综合分析。患者 AFP 可轻度升高，若过度升高应注意排除肝癌。

（二）HBV 血清学检查

HBV 血清学标志包括 HBsAg、抗-HBs、HBeAg、抗-HBe、抗-HBc 和抗-HBc-IgM，建议进行定量检测。

HBsAg 阳性表示 HBV 感染；抗-HBs 为保护性抗体，阳性表示对 HBV 有免疫，见于乙型肝炎康复及接种乙型肝炎疫苗者；抗-HBc-IgM 阳性多见于急性乙型肝炎及 CHB 急性发作；抗-HBc 总抗体主要是 IgG 型抗体，只要感染过 HBV，此抗体为阳性。血清 HBsAg 定量检测可用于预测疾病进展、抗病毒疗效和预后。

（三）HBV DNA、基因型和耐药突变检测

1. 血清 HBV DNA 定量检测　主要用于判断 HBV 感染的病毒复制水平，可用于抗病毒治疗适应证的选择及疗效判断。目前 CobasTaq-ManPCR 检测是国际公认的稳定性、灵敏性较高的方法，检测值以 IU/mL 表示。

2. HBV 基因分型和耐药突变株检测　常用方法：①基因型特异性引物聚合酶链反应（PCR）法。②基因序列测定法。③线性探针反向杂交法。怀疑耐药者，如有条件者建议行耐药检测，确定突变位点和模式，进行针对性的治疗，对于原发无应答、部分病毒学应答或病毒学突破者，耐药检测有助于指导方案调整。

（四）肝纤维化非侵袭性诊断

1. APRI 评分　天门冬氨酸氨基转移酶（AST）和血小板（PLT）比率指数（APRI）可用于肝硬化评估。成人中 APRI 评分>2，预示患者已经发生肝硬化。APRI 计算公式为 $[$（AST/ULN）×100/PLT（×10^9/L）$]$。

2. FIB-4 指数　基于 ALT、ASR、PLT 和患者年龄的 FIB-4 指数可用于 CHB 患者肝纤维化诊断和分期。FIB-4＝（年龄×AST）÷（血小板×ALT 的平方根）。

3. 瞬时弹性成像（TE）　是一种较为成熟的无创检查，优势为操作简便，且可重复，能够较准确识别轻度肝纤维化和进展性肝纤维化或早期肝硬化；但受肥胖、操作者的经验、胆汁淤积、肝脏炎症坏死等多种因素影响。

TE 的临床应用：胆红素正常，没有进行抗病毒治疗者，肝硬度测定值（LSM）≥17.5 kPa 可诊断肝硬化，LSM≥12.4 kPa（ALT<2×ULN 时为 10.6 kPa）可诊断为进展性肝纤维化，LSM<10.6 kPa 可排除肝硬化，LSM≥9.4 kPa 可诊断显著肝纤维化，LSM<7.4 kPa 可排除进展性肝纤维化，LSM 7.4~9.4 kPa 可考虑肝活检。转氨酶及胆红素均正常者，LSM≥12.0 kPa 诊断肝硬化，LSS≥9.0 kPa 诊断进展性肝纤维化，LSM<9.0 kPa 排除肝硬化，LSM<6.0 kPa 排除进展性肝纤维化，LSM 6.0~9.0 kPa 可考虑肝活检。

（五）影像学检查

主要目的是监测 CHB 的临床进展、了解有无肝硬化、占位性病变和鉴别其性质，尤其是监测和诊断 HCC。

1. 腹部超声检查　最常用的方法，操作简便、直观、无创、价廉，可判断肝和脾脏大小及形态、肝内重要血管情况和肝内有无占位性病变。但检查容易受解剖部位、仪器设备、操作者经验等因素限制。

2. 电子计算机断层成像（CT）　是诊断和鉴别诊断的重要影像学方法，可用于观察肝脏形态、了解有无肝硬化、发现占位性病变并鉴别性质，其动态增强多期扫描对 HCC 的诊断有高度敏感性和特异性。

3. 磁共振（MRI 或 MR）　组织分辨率高，可多方位、多序列成像，无放射性辐射，对肝组织结构变化显示和分辨率优于 CT 和腹部超声。动态增强多期扫描及特殊增强剂显像对鉴别良恶性肝内占位病变优于 CT。

（六）电子胃镜检查

慢性肝病尤其是肝硬化经常并发胃黏膜病变、食管胃底静脉曲张和出血。胃镜检查可直观其病变情况，并行镜下曲张静脉套扎等治疗。

（七）病理学检查

肝活检目的是评价患者肝脏病变程度、排除其他疾病、判断预后和监测治疗应答。

CHB 的病理学特点是：不同程度的汇管区及周围炎症，浸润的炎细胞以单核细胞为主（主要包括淋巴细胞及少数浆细胞和巨噬细胞），炎细胞聚集常引起汇管区扩大，可引起界板肝细胞凋亡和坏死而形成界面炎，称碎屑样坏死。小叶肉肝细胞可发生变性、坏死及凋亡，并可见毛玻璃样肝细胞、凋亡小体。少数 CHB 可无肝纤维化形成，但多数常因病毒持续感染、炎症活动导致细胞外基质过度沉积，呈不同程度的汇管区纤维性扩大、间隔形成，Masson 三色染色及网状纤维染色有助于肝纤维化程度的评价。

免疫组织化学染色法可检测肝组织内 HBsAg 和 HBcAg 的表达。如需要，可采用核酸原位杂交法或 PCR 法行肝组织内 HBV DNA 或 cccDNA 检测。

CHB 肝组织炎症坏死的分级和纤维化程度的分期，推荐采用国际上常用的 Metavir 评分系统（表5-1 和表5-2）。

表5-1 Metavir 评分系统-组织学炎症活动度评分

项目	界面炎	小叶内炎症坏死	炎症活动度
组织学活动度	0（无）	0（无或轻度）	0（无）
（histologic activity，A）	0	1（中度）	1（轻度）
	0	2（重度）	2（中度）
	1（轻度）	0，1	1
	1	2	2
	2（中度）	0，1	2
	2	2	3（重度）
	3（重度）	0，1，2	3

注：组织学活动度由界面炎和小叶内炎症坏死程度综合确定。

表5-2 Metavir 评分系统-纤维化分期评分

项目	病变	分值
纤维化分期	无纤维化	0
（fibrosis，F）	汇管区纤维化性扩大，但无纤维间隔形成	1
	汇管区纤维化性扩大，少数纤维间隔形成	2
	多数纤维间隔形成，但无肝硬化结节	3
	肝硬化	4

四、治疗

CHB 治疗的总体目标是：最大限度地长期抑制 HBV，减轻肝细胞炎症坏死和肝纤维化，延缓和减少肝衰竭、肝脏失代偿、肝硬化、HCC 及其并发症的发生，从而改善生活质量和延长存活时间。

CHB 的治疗主要包括抗病毒、免疫调节、抗纤维化、抗氧化、抗炎、对症治疗，其中抗病毒治疗最关键，只要有适应证且条件允许，就应尽早开始规范的抗病毒治疗。治疗过程中，对于部分合适的患者，应尽可能追求临床治愈，即停止治疗后仍有持续的病毒学应答、HBsAg 消失、ALT 复常、肝脏组织学改善。

（一）抗 HBV 治疗

1. 适应证　HBeAg 阳性患者，发现 ALT 水平升高后，建议观察 3~6 个月，如未发生自发性 HBeAg 血清学转换，建议抗病毒治疗。

（1）推荐抗病毒治疗的人群需满足的条件。

1）HBV DNA 水平：HBeAg 阳性者，HBV DNA ≥ 20 000 IU/mL（相当于 10^5 拷贝/毫升）；HBeAg 阴性者，HBV DNA ≥ 2 000 IU/mL（相当于 10^4 拷贝/毫升）。

2）ALT 水平：一般需 ALT 持续升高 ≥ 2×ULN；如用干扰素治疗，ALT ≤ 10×ULN，血清 TBIL < 2×ULN。

（2）达不到上述治疗标准、持续 HBV DNA 阳性、有以下情形之一者，建议考虑抗病毒治疗。

1）有明显肝脏炎症（2 级以上）/纤维化，特别是肝纤维化 2 级以上。

2）ALT 持续处于（1~2）×ULN，尤其年龄 > 30 岁者，建议行肝活检或无创性检查，明确纤维化情况后抗病毒。

3）ALT 持续正常（每 3 个月检查 1 次）、年龄 > 30 岁、有肝硬化/HCC 家族史，建议行肝活检或无创性检查，明确肝脏纤维化情况后抗病毒。

4）有肝硬化证据时，应积极抗病毒治疗。开始治疗前应排除合并其他因素导致的 ALT 升高。

2. 抗病毒药物及方案选择　α 干扰素（IFN-α）和核苷（酸）类似物（NAs）是目前批准治疗 HBV 的两类药物，均可用于无肝功能失代偿患者的初始治疗。干扰素为基础的治疗常用于年轻患者，优先选择聚乙二醇干扰素（Peg IFN-α）。普通或 Peg IFN-α 规范治疗无应答者，若有治疗指征，可选用 NAs 再治疗。NAs 包括控米夫定（LAM）、阿德福韦酯（ADV）、恩替卡韦（ETV）、替比夫定（LdT）、替诺福韦酯（TDF），优先考虑抗病毒疗效好、低耐药的药物，建议 ETV 或 TDF。NAs 规范治疗后原发无应答者（治疗至少 6 个月时血清 HBV DNA 下降幅度 < 2 log），应改变方案治疗。

（1）干扰素

1）普通 IFN-α：3~5 MU，每周 3 次或隔日 1 次，皮下注射，疗程一般 6~12 个月。可据患者应答和耐受情况适当调整剂量及疗程。如有应答，为提高疗效可延长疗程；若经过 24 周治疗未发生 HBsAg 定量下降、HBV DNA 较基线下降 < 2 log，建议停 IFN-α，改用 NAs 治疗。

2）聚乙二醇干扰素（Peg IFN-α-2a 和 Peg IFN-α-2b）：Peg IFN-α-2a 180 μg（如用 Peg IFN-α-2b，1.0~1.5 μg/kg 体重），每周 1 次，皮下注射，推荐疗程 1 年。剂量及疗程可据患者应答及耐受性等调整，延长疗程可减少停药复发。若 24 周治疗后 HBsAg 定量仍 > 20 000 IU/mL，建议停止治疗。

3）治疗前预测因素：HBeAg 阴性患者无有效的治疗前预测病毒学应答的因素。有以下因素的 HBeAg 阳性者，接受 Peg IFN-α 治疗 HBeAg 血清学转换率较高。a. 基因型为 A/B 型。b. 高 ALT 水平。c. 基线 HBeAg 低水平。d. HBV DNA<$2×10^8$ IU/mL。e. 肝组织炎症坏死 G2 以上。有抗病毒指征的患者中，相对年轻者、希望近年内生育者、期望短期完成治疗者、初次抗病毒治疗者，可优先考虑 Peg IFN-α 治疗。

4）治疗过程中的预测因素：HBeAg 阳性者，治疗 24 周 HBsAg 和 HBV DNA 定量水平是治疗应答的预测因素。接受 Peg IFN-α 治疗，如果 24 周 HBsAg<1 500 IU/mL，继续单药治疗至 48 周可获得较高 HBeAg 血清学转换率。若经过 24 周治疗 HBsAg 定量仍>20 000 IU/mL，建议停止 Peg IFN-α 治疗，改用 NAs 治疗。HBeAg 阴性 CHB，治疗过程中 HBsAg 下降、HBV DNA 水平是停药后持续病毒学应答的预测因素。如果经过 12 周治疗，HBsAg 未下降、HBV DNA 较基线下降<2 log 10 IU/mL，考虑停止 Peg IFN-α 治疗。

5）禁忌证：绝对禁忌证包括妊娠或短期内有妊娠计划、精神病病史（精神分裂症或严重抑郁症等）、未能控制的癫痫、失代偿期肝硬化、未控制的自身免疫病、有严重感染，视网膜疾病，心力衰竭和慢性阻塞性肺部等基础疾病。

相对禁忌证包括甲状腺疾病，既往抑郁症史，未控制的糖尿病、高血压，治疗前中性粒细胞计数<$1.0×10^9$/L 和（或）血小板计数<$50×10^9$/L。

6）监测与处置：IFN-α 治疗者，每月监测全血细胞计数和血清 ALT 水平。12 和 24 周时评估血清 HBV DNA 水平以评价初始应答。HBeAg 阳性者，治疗 12 周、24 周、48 周、治疗后 24 周时监测 HBeAg 和 HBeAb。较理想的转归是 HBeAg 发生血清学转换且血清 ALT 正常、实时 PCR 法检测不到血清 HBV DNA。如发生 HBeAg 血清学转换，须长期随访。如果 HBV DNA 检测不到，发生 HBeAg 血清学转换后 6 个月须监测 HBsAg。如出现原发无应答，需考虑停止干扰素治疗，换用 NAs。HBeAg 阴性者，48 周治疗期间，需监测药物安全性和有效性，病毒学应答（HBV DNA<10^3 拷贝/毫升）与肝病缓解相关。如果检测不到 HBV DNA，6 个月后应检测 HBsAg。

7）不良反应处理：流感样症状，发热、乏力、头痛、肌痛等，可睡前注射 IFN-α，或注射同时服用解热镇痛药。一过性外周血细胞减少，如中性粒细胞绝对计数≤$0.75×10^9$/L 和（或）血小板<$50×10^9$/L，需降低 IFN-α 剂量，1~2 周后复查，如恢复，则可逐渐增加至原量。中性粒细胞绝对计数≤$0.5×10^9$/L 和（或）血小板<$25×10^9$/L，应暂停 IFN-α。对中性粒细胞明显降低者，可试用粒细胞或粒细胞巨噬细胞集落刺激因子（G/GM-CSF）治疗。精神异常，可表现为抑郁、妄想或重度焦虑等。症状严重者及时停药。自身免疫现象，部分患者可出现自身抗体，少部分患者会出现甲状腺疾病、糖尿病、血小板减少、银屑病、白斑、类风湿关节炎和系统性红斑狼疮样综合征等，应请相关科室医师会诊，严重者停药。其他少见的不良反应，间质性肺炎、肾脏损害、心血管并发症、听力下降等，应停止治疗。

（2）核苷（酸）类似物（NAs）

1）治疗中的疗效预测和优化治疗：首选高基因耐药屏障的药物；如果应用低基因耐药屏障的药物，应该进行优化治疗或联合治疗。

2）治疗策略：a. HBeAg 阳性患者，对于 ALT 升高者，建议先观察 3~6 个月，如未发生自发 HBeAg 血清学转换且 ALT 持续升高，考虑抗病毒治疗。药物选择，初治者，优先选用 ETV、TDF 或 Peg IFN。已经开始服用 LAM、LdT 或 ADV 治者，如治疗 24 周后病毒定量>

300 拷贝/毫升，改用 TDF 或加用 ADV 治疗。NAs 的总疗程建议至少 4 年，在达到 HBVDNA 低于检测下限、ALT 复常、HBeAg 血清学转换后，再巩固治疗至少 3 年（每隔 6 个月复查一次）仍保持不变者，可考虑停药，但延长疗程可减少复发。b. HBeAg 阴性患者，抗病毒疗程宜长，停药后肝炎复发率高。药物选择，初治者优先选用 ETV、TDF 或 Peg IFN。已经服用 LAM、LdT 或 ADV 者，建议在抗病毒治疗过程中按照"路线图"概念指导用药，提高疗效、降低耐药。疗程，达到 HBsAg 消失、HBN DNA 低于检测下限，巩固治疗 1 年半（至少 3 次复查，每次间隔 6 月）仍保持不变时，可考虑停药。c. 代偿期和失代偿期肝硬化，中国和亚太肝病指南均建议对于病情已进展至肝硬化者，需长期抗病毒治疗。药物选择，初治者优先推荐 ETV 和 TDF。IFN 禁用于失代偿性者，对代偿期者也慎用。d. 美国肝病指南建议，年龄>40 岁、ALT 正常、HBV DNA 升高（>100 万 IU/mL）、肝活检示有明显炎症坏死或纤维化者进行抗病毒治疗。e. 抗病毒治疗过程中的患者随访（表 5-3）。

表 5-3　抗病毒治疗过程中的检查项目及频率

检查项目	干扰素治疗患者建议检测频率	核苷类药物治疗患者建议检测频率
血常规	治疗第 1 个月每 1~2 周检测 1 次，以后每月检测 1 次至治疗结束	每 6 个月检测 1 次至治疗结束
血生化指标	每月检测 1 次至治疗结束	每 3~6 个月检测 1 次至治疗结束
HBV DNA	每 3 个月检测 1 次至治疗结束	每 3~6 个月检测 1 次至治疗结束
HBsAg/抗-HBs/ HBsAg/抗-HBe	每 3 个月检测 1 次	每 6 个月检测 1 次至治疗结束
甲胎蛋白（AFP）	每 6 个月检测 1 次	每 6 个月检测 1 次至治疗结束
肝硬度测定（LSM）	每 6 个月检测 1 次	每 6 个月检测 1 次至治疗结束
甲状腺功能和血糖	每 3 个月检测 1 次，如治疗前已存在甲状腺功能异常或已患糖尿病，建议每月检查甲状腺功能和血糖水平	根据既往病情决定
精神状态	密切观察，定期评估精神状态；对出现明显抑郁症状和有自杀倾向的患者，应立即停止治疗并密切监护	根据既往病情决定
腹部超声	每 6 个月检测 1 次，肝硬化患者每 3 个月检测 1 次，如超声发现异常，建议行 CT 或 MRI 检查	每 6 个月检测 1 次至治疗结束
其他检查	根据患者病情决定	服用 LdT 的患者，应每 3~6 个月检测 CK；服用 TDF/ADV 者应每 3~6 个月检测肌苷和血磷

治疗期间至少每 3 个月检测 ALT、HBeAg、HBsAg 和 HBV DNA，如用 ADV、TDF 还应监测肾功能（胱抑素 C、血肌酐、尿素氮、血清磷、尿微量蛋白）；应用 LdT，须监测肌酸激酶。

NAs 经肾代谢，推荐对肌酐清除率降低者调整剂量。服用肾毒性药物者和服用 ADV/TDF 者，应监测肾毒性，及时调整药物剂量。

LdT 可致肌肉损害（表现为肌酸激酶升高，严重者伴肌肉酸痛甚至横纹肌溶解），故合并肌炎者应避免使用该药。接受 Peg-IFN 联合 LdT 治者，可发生周围神经病变，应避免联合应用。

曾有 HIV 阳性者服用 TDF 发生骨矿物质密度下降的报道，但需进行长期研究。

慢性 HBV 感染无论处在何种疾病状态，一般 3~6 个月应检测肝脏肿瘤标志物及影像学检查，以及早发现 HCC。

3）治疗结束后的随访：目的是评估停药者抗病毒治疗的长期疗效，监测疾病进展及 HCC 的发生。HCC 筛查建议选择敏感方法，如磁共振检查（MRI），钆塞酸二钠为造影剂的强化 MRI 检查对发现早期肝癌有较高的敏感性和特异性。

不论患者治疗过程中是否获得应答，停药后 3 个月内应每月检测肝功、HBV 血清学标志物及 HBV DNA；后每 3 个月检测肝功能、HBV 血清学标志物及 HBV DNA，至少随访 1 年时间，以便及时发现肝炎复发、肝功能恶化。对于持续 ALT 正常且 HBV DNA 低于检测下限者，至少每年检测 HBV DNA、肝功能、AFP 和腹部彩超（US）检查。对于 ALT 正常、HBV DNA 阳性者，建议每 6 个月检测 ALT、HBV DNA、AFP、US。对于肝硬化者，应每 3 个月检测 AFP 和 US，必要时行 CT/MRI 检查，以便早期发现 HCC。对肝硬化者还应每 1~2 年进行胃镜检查，观察食管胃底静脉曲张的有无及进展情况。

4）耐药管理：大多数接受 NAs 治疗者需长期治疗，这将增加病毒耐药风险。a. 耐药预防，选择强效、低耐药的药物，可预防耐药。建议避免单药序贯治疗，因可筛选出多种 NAs 耐药变异株。起始即选择两种以上药物同时使用联合治疗可能预防或延迟耐药，但何种药物联用能实现最优效价比，尚待进一步明确。b. 耐药预测，多种因素可能与 NAs 耐药发生相关，包括 NAs 种类、初始治疗时 HBV DNA 定量、ALT 水平、肝纤维化或肝硬化基础、曾接受 NAs 治疗等。研究显示早期病毒学应答情况是预测耐药发生率的重要指标。c. 挽救治疗，通常病毒学突破先于生物化学突破，在生物化学突破前进行挽救治疗可免于发生肝炎突发、肝病恶化，建议及时检测耐药位点，根据耐药类型实施挽救治疗（表 5-4）。

表 5-4　NAs 耐药挽救治疗推荐表

耐药种类	推荐药物
LAM/LaT 耐药	换用 TDF，或加用 ADV
ADV 耐药，之前未使用 LAM	换用 ETV，或 TDF
治疗 LAM/LdT 耐药时出现对 ADV 耐药	换用 TDF，或 ETV 加 ADV
ETV 耐药	换用 TDF，或加 ADV
发生多药耐药突变（A181T+N236T+M204V）	ETV+TDF，或 ETV+ADV

5）特殊人群

A. 无应答及应答不佳者：普通或 Peg IFN-α 规范治疗无应答者，可选用 NAs 再治疗。使用耐药基因屏障低的 NAs 治疗后原发无应答或应答不佳者，依从性良好的情况下，应及时调整方案治疗。

B. 化疗和免疫抑制剂治疗者：慢性感染者接受肿瘤化疗或免疫抑制治疗，尤其是大剂量类固醇过程中，有 20%~50% 的患者可出现不同程度的乙型肝炎再活动，重者出现急性肝衰竭甚至死亡。高病毒载量是发生乙型肝炎再活动最重要的危险因素。预防性抗病毒治疗可明显降低乙型肝炎再活动，建议选用强效低耐药的 ETV 或 TDF 治疗。所有因其他疾病而接受化疗或免疫抑制剂治疗者，起始治疗前都应常规筛查 HBsAg、抗-HBc 和 HBV DNA，在开始免疫抑制剂及化疗药物前一周开始应用抗 HBV 治疗。HBsAg 阴性、抗-HBc 阳性者，若使用 B 细胞单克隆抗体等，可考虑预防应用抗 HBV 药物。化疗和免疫抑制剂治疗停止后，应继续 NAs 治疗超过 6 个月。NAs 停用后可出现复发，甚至病情恶化，应注意随访和监测。

C. HBV 和 HCV 合并感染者的治疗：综合患者血清 ALT 水平、HBV DNA 水平、HCV RNA 水平，采取不同方案。对 HBV DNA 低于检测下限，HCV RNA 可检出者参照抗 HCV 方案。HBV DNA 和 HCV RNA 均可检出，先用标准剂量 Peg IFN-α 和利巴韦林治疗 3 个月，如 HBV DNA 下降<2 log 10 IU/mL，建议加用 ETV 或 TDF 治疗；或换用抗 HCV 直接抗病毒药物并加用 ETV 或 TDF 治疗。

D. HBV 和 HIV 合并感染者的治疗：近期不需要进行抗反转录病毒治疗（ART）（CD4[+]T 淋巴细胞>500/ μl）者，如符合 CHB 抗病毒治疗标准，建议选择 Peg IFN-α 或 ADV 抗 HBV 治疗。一过性或轻微 ALT 升高（1~2）×ULN 者，建议肝活检或无创肝纤维化评估。CD4[+]T 淋巴细胞≤500/ μl 时，无论 CHB 处于何种阶段，均应开始 ART，优先选用 TDF 加 LAM，或 TDF 加恩曲他滨（FTC）。正在接受 ART 且治疗有效者，若 ART 方案中无抗 HBV 药物，可加用 NAs 或 Peg IFN-α 治疗。需要改变 ART 方案时，除非患者已获得 HBeAg 血清学转换、并完成足够的巩固治疗，不应当在无有效药物替代前中断抗 HBV 的有效药物。

E. 乙型肝炎导致的肝衰竭：HBsAg 阳性和（或）HBV DNA 阳性的急性和亚急性肝衰竭患者应尽早选择 NAs 治疗，建议选择 ETV 或 TDF，疗程应持续至 HBsAg 发生血清学转换。慢加急或亚急性肝衰竭及慢性肝衰竭者，HBV DNA 阳性就需治疗。肝脏移植者 HBsAg 和（或）HBV DNA 阳性都应治疗，首选 ETV 或 TDF。肝衰竭者抗病毒治疗中应注意监测血浆乳酸水平。

F. 乙型肝炎相关 HCC：建议选择 NAs 治疗，优先考虑 ETV 或 TDF 治疗。因外科手术切除、肝动脉化疗栓塞、放射治疗或消融等治疗可导致 HBV 复制活跃。研究显示，HCC 肝切除术时 HBV DNA 水平是预测术后复发的独立危险因素之一，抗 HBV 治疗可显著延长 HCC 患者的无复发生存期，提高总体生存率。

G. 肝移植者：建议尽早应用强效、低耐药的 NAs 治疗，以防止移植肝再感染 HBV，且应终身使用抗 HBV 药物以防乙型肝炎复发。移植肝 HBV 再感染低风险者（移植前患者 HBV DNA 不可测）可在移植前直接应用 ETV 或 TDF 治疗，术后无须使用 HBIG。移植肝 HBV 再感染高风险者，术中无肝期给予 HBIG，移植后方案为 NAs 联合低剂量 HBIG，其中选择 ETV 或 TDF 联合低剂量 HBIG 能更好抑制术后乙型肝炎复发，已选择其他 NAs 者需密切监测耐药发生，及时调整方案。

H. 妊娠相关情况处理：①有生育要求者，若有治疗适应证，尽量孕前应用 IFN 或 NAs 治疗，以期孕前 6 个月完成治疗。治疗期间应采取可靠避孕措施。对于妊娠期间的 CHB 患者，ALT 轻度升高可密切观察，肝脏病变较重者，在与患者充分沟通并权衡利弊后，可以使用 TDF 或 LDT 抗病毒治疗。②意外妊娠者，如应用 IFN-α 治疗，建议终止妊娠；如应用 NAs，服用妊娠 B 级药物（LdT 和 TDF）或 LAM，在充分沟通、权衡和弊的情况下，可继续治疗；应用 ETV 和 ADV，在充分沟通、权衡利弊的情况下，需换用 TDF 或 LdT 治疗，可继续妊娠。③免疫耐受期妊娠者血清 HBV DNA 高载量是母婴传播的高危因素之一，新生儿标准乙型肝炎免疫预防及母亲有效的抗 HBV 治疗可显著降低母婴传播发生率。妊娠中后期如检测 HBV DNA 载量>2×10[6] IU/mL，与患者充分沟通知情同意基础上，可于妊娠第24~28周开始给予 TDF、LdT 或 LAM 治疗。建议产后停药，停药后可母乳喂养。④男性抗病毒治疗者的生育问题：应用 IFN-α 治疗者，停药后 6 个月可考虑生育；应用 NAs 治疗者，在与患者充分沟通的前提下可考虑生育。

I. 肾损害者：推荐使用 LdT 或 EW 治疗。NAs 治疗是 HBV 相关肾小球肾炎治疗的关键，推荐使用强效、低耐药的药物。对于存在肾损害风险者，NAs 多数以药物原型经肾脏清除，因此，用药时需据患者肾功能受损程度确定给药间隔和（或）剂量调整（具体参考相关药品说明书）。已存在肾脏疾患及其高风险者，尽量避免选择 ADV/TDF。有研究提示 LdT 可能有改善估算肾小球滤过率（eGFR）的作用，机制不明。

（二）其他免疫调节治疗

免疫调节治疗有望成为治疗 HBV 的重要手段，但目前缺乏疗效确切的特异性疗法。胸腺素 $α_1$ 可增强机体非特异性免疫功能，有抗病毒适应证、不能耐受或不愿接受 IFN 或 NAs 治疗者，如有条件，可选择胸腺素 $α_1$ 1.6 mg，皮下注射，每周 2 次，疗程 6 个月。胸腺素 $α_1$ 联合其他抗 HBV 药物的疗效需大样本、随机、对照的临床研究验证。

（三）抗炎、抗氧化治疗

抗炎、抗氧化药物种类包括甘草酸制剂、水飞蓟制剂、五味子制剂、多不饱和卵磷脂制剂、营养支持药物等，其主要通过保护肝细胞膜及细胞器等起作用，改善肝脏生物化学指标，但不能取代抗病毒治疗。ALT 明显升高者或肝组织学明显炎症坏死者，抗病毒治疗基础上可适当应用抗炎保肝药物，不宜同时应用多种药物，以免加重肝脏负担，或因药物相互作用发生不良反应。

（四）抗纤维化治疗

有研究表明，经 IFN-α 或/和 NAs 治疗后，肝组织病理学可见纤维化甚至肝硬化减轻。因此，抗病毒治疗是抗纤维化治疗的基础。多个抗肝纤维化的中药方剂（如扶正化瘀胶囊、复方鳖甲软肝片等）研究显示有一定疗效，但需要进一步进行大样本、随机、双盲临床试验，并进行肝组织学检查，以进一步确定其疗效。

（五）最新研究进展及未来展望

1. 替诺福韦艾拉酚胺富马酸（TAF）　　TAF 是一种核苷酸反转录酶抑制物，也是一种新的 TDF 前体，前期实验证实其安全性和耐受性较好，在降低 HBV DNA 方面与 TDF 相似。在新试验中，TAF 的剂量被确定为每日剂量 25 mg，以进一步观察疗效与安全性。

2. 关于 NAs 和 IFN-α 联合/序贯方案研究　　包括 IFN-α 联合 LAM、ADV、ETV、TDF 治疗，但需要进一步研究其确切疗效及进行成本收益分析。

3. 新的治疗方法及免疫调节治疗

（1）目前有希望药物的作用机制是通过直接作用于 HBV 感染肝细胞，通过诱导 cccDNA 降解或抑制 HBV 进入或抑制病毒蛋白表达而发挥作用。目前已有多种药物在进行研究，如 Bay41-4109、GLS4、NVR-1229 等，而环孢素类似物（钠牛磺胆酸盐协同转运肽抑制剂）未来可能会成为抗 HBV 的药物。

（2）免疫调节治疗：治疗性疫苗试图通过恢复获得性的免疫起作用，其他研究试图通过刺激肝内固有免疫抗病毒，但尚需进一步研究其疗效和安全性。

（王　振）

第三节　细菌性肝脓肿

细菌性肝脓肿是细菌所致的肝化脓性疾病，近年来，由于诊断技术的进步、有效抗生素品种增多及创伤性较小的经皮穿刺脓肿置管引流术的应用，治愈率有显著提高，预后也大有改观。

一、感染途径

1. 胆管感染　胆管逆行感染是细菌性肝脓肿的主要病因。如肝内、外胆管结石，化脓性胆管炎，肝内胆囊炎，急性胰腺炎。其中20%与胆总管、胰腺管、壶腹部恶性肿瘤，胆囊癌等疾病有关。多系分布于肝两叶的多发性脓肿。

2. 直接蔓延或感染　由胃、十二指肠溃疡或胃癌性溃疡穿透至肝，膈下脓肿、胆囊积脓直接蔓延至肝而发病。经肝动脉插管灌注化疗药物引起肝动脉内壁或肝组织损伤、坏死等也可引起。

3. 门静脉血源性感染　20世纪30年代以前，细菌性肝脓肿最主要原因是化脓性阑尾炎，细菌沿门静脉血流到达肝而引起，由此所致的肝脓肿现已少见。此外，多发性结肠憩室炎、Crohn病、肠瘘也可经门脉导致肝脓肿发生，但国内少见。

4. 肝动脉血源性感染　体内任何器官或部位的化脓性病灶、菌血症如金黄色葡萄球菌败血症都有可能经肝动脉而致细菌性肝脓肿。此种肝脓肿常被原发病掩盖而漏诊。

5. 转移性肝癌　胰腺癌、胆管癌、前列腺癌出现坏死时，经血道也可引起细菌性肝脓肿。

6. 腹部创伤　除肝直接受刀、枪弹伤外，肝区挫伤也可引致发病。既往腹部手术史。

7. 隐源性　据估计，约有15%的细菌性肝脓肿的起因为隐源性。

8. 其他因素　近年发现老年人细菌性肝脓肿有所增多，这可能与糖尿病、心血管疾病、肿瘤、胰腺炎等在老年人发病率高有关。

二、致病菌

从胆系和门静脉入侵多为大肠埃希菌、肺炎克雷伯或其他革兰阴性杆菌；从肝动脉入侵多为革兰阳性球菌，如链球菌、金黄色葡萄球菌等；厌氧菌如微需氧性链球菌、脆弱杆菌、梭状芽孢菌也有发现。在长期应用激素治疗免疫功能减退患者时，经化学治疗的肝转移癌患者中，也有霉菌引起的霉菌性肝脓肿。多数细菌性肝脓肿由单种细菌感染，20%由两种细菌甚至多种细菌混合感染。

三、临床表现与诊断

临床表现轻重不一，与脓肿的数量、体积、肝受累的范围、是否有并发疾病有关。发热、寒战最常见，体温多在38.0 ℃以上。呈稽留型、弛张型或不规则热，伴大汗。右上腹、肝区或右下胸部疼痛。多为持续性钝痛，可放射至右侧腰背部，于咳嗽或深呼吸时加剧。有恶心、呕吐、腹泻、食欲缺乏、消瘦、乏力、全身衰弱等脓毒症表现。多发性肝脓肿易出现黄疸。

肝增大，有叩击痛。有时似可触及非实性包块。胸部听诊偶可发现胸膜或心包摩擦音、肺部湿啰音或胸腔积液征象。部分伴有轻度脾增大。

贫血常见，白细胞增高，多$>10 \times 10^9/L$，中性粒细胞明显升高。50%患者转氨酶增高，可有总胆红素增高，90%患者碱性磷酸酶升高。不少患者清蛋白$<30\ g/L$，球蛋白增高。

胸部 X 线检查可见患侧膈肌抬高，运动受限，少量胸腔积液等。腹部超声可了解病变部位、大小、性质等。CT 能发现 2 cm 以上的病灶，为低密度不均匀，形态多样化，单发或多发边界较清楚的圆形病灶。MRI 能发现 1 cm 以上的病灶，多微小脓肿可获早期诊断。对于不典型的肝脓肿进行肝穿刺活检，可提供重要的诊断线索。

四、治疗

（一）抗菌治疗

利用脓肿穿刺尽可能获得病原学结果。对穿刺标本进行常规及厌氧菌培养，细菌革兰染色涂片，还应依据临床加做真菌培养。根据菌种和药敏结果，选用抗生素。革兰阴性杆菌感染常用药物为碳青霉烯类、第三代头孢+酶抑制药；厌氧菌感染可选用替硝唑、哌拉西林等；肠球菌感染常用万古霉素、替考拉宁等；对致病菌尚未明确时，可针对革兰阴性杆菌及革兰阳性球菌进行联合治疗。

（二）经皮穿刺排脓或置管引流

穿刺排脓可以帮助确定诊断，并为置管引流做准备。先超声定位穿刺点，避开血管、胆管和重要器官，患者屏住呼吸，穿刺针在超声引导下进入脓肿内，置入导引钢丝，再在钢丝外套入猪尾巴导管，导管先端位于脓肿的最低部位后固定好导管。先抽脓后做闭式持续引流。脓液过于黏稠时用盐水或含抗生素液间断冲洗。脓腔过大、脓液过多影响排脓时换用管腔较大的导管，或在原引流导管附近再放置一导管。以后观察脓腔大小的改变直至闭合为止。对多发性脓肿可同时 1 次多处穿刺引流排脓治疗。

穿刺置管引流术的侵袭性小，较安全，在有效的抗菌治疗配合下，治愈率高。置管引流失败的原因有引流导管放置位置欠佳，引流不畅；脓液黏稠，堵塞导管或脓液过多，此时需换用较粗引流管进行排脓；脓腔多发，深部脓腔未能引流；或脓腔壁纤维化增厚以致脓腔不能塌陷闭合。

（三）手术切开引流

20 世纪 60 年代前，细菌性肝脓肿主要采用手术切开引流，病死率高，可达 40%。近年来认为对胆管有病变而直接种植引起的或已经置管引流而脓腔久治不愈合者，可考虑手术切开引流。切开引流术前应了解脓肿的数目及部位，并进行详细的超声检查以确定肝内、外胆管系统有无病变。无论采用前方或侧腹部切口，经腹膜腔或腹膜外途径，都应充分显露肝叶的前面及后面，才不致将深部小脓肿遗漏。对置管或切开引流效果较差的慢性厚壁性脓肿，或有出血危险的左叶脓肿，可做部分肝切除术。

（王　振）

第四节　阿米巴肝脓肿

人感染溶组织内阿米巴包囊后，阿米巴原虫侵入肠黏膜下层，随之进入黏膜下小血管和淋巴管，再随血流和淋巴液迁徙到肝形成肝脓肿。

阿米巴肝脓肿可仅数毫米至数厘米大，若治疗延迟脓肿体积可扩大，直径可达 10 cm 以上。脓肿中心为果酱色混浊黏稠液体，由液化溶解的肝细胞等组成，一般无气味。继发感染后，呈黄色脓样，有臭味。液体的周围为残存的肝基质。外层为脓肿壁及其周围的正常肝组织，可发现有阿米巴虫体侵蚀其间。多数脓肿位于右叶，左叶仅占 15% 左右。

一、临床表现

多见于青壮年男性农民。发病缓慢，多数无典型肠阿米巴病史，甚至无腹泻病史。

肝区疼痛或不适是最常见症状，多为钝痛，肝顶部脓肿疼痛可放射至右肩背部，呼吸、咳嗽时加重。肝增大，有压痛及叩击痛。右叶包膜下肝脓肿常致邻近肋间隙饱满，微隆起，肋间隙增宽，表面皮肤水肿，隆起最高处常压痛最明显。畏寒、发热，很少有寒战发作。热型多不规则，可呈弛张热，少数无发热或仅轻微体温升高。呼吸道症状可有刺激性咳嗽，咳白色黏痰；检查可见右下胸膜炎，右下肺呼吸音减低等。其他如恶心、食欲下降、腹胀、乏力等常见，黄疸少见，贫血和下肢水肿可见于重症患者。

实验室检查有白细胞及中性粒细胞增高，与细菌性肝脓肿相似，阿米巴肝脓肿继发细菌性感染时更高。肝功能试验大致正常，脓肿巨大时，人血清蛋白可明显降低。

二、病原学检查

1. 粪便检查　收集粪样的容器要洁净，应选择有黏液、脓、血的粪便取样送检，粪便检到溶组织内阿米巴包囊或滋养体时，只能作为带虫者或肠阿米巴病患者诊断依据，不能直接诊断为阿米巴肝脓肿。

2. 血清学检查　可用间接血凝试验、间接荧光抗体试验、酶联免疫吸附试验等。血清学检查阴性临床意义大，可排除阿米巴肝脓肿或现症阿米巴肠病感染，而阳性只能为阿米巴肝脓肿的诊断提供线索。

三、诊断

胸部 X 线检查可见右膈抬高，肝影增大，膈肌运动受限，其征象与细菌性肝脓肿不易区分。B 超检查与细菌性肝脓肿超声图像也不易区分。脓液积聚时，阿米巴肝脓肿的脓腔中心为无回声区或低回声区。中心液体周围为一圈异常组织反应区，呈现边界不清晰不规则低回声区。脓腔壁毛糙不规则，并有不同程度后方增强。在 B 超引导下定位穿刺抽脓可确定诊断。典型脓液呈巧克力或果酱色，混浊液体，一般为无菌。显微镜下所见为细胞碎片或无定形物，不含或少含脓细胞。脓肿穿刺液标本中，较容易发现阿米巴滋养体。

四、治疗

1. 抗阿米巴治疗　甲硝唑是治疗阿米巴肝脓肿最安全而有效的药物。剂量是 0.4~0.6 g，每日 3 次。可连续服用 3~4 周，根据脓肿体积消长调整剂量。

2. 肝穿刺排脓　国外报道阿米巴肝脓肿无需经皮肝穿刺置管引流，而只用药物治疗即可痊愈，国内多认为肝穿刺排脓有加速愈合、缩短住院治疗天数的作用。但反复穿刺必须注意无菌操作，避免继发感染。对于巨大的肝脓肿，位于肝表浅的脓肿或有穿破先兆者，应行肝穿刺排脓，以预防严重并发症发生。

3. 手术　手术适应证为内科治疗无效，左叶脓肿，或脓肿破裂而诊断不能确定者。

（丁海彦）

第六章

胃肠道感染和食物中毒

第一节　细菌性痢疾

细菌性痢疾简称菌痢，是由志贺菌（也称痢疾杆菌）引起的肠道传染病，故亦称为志贺菌病。主要通过消化道传播，终年散发，夏秋季可流行。其主要病理变化为直肠、乙状结肠的炎症与溃疡，主要临床表现为腹痛、腹泻、排黏液脓血便以及里急后重等，可伴有发热及全身毒血症状，严重者可出现感染性休克和（或）中毒性脑病。一般为急性，少数迁延成慢性。由于志贺菌各血清型之间无交叉免疫，且病后免疫力差，故可多次感染。

一、病原学

志贺菌属于肠杆菌科志贺菌属，为革兰阴性短小杆菌，有菌毛，无鞭毛，无荚膜及芽孢，兼性厌氧，但最适宜于需氧生长。营养要求不高，在普通琼脂平板上经过 24 h 生长，形成直径达 2 mm 大小、半透明的光滑型菌落。志贺菌属中的宋内志贺菌通常出现扁平的粗糙型菌落。

（一）抗原结构

志贺菌血清型繁多，根据生化反应和 O 抗原的不同，将志贺菌属分为 4 群 40 余个血清型（包括亚型）（表 6-1）。福氏志贺菌感染易转为慢性；宋内志贺菌感染引起症状轻，多呈不典型发作；痢疾志贺菌的毒力最强，可引起严重症状。我国目前以福氏和宋内志贺菌居多，某些地区仍有痢疾志贺菌流行。

表 6-1　志贺菌属的分类

菌种	群	型	亚型	甘露醇	鸟氨酸脱羧酶
痢疾志贺菌（S. dysenteriae）	A	1~10	8a, 8b, 8c	-	-
福氏志贺菌（S. flexneri）	B	1~6, x, y 变型　1a, 1b, 2a, 2b, 3a, 3b, 4a, 4b		+	-
鲍氏志贺菌（S. boydii）	C	1~18	—	+	-
宋内志贺菌（S. sonnei）	D	1	—	+	+

（二）抵抗力

志贺菌的抵抗力比其他肠道杆菌弱，在 60 ℃ 10 min 死亡，阳光直射 30 min 死亡，志贺菌对酸和一般消毒剂敏感。D 群宋内志贺菌抵抗力最强，A 群痢疾志贺菌抵抗力最弱。在粪便中由于其他肠道菌产酸或噬菌体的作用，使其在数小时内死亡，故粪便标本应迅速送检。但在污染物品及瓜果、蔬菜上可存活 10～20 天。在适宜的温度下，可在水及食品中繁殖，引起水型和食物型的暴发流行。由于抗生素的广泛应用，志贺菌的多重耐药性问题日益严重。

（三）致病物质

志贺菌的致病物质主要是侵袭力和内毒素，有的菌株还可产生外毒素。

1. 侵袭力 志贺菌先黏附并侵入位于派伊尔淋巴结（Peyer's patch）的 M 细胞，然后通过Ⅲ型分泌系统向上皮细胞和巨噬细胞分泌 4 种蛋白，诱导细胞膜凹陷，导致细菌的内吞。志贺菌能溶解吞噬小泡，进入细胞质内生长繁殖。通过宿主细胞内肌动纤维的重排，推动细菌进入临近细胞，开始细胞到细胞的传播。这样，细菌逃避了免疫的清除作用，并通过诱导细胞程序性死亡从吞噬中得以存活。在这一过程中，引起 IL-1β 的释放，吸引多形核白细胞到感染组织，破坏了肠壁完整性，细菌从而得以到达深层的上皮细胞，加速细菌的扩散。

2. 内毒素 志贺菌所有菌株都可产生内毒素。内毒素作用于肠黏膜，使其通透性增高，进一步促进对内毒素的吸收，引起发热、意识障碍，甚至中毒性休克等症状。内毒素破坏肠黏膜可导致炎症、溃疡，形成典型的黏液脓血便。内毒素还能作用于肠壁自主神经系统，使肠功能发生紊乱，肠蠕动失调和肠道痉挛。尤其是直肠括约肌痉挛最明显，因而出现腹痛和里急后重等症状。

3. 外毒素 又称为志贺毒素（Stx），不仅可由痢疾志贺菌 1 型、2 型（施密茨型）产生，还可由福氏志贺菌 2 a 型产生。志贺毒素有肠毒性、细胞毒性和神经毒性，分别导致相应的临床症状。①肠毒性：具有类似大肠埃希菌、霍乱弧菌肠毒素的作用，可以解释疾病早期出现的水样腹泻。②细胞毒性：对人肝细胞、HeLa 细胞和 Vero 细胞均有毒性，其中以HeLa 细胞最为敏感。③神经毒性：将其注射入家兔体内，48 h 即可引起动物麻痹，严重的痢疾志贺菌感染可引起中枢神经系统病变，并可能致命。

志贺毒素由位于染色体上的 StxA 和 StxB 基因编码，由 1 个 A 亚单位和 5 个 B 亚单位组成。B 亚单位与宿主细胞糖脂（Gb3）结合，导入细胞内的 A 亚单位可以作用于 60 S 核糖体亚单位的 28S rRNA，阻止与氨酰 tRNA 的结合，导致蛋白质合成中断。毒素作用的基本表现是上皮细胞的损伤，在少数患者可介导肾小球内皮细胞的损伤，导致溶血尿毒综合征。

二、流行病学

（一）传染源

包括急、慢性菌痢患者和带菌者。急性典型菌痢患者排菌量大，传染性强；非典型患者仅有轻度腹泻，往往诊断为肠炎，容易误诊。慢性菌痢病情迁延不愈，排菌时间长，可长期储存病原体。由于非典型患者、慢性菌痢患者及无症状带菌者发现和管理比较困难，在流行中起着不容忽视的作用。

（二）传播途径

本病主要经粪–口途径传播。志贺菌随患者粪便排出后，通过手、苍蝇、食物和水，经口感染。另外，还可通过生活接触传播，即接触患者或带菌者的生活用具而感染。

食物型与水型传播可引起暴发流行。食物型传播多发生于夏季，可因进食受污染的凉拌菜、冰棒、豆浆和肉汤等感染。水型暴发不受当地流行季节特点的限制，凡有构成粪便污染水源的条件（如降雨、化雪后）均可造成水型暴发。

（三）人群易感性

人群普遍易感。病后可获得一定的免疫力，但持续时间短，不同菌群及血清型间无交叉保护性免疫，可反复感染。年龄分布有 2 个高峰，第一个高峰为学龄前儿童，第二个高峰为青壮年。

（四）流行特征

菌痢主要集中发生在发展中国家，尤其是医疗条件差且水源不安全的地区。在志贺菌感染者中，约 70% 的患者和 60% 的死亡患者均为 5 岁以下儿童。我国目前菌痢的发病率仍显著高于发达国家，但发病率有逐年下降的趋势。

我国各地区菌痢发生率差异不大。终年散发，但有明显的季节性，一般从 5 月开始上升，8~9 月达高峰，10 月以后逐渐下降。本病夏秋季发病率升高可能和降雨量大、苍蝇多，以及进食生冷瓜果食品的机会增加有关。

三、发病机制与病理解剖

（一）发病机制

志贺菌进入机体后的发展过程取决于细菌数量、致病力和人体抵抗力相互作用的结果。

志贺菌进入消化道后，大部分被胃酸杀死，少数进入下消化道的细菌也可因正常菌群的拮抗作用、肠道分泌型 IgA 的阻断作用而不能致病。致病力强的志贺菌即使 10~100 个细菌进入人体也可引起发病。当人体抵抗力下降时，少量细菌也可致病。起病时常先有水样腹泻，然后出现痢疾样大便。志贺菌如何引起水样腹泻的机制尚不完全清楚。该菌在小肠和大肠中均可增殖，但在小肠内不引起侵袭性病变，所产生的肠毒素引起水样腹泻。由于不同的人或动物的肠上皮细胞上肠毒素受体数量不相同，所以人或动物感染等量细菌后，有的出现水样腹泻症状，有的则不出现。志贺菌侵袭结肠黏膜上皮细胞后，经基底膜进入固有层，并在其中繁殖、释放毒素，引起炎症反应和小血管循环障碍，炎性介质的释放使志贺菌进一步侵入并加重炎症反应，结果导致肠黏膜炎症、坏死及溃疡，但很少进入黏膜下层，一般不侵入血循环引起败血症。

中毒性菌痢主要见于儿童，各型志贺菌都有可能引起，发病机制尚不十分清楚，可能和机体产生强烈的过敏反应有关。志贺菌内毒素可作用于肾上腺髓质及兴奋交感神经系统释放肾上腺素、去甲肾上腺素等，使小动脉和小静脉发生痉挛性收缩。内毒素还可直接作用或通过刺激网状内皮系统，使组氨酸脱羧酶活性增加，或通过溶酶体释放，导致大量血管扩张物质释放，使血浆外渗，血液浓缩；还可使血小板聚集，释放血小板因子 3，促进血管内凝血，加重微循环障碍。微血管痉挛、缺血和缺氧，导致 DIC、多器官功能衰竭和脑水肿。可迅速发生循环和呼吸衰竭，若抢救不及时，往往造成死亡。

（二）病理解剖

菌痢的肠道病变主要发生于大肠，以乙状结肠与直肠为主，严重者可以波及整个结肠及回肠末端。少数病例回肠部的损害可以较结肠明显，甚至直肠病变轻微或接近正常。

急性菌痢的典型病变过程为初期的急性卡他性炎，随后出现特征性假膜性炎和溃疡，最后愈合。肠黏膜的基本病理变化是弥漫性纤维蛋白渗出性炎症。早期黏液分泌亢进，黏膜充血、水肿，中性粒细胞和巨噬细胞浸润，可见点状出血。病变进一步发展，肠黏膜浅表坏死，表面有大量纤维素，与坏死组织、炎症细胞、红细胞及细菌一起形成特征性的假膜。假膜首先出现于黏膜皱襞的顶部，呈糠皮状，随着病变的扩大可融合成片。大约一周，假膜脱落，形成大小不等、形状不一的"地图状"溃疡，溃疡多浅表。病变趋向愈合时，缺损得以修复。轻症病例肠道仅见弥漫性充血水肿，肠腔内含有黏液血性渗出液。肠道严重感染可引起肠系膜淋巴结肿大，肝、肾等实质脏器损伤。

中毒性菌痢肠道病变轻微，多数仅见充血水肿，个别病例结肠有浅表溃疡，突出的病理改变为大脑及脑干水肿、神经细胞变性。部分病例肾上腺充血，肾上腺皮质萎缩。

慢性菌痢肠道病变此起彼伏，新旧病灶同时存在。由于组织的损伤修复反复进行，慢性溃疡边缘不规则，黏膜常过度增生而形成息肉。肠壁各层有慢性炎症细胞浸润和纤维组织增生，乃至瘢痕形成，从而使肠壁不规则增厚、变硬，严重的病例可致肠腔狭窄。

四、临床表现

潜伏期一般为1~4天，短者数小时，长者可达7天。菌痢患者潜伏期长短和临床症状的轻重主要取决于患者的年龄、抵抗力、感染细菌的数量、毒力及菌型等因素。所以任何一个菌型，均有轻、中、重型。但大量病例分析显示，痢疾志贺菌引起的症状较重，根据最近国内个别地区流行所见，发热、腹泻、脓血便持续时间较长，但大多预后良好。宋内菌痢疾症状较轻，非典型病例多，易被漏诊和误诊，以儿童病例较多。福氏菌痢介于两者之间，但排菌时间较长，易转为慢性。

根据病程长短和病情轻重可以分为下列各型。

（一）急性菌痢

根据毒血症及肠道症状轻重，可以分为4型：

1. 普通型（典型）　急起畏寒、高热，伴头痛、乏力、食欲减退，并出现腹痛、腹泻，多先为稀水样便，1~2天后转为黏液脓血便，每日10余次至数十次，大便量少，有时纯为脓血便，此时里急后重明显。部分病例开始并无稀水样便，以脓血便开始。患者常伴肠鸣音亢进，左下腹压痛。自然病程为1~2周，多数可自行恢复，少数转为慢性。

2. 轻型（非典型）　全身毒血症状轻微，可无发热或仅低热。表现为急性腹泻，每日排便10次以内，稀便有黏液，可无脓血。有轻微腹痛及左下腹压痛，里急后重较轻或缺如。一周左右可自愈，少数转为慢性。

3. 重型　多见于老年、体弱及营养不良者，急起发热，腹泻每天30次以上，为稀水脓血便，偶尔排出片状假膜，甚至大便失禁，腹痛、里急后重明显。后期可出现严重腹胀及中毒性肠麻痹，常伴呕吐，严重失水可引起外周循环衰竭。部分病例表现为中毒性休克，体温不升，常有酸中毒和水、电解质平衡失调，少数患者可出现心、肾功能不全。由于肠道病变严重，偶见志贺菌侵入血循环，引起败血症。

4. 中毒性菌痢　以2~7岁儿童为多见，成人偶有发生。起病急骤，病势凶险，突起畏寒、高热，体温39~41℃或更高，同时出现烦躁、谵妄、反复惊厥，继而出现面色苍白、四肢厥冷，迅速发生中毒性休克。惊厥持续时间较长者可导致昏迷，甚至呼吸衰竭。临床以严重毒血症状、休克和（或）中毒性脑病为主，而局部肠道症状很轻或缺如。开始时可无腹痛及腹泻症状，常于发病数小时后才出现痢疾样大便，部分病例肠道症状不明显，往往需经灌肠或肛拭子检查方得以确诊。按临床表现可分为以下三型。

（1）休克型（周围循环衰竭型）：较为常见，以感染性休克为主要表现。表现为面色苍白、四肢厥冷、皮肤花斑、发绀、心率快、脉细速甚至不能触及，血压逐渐下降甚至测不出，并可出现心、肾功能不全及意识障碍等。重型病例休克不易逆转，并发 DIC、肺水肿等，可致外周性呼吸衰竭或多脏器功能损害（MSOF），危及生命。

（2）脑型（呼吸衰竭型）：中枢神经系统症状为主要临床表现。由于脑血管痉挛，引起脑缺血、缺氧，导致脑水肿、颅内压增高，甚至脑疝。患者可出现剧烈头痛、频繁呕吐，典型呈喷射状呕吐；面色苍白、口唇发灰；血压可略升高，呼吸与脉搏可略减慢；伴嗜睡或烦躁等不同程度意识障碍。严重者可出现中枢性呼吸衰竭，表现为反复惊厥、血压下降、脉细速、呼吸节律不齐、深浅不均等；瞳孔不等大，可不等圆，或忽大忽小，对光反射迟钝或消失，肌张力增高，腱反射亢进，可出现病理反射；意识障碍明显加深，直至昏迷。此型较为严重，病死率高。

（3）混合型：此型兼有上两型的表现，病情最为凶险，病死率很高（90%以上）。该型实质上包括循环系统、呼吸系统及中枢神经系统等多脏器功能损害与衰竭。

（二）慢性菌痢

菌痢反复发作或迁延不愈达 2 个月以上者，即为慢性菌痢。菌痢慢性化可能是由于以下原因：①人体因素，患者抵抗力低下，如原有营养不良、胃肠道慢性疾病、肠道分泌性 IgA 减少导致的抵抗力下降或急性期未获得有效治疗。②细菌因素，如福氏志贺菌感染易发展为慢性，有些耐药性菌株感染也可引起慢性菌痢。根据临床表现可以分为三型。

1. 慢性迁延型 急性菌痢发作后，迁延不愈，时轻时重。长期出现腹痛、腹泻、稀黏液便或脓血便，或便秘与腹泻交替出现。常有左下腹压痛，可扪及增粗的乙状结肠，呈条索状。长期腹泻可导致营养不良、贫血、乏力等。大便常间歇排菌。

2. 急性发作型 有慢性菌痢史，间隔一段时间又出现急性菌痢的表现，但发热等全身毒血症状不明显。常因进食生冷食物或受凉、受累等因素诱发。

3. 慢性隐匿型 有急性菌痢史，无明显临床症状，但大便培养可检出志贺菌，结肠镜检可发现黏膜炎症或溃疡等病变。

慢性菌痢中以慢性迁延型最为多见，急性发作型次之，慢性隐匿型比较少见。

五、实验室检查

（一）一般检查

1. 血常规 急性菌痢白细胞总数可轻至中度增多，以中性粒细胞为主，可达（10~20）× 10^9/L。慢性患者可有贫血表现。

2. 粪便常规 粪便外观多为黏液脓血便，镜检可见白细胞（≥15 个/高倍视野）、脓细胞和少数红细胞，如有巨噬细胞则有助于诊断。

（二）病原学检查

1. 细菌培养 粪便培养出痢疾杆菌对诊断及指导治疗都有重要价值。在抗菌药物使用前采集新鲜标本，取脓血部分及时送检和早期多次送检均有助于提高细菌培养阳性率。采取标本时期也可影响阳性结果，发病第 1 日阳性率最高，可达 50%，第 6 日降至 35%，第 10 日为 14.8%。

2. 特异性核酸检测　采用核酸杂交或聚合酶链反应（PCR）可直接检查粪便中的痢疾杆菌核酸，灵敏度高、特异性强、快速简便、对标本要求低，是较有发展前途的方法，但目前临床较少使用。

（三）免疫学检查

采用免疫学方法检测抗原具有早期、快速的优点，对菌痢的早期诊断有一定帮助，但由于粪便中抗原成分复杂，易出现假阳性。荧光抗体染色技术为快速检查方法之一，较细胞培养灵敏。国内采用免疫荧光菌球法，方法简便，灵敏性及特异性均高，采样后 8 h 即可做出诊断，且细菌可继续培养并做药敏试验。

（四）其他检查

乙状结肠镜检查可见：急性期肠黏膜弥漫性充血、水肿，大量渗出，有浅表溃疡，有时有假膜形成；慢性期肠黏膜呈颗粒状，可见溃疡或息肉形成，自病变部位刮取分泌物做培养，可提高检出率。

另外，X 线钡剂检查在慢性期患者可见肠道痉挛、动力改变、袋形消失、肠腔狭窄、肠黏膜增厚或呈节段状。

六、并发症

菌痢的肠外并发症并不多见。

（一）志贺菌败血症

发病率为 0.4%~7.5%，主要见于婴幼儿、有营养不良或免疫功能低下者。福氏志贺菌引起者多见。其临床主要为严重的菌痢表现，严重病例可有溶血性贫血、感染性休克、溶血性尿毒综合征、肾衰竭及 DIC。其病死率远高于普通菌痢。死亡原因主要是感染性休克及溶血性尿毒综合征。血培养志贺菌阳性可确诊。

（二）溶血尿毒综合征

主要见于痢疾志贺菌感染，主要表现为溶血性贫血、血小板减少和急性肾衰竭等症状。有些病例开始时有类白血病反应，继而出现溶血性贫血及 DIC。部分病例出现急性肾衰竭，肾脏大小动脉均有血栓及肾皮质坏死，肾小球及动脉壁有纤维蛋白沉积，约半数病例鲎试验阳性，多数病例血清中免疫复合物阳性。本病预后较差。

（三）关节炎

急性期或恢复期偶可并发大关节的渗出性关节炎，局部肿胀疼痛，无后遗症，与菌痢严重程度关系不大，可能是变态反应所致。用激素治疗可以迅速缓解。

（四）赖特综合征

以关节炎、尿道炎和结膜炎三联征为特征的一种特殊临床类型反应性关节炎，常表现为突发性急性关节炎并且伴有独特的关节外皮肤黏膜症状。眼部炎症及尿道炎于数天至数周内消失，关节炎症状可长达数月至数年。

后遗症主要是神经系统后遗症，可产生耳聋、失语及肢体瘫痪等症状。

七、诊断

通常根据流行病学史，症状体征及实验室检查进行综合诊断，确诊依赖于病原学的检查。菌痢多发于夏秋季，有不洁饮食或与菌痢患者接触史。急性期临床表现为发热、腹痛、腹泻、里急后重及黏液脓血便，左下腹有明显压痛。慢性菌痢患者则有急性痢疾史，超过 2 个月未愈。中毒性菌痢以儿童多见，有高热、惊厥、意识障碍及呼吸、循环衰竭，起病时胃肠道症状轻微，甚至无腹痛、腹泻，常需盐水灌肠或肛拭子行粪便检查方可诊断。粪便镜检有大量白细胞（≥15 个/高倍视野）、脓细胞及红细胞即可诊断。确诊有赖于粪便培养出痢疾杆菌。

八、鉴别诊断

菌痢应与多种腹泻性疾病相鉴别，中毒性菌痢则应与夏秋季急性中枢神经系统感染或其他病因所致的感染性休克相鉴别。

（一）急性菌痢

将急性菌痢与下列疾病相鉴别。

1. 急性阿米巴痢疾　鉴别要点参见表 6-2。

表 6-2　细菌性痢疾与急性阿米巴痢疾的鉴别

鉴别要点	细菌性痢疾	急性阿米巴痢疾
病原体	志贺菌	溶组织内阿米巴滋养体
流行病学	散发性，可流行	散发性
潜伏期	数小时至 7 天	数周至数月
临床表现	多有发热及毒血症状，腹痛重，有里急后重，腹泻每日十多次或数十次，多为左下腹压痛	多不发热，少有毒血症状，腹痛轻，无里急后重，腹泻每日数次，多为右下腹压痛
粪便检查	便量少，黏液脓血便，镜检有大量白细胞及红细胞，可见吞噬细胞。粪便培养有志贺菌生长	便量多，暗红色果酱样便，腥臭味浓，镜检白细胞少，红细胞多，有夏科-莱登晶体。可找到溶组织内阿米巴滋养体
血白细胞	总数及中性粒细胞明显增多	早期略增多
结肠镜检查	肠黏膜弥漫性充血、水肿及浅表溃疡，病变以直肠、乙状结肠为主	肠黏膜大多正常，其中有散在深切溃疡，其周围有红晕，病变主要在盲肠、升结肠，其次为乙状结肠和直肠

2. 其他细菌性肠道感染

（1）空肠弯曲菌肠炎：有发热、腹痛、腹泻或有脓血黏液便。少数人可有家禽或家畜接触史，依靠临床表现和粪便镜检常难鉴别。需采用特殊培养基在微需氧环境中分离病菌。

（2）侵袭性大肠埃希菌（EIEC）感染：本病发病季节与临床症状极似菌痢，也表现为发热、腹泻、脓血便，重者类似中毒性菌痢的表现。鉴别需依据粪便培养出致病菌。

3. 细菌性胃肠型食物中毒　因进食被沙门菌、金黄色葡萄球菌、副溶血弧菌、大肠埃希菌等病原菌或它们产生的毒素污染的食物引起。有进食同一食物集体发病史，大便镜检通常白细胞不超过 5 个/高倍视野。确诊有赖于从可疑食物及患者呕吐物、粪便中检出同一细菌或毒素。

4. 急性肠套叠　多见于小儿。婴儿肠套叠早期无发热，因腹痛而阵阵啼哭，发病数小时后可排出血便，镜检以红细胞为主，腹部可扪及包块。

5. 急性出血坏死性小肠炎　多见于青少年。有发热、腹痛、腹泻及血便。毒血症严重，短期内出现休克。大便镜检以红细胞为主。常有全腹压痛及严重腹胀。大便培养无志贺菌生长。

（二）中毒性菌痢

1. 休克型　其他细菌亦可引起感染性休克需与本型鉴别，例如金葡菌败血症或革兰阴性杆菌败血症引起的休克，患者常有原发病灶如疖痈等，或胆囊、泌尿道感染。血及大便培养检出不同致病菌有助于鉴别。

2. 脑型

（1）流行性乙型脑炎（简称乙脑）：也多发于夏秋季，且有高热、惊厥、昏迷等症状。乙脑起病后病情发展略缓，循环衰竭少见，意识障碍及脑膜刺激征明显，脑脊液可有蛋白及白细胞增高，乙脑病毒特异性 IgM 阳性可助鉴别。

（2）流行性脑脊髓膜炎（简称流脑）：流脑多发于冬末春初，多可见皮肤黏膜瘀点瘀斑，且常有头痛、颈项强直等中枢神经系统感染症状。

（三）慢性菌痢

慢性菌痢需与下列疾病相鉴别，确诊依赖于特异性病原学检查、病理和结肠镜检。

1. 直肠癌与结肠癌　直肠癌或结肠癌常合并有肠道感染，当有继发感染时可出现腹泻和脓血便。所以凡是遇到慢性腹泻患者，不论何种年龄，都应该常规肛门指检和乙状结肠镜检查，对疑有高位肿瘤应行钡剂 X 线检查或纤维结肠镜检查。

2. 血吸虫病　可有腹泻与脓血便。有流行区疫水接触史，常伴肝大及血中嗜酸性粒细胞增多，粪便孵化与直肠黏膜活检压片可获得阳性结果。

3. 非特异性溃疡性结肠炎　病程长，有脓血便或伴发热，乙状结肠镜检查肠黏膜充血、水肿及溃疡形成，黏膜松脆易出血。常伴有其他自身免疫性疾病表现，抗菌痢治疗无效。

九、预后

大部分急性菌痢患者于 1~2 周内痊愈，只有少数患者转为慢性或带菌者。中毒性菌痢预后差，病死率较高。预后和下列因素有关：年老体弱、婴幼儿及免疫功能低下患者并发症多，预后相对差；中毒性菌痢病死率较高；痢疾志贺菌引起症状较为严重，而福氏志贺菌易致慢性，耐药性菌株则影响疗效；治疗及时、合理者预后好。

十、治疗

（一）急性菌痢

1. 一般治疗　消化道隔离至临床症状消失，大便培养连续 2 次阴性。毒血症状重者必须卧床休息。饮食以流食为主，忌食生冷、油腻及刺激性食物。

2. 抗菌治疗　轻型菌痢患者在充分休息、对症处理和医学观察的条件下可不用抗菌药物，严重病例则需应用抗生素，因其既可缩短病程，又可减少带菌时间。近年来志贺菌对多种抗生素的耐药性逐年增长，并呈多重耐药性。因此，应根据当地流行菌株药敏试验或大便培养的结果进行选择，并且在一定地区内应注意轮换用药。抗生素治疗的疗程一般为 3~5 天。

常用药物包括以下几种：

（1）喹诺酮类药物：抗菌谱广，口服吸收好，副作用小，耐药菌株相对较少，可作为首选药物。首选环丙沙星，其他喹诺酮类也可酌情选用。不能口服者也可静脉滴注。因动物试验显示此类药物可影响骨骺发育，故有学者认为儿童、孕妇及哺乳期妇女如非必要不宜使用，而世界卫生组织（WHO）认为其对儿童关节破坏的风险性非常小，其风险与治疗价值相比，更是微乎其微。

（2）其他：WHO 推荐的二线用药，匹美西林和头孢曲松可应用于任何年龄组，同时对多重耐药菌株有效。阿奇霉素也可用于成人治疗。

2005 年世界卫生组织（WHO）推荐菌痢抗菌治疗方案见表 6-3。

表 6-3 抗生素治疗菌痢一览表

抗生素名称	用法及用量	
	儿童	成人
一线用药		
环丙沙星	每次 15 mg/kg	每次 500 mg
	每日 2 次，疗程 3 天，口服给药	
二线用药		
匹美西林	每次 20 mg/kg	每次 400 mg
	每日 4 次，疗程 5 天，口服给药	
头孢曲松	每次 50~100 mg/kg	每次 50~100 mg/kg
	每日 1 次肌注，疗程 2~5 天	
阿奇霉素	每次 6~20 mg/kg	每次 1~1.5 g
	每日 1 次，疗程 1~5 天，口服给药	

二线用药，只有在志贺菌菌株对环丙沙星耐药时才考虑应用。给予有效抗菌治疗 48 h 内许多症状会得到改善，包括便次减少，便血、发热症状减轻，食欲好转。48 h 无以上改善，则提示可能对此抗生素耐药。

（3）小檗碱（黄连素）：因其有减少肠道分泌的作用，故在使用抗生素时可同时使用，0.1~0.3 克/次，每日 3 次，7 天为一疗程。

3. 对症治疗 只要有水和电解质丢失，无论有无脱水表现，均应口服补液，只有对严重脱水者，才可考虑先静脉补液，然后尽快改为口服补液。可采用世界卫生组织推荐的口服补液盐溶液（ORS）。高热以物理降温为主，必要时适当使用退热药；毒血症状严重者，可以给予小剂量肾上腺皮质激素。腹痛剧烈者可用颠茄片或阿托品。

（二）中毒性菌痢

应采取综合急救措施，力争早期治疗。

1. 对症治疗

（1）降温止惊：高热应给予物理降温，必要时给予退热药；高热伴烦躁、惊厥者，可采用亚冬眠疗法。

（2）休克型：①迅速扩充血容量纠正酸中毒，快速给予葡萄糖盐水、5%碳酸氢钠及低分子右旋糖酐等液体，补液量及成分视脱水情况而定，休克好转后则继续静脉输液维持。②改善微循环障碍，可予山莨菪碱（654-2）、酚妥拉明、多巴胺等药物，以改善重要脏器血流灌注。③保护重要脏器功能，主要是心、脑、肾等重要脏器的功能。④其他，可使用肾上腺皮质激素，有早期 DIC 表现者可给予肝素抗凝等治疗。

（3）脑型：可给予 20%甘露醇每次 1~2 g/kg 快速静脉滴注，每 4~6 h 注射一次，以减轻脑水肿。应用血管活性药物以改善脑部微循环，同时给予肾上腺皮质激素有助于改善病情。防止呼吸衰竭需保持呼吸道通畅、吸氧，如出现呼吸衰竭可使用洛贝林等药物，必要时可应用人工呼吸机。

2. 抗菌治疗　药物选择基本与急性菌痢相同，但应先采用静脉给药，可采用环丙沙星、左旋氧氟沙星等喹诺酮类或三代头孢菌素类抗生素。病情好转后改为口服，剂量和疗程同急性菌痢。

（三）慢性菌痢

由于慢性菌痢病因复杂，可采用全身与局部治疗相结合的原则。

1. 一般治疗　注意生活规律，进食易消化、吸收的食物，忌食生冷、油腻及刺激性食物，积极治疗可能并存的慢性消化道疾病或肠道寄生虫病。

2. 病原治疗　根据病原菌药敏结果选用有效抗菌药物，通常联用 2 种不同类型药物，疗程需适当延长，必要时可予多个疗程治疗。也可药物保留灌肠，选用 0.3%小檗碱液、5%大蒜素液或2%磺胺嘧啶银悬液等灌肠液 1 种，每次 100~200 mL，每晚 1 次，10~14 天为一疗程，灌肠液中添加小剂量肾上腺皮质激素可提高疗效。

3. 免疫治疗　应用自身菌苗或混合菌苗，隔日皮下注射 1 次，剂量自每日 0.25 mL 开始，逐渐增至 2.5 mL，20 天为一疗程。菌苗注入后可引起全身反应，并导致局部充血，促进局部血流，增强白细胞吞噬作用，也可使抗生素易于进入病变部位而发挥效能。

4. 调整肠道菌群　慢性菌痢由于长期使用抗菌药物，常有菌群失调。大肠埃希菌减少时可给予乳糖及维生素 C。肠球菌减少者可给叶酸。此外，可采用微生态制剂，如乳酸杆菌或双歧杆菌制剂治疗。

5. 对症治疗　有肠道功能紊乱者可采用镇静或解痉药物。

十一、预防

采用以切断传播途径为主的综合预防措施，同时做好传染源的管理。

（一）管理传染源

急、慢性患者和带菌者应隔离或定期进行访视管理，并给予彻底治疗，隔日 1 次大便培养，连续 2 次阴性才可解除隔离。从事饮食业、保育及水厂工作的人员，必须定期进行大便培养，更需做较长期的检查，必要时暂调离工作岗位。

（二）切断传播途径

养成良好的卫生习惯，特别注意饮食和饮水卫生。抓好"三管一灭"，即饮水、饮食、粪便的管理，消灭苍蝇。

（三）保护易感人群

世界卫生组织报告，目前尚无获准生产的可有效预防志贺菌感染的疫苗。近年主要采用口服活菌苗，一般采用三种菌苗：自然无毒株；有毒或无毒痢疾杆菌与大肠埃希菌杂交的菌株；变异菌株。目前国内主要采用变异菌株，如 F2 a 型依链株。活菌苗对同型志贺菌保护率约为 80%，而对其他型别菌痢的流行可能无保护作用。

（平雅民）

第二节　霍乱

霍乱是由霍乱弧菌所引起的烈性肠道传染病，以剧烈的腹泻和呕吐、脱水、肌肉痉挛和周围循环衰竭为主要临床表现，诊治不及时易致死亡。本病主要经水传播，具有发病急、传播迅速、发病率高、常在数小时内可致人死亡等特点，对人类生命健康形成很大威胁。在我国，霍乱属于甲类传染病。本病广泛流行于亚洲、非洲、拉丁美洲地区，属国际检疫传染病。

一、病原学

（一）分类

霍乱弧菌为霍乱的病原体，WHO 腹泻控制中心根据弧菌的生化性状，O 抗原的特异性，将霍乱弧菌分成 139 个血清群，其中仅 O1 与 O139 可引起霍乱流行。

1. O1 群霍乱弧菌　包括古典生物型霍乱弧菌和埃尔托生物型霍乱弧菌。前者是 1883 年第五次霍乱世界大流行期间德国细菌学家郭霍在埃及首先发现的；后者为 1905 年埃及西奈半岛埃尔托检疫站所发现。本群霍乱弧菌是霍乱的主要致病菌。

2. 非 O1 群霍乱弧菌　生化反应与 O1 群霍乱弧菌相似，鞭毛抗原与 O1 群相同，而菌体 O 抗原则不同，不被 O1 群霍乱弧菌多价血清所凝集，又称为不凝集弧菌。

3. 不典型 O1 群霍乱弧菌　本群霍乱弧菌可被多价 O1 群血清所凝集，但本群弧菌在体内外均不产生肠毒素，因此没有致病性，多由自然水源或井水中分离到。

4. O139 群霍乱弧菌　既不同于 O1 群霍乱弧菌，也不同于非 O1 群霍乱弧菌的 137 个血清群，而是一个新的血清群，于 1992 年 12 月 22 日首先在孟加拉国分离到，所以又称 Bengal 型。

（二）形态学

O1 群霍乱弧菌是革兰染色阴性，呈弧形或逗点状杆菌，大小约（1.5~2.2）μm×（0.3~0.4）μm，无芽孢、无夹膜，菌体尾端有一鞭毛，运动极为活泼，在暗视野悬滴镜检观察，如同夜空中的流星。患者粪便直接涂片可见弧菌纵列呈"鱼群"样。O139 霍乱弧菌为革兰阴性弧菌，不具备非 O1 群霍乱弧菌 137 个血清型的典型特征，该菌长 2~3 μm，宽约 0.5 μm，有夹膜，菌体末端有一根鞭毛，呈穿梭样运动。

（三）培养特性

霍乱弧菌在普通培养基中生长良好，属兼性厌氧菌。在碱性环境中生长繁殖快，一般增菌培养常用 pH 8.4~8.6 的 1% 碱性蛋白胨水，可以抑制其他细菌生长。O139 霍乱弧菌能在无氯化钠或 30 g/L 氯化钠蛋白胨水中生长，而不能在 80 g/L 浓度下生长。

（四）生化反应

O1 群霍乱弧菌和非典型 O1 群霍乱弧菌均能发酵蔗糖和甘露糖，不发酵阿拉伯糖。非 O1 群霍乱弧菌对蔗糖和甘露糖发酵情况各不相同。此外埃尔托生物型能分解葡萄糖产生乙酸甲基甲醇（即 VP 试验）。O139 型能发酵葡萄糖、麦芽糖、蔗糖和甘露糖，产酸不产气，不发酵肌醇和阿拉伯糖。

（五）抗原结构

霍乱弧菌有耐热的菌体（O）抗原和不耐热的鞭毛（H）抗原。H 抗原为霍乱弧菌属所共有；O 抗原特异性高，有群特异性和型特异性两种抗原，是霍乱弧菌分群和分型的基础。群的特异性抗原可达 100 余种。O1 群弧菌型的特异性抗原有 A、B、C 三种，其中 A 抗原为 O1 群弧菌所共有，A 抗原与 B 或（和 C）抗原相结合则可分为三型。小川型（异型，Ogawa）含 AB 抗原；稻叶型（原型，Inaba）含 AC 抗原；彦岛型（中间型，Hikojima）含 ABC 三种抗原。霍乱弧菌所含的 BC 抗原，可以因弧菌的变异而互相转化，如小川型和稻叶型之间可以互相转化。O139 霍乱弧菌与 O1 群霍乱弧菌的多价诊断血清不发生交叉凝集，与 O1 群霍乱弧菌特异性的 A、B 及 C 因子单克隆抗体也不发生反应。

霍乱弧菌能产生肠毒素、神经氨酸酶、血凝素，菌体裂解后能释放出内毒素等。其中霍乱肠毒素（cholera toxin，CT）在古典型、埃尔托生物型和 O139 型霍乱弧菌均能产生，且互相之间很难区别。

霍乱肠毒素是一种不耐热的毒素，56 ℃ 10 min 即被破坏。在弧菌的生长对数期合成并释放于菌体外。O1 群霍乱弧菌和非 O1 群霍乱弧菌肠毒素的抗原特性大致相同。霍乱肠毒素是由一个 A 和五个 B 两个亚单位以非共价结合构成的活性蛋白。A 亚单位为毒性亚单位，分子量为 27.2 kD。A 亚单位由 A1 和 A2 两条肽链组成，依靠二硫键相结合。A1 具有酶活性，A2 与 B 亚单位结合。B 亚单位为结合单位，能识别肠黏膜细胞上的特异性受体，其分子量为 11.6 kD，由 103 个氨基酸组成。肠毒素具有免疫原性，经甲醛处理后所获得的无毒性霍乱肠毒素称为类霍乱原，免疫人体后其所产生的抗体，能对抗霍乱肠毒素的攻击。

霍乱弧菌体有菌毛结构，古典型有 A、B、C 三种菌毛，埃尔托生物型仅产生 B 型及 C 型菌毛。A 型菌毛的表达与霍乱肠毒素同时受 TOXR 基因调节，称为毒素协同菌毛（TCPA）。

（六）抵抗力

霍乱弧菌对干燥、加热和消毒剂均敏感。一般煮沸 1~2 min，可杀灭。0.2%~0.5%的过氧乙酸溶液可立即杀死。正常胃酸中仅能存活 5 min。但在自然环境中存活时间较长，如在江、河、井或海水中埃尔托生物型霍乱弧菌能生存 1~3 周，在鱼、虾和介壳类食物中可存活 1~2 周。O139 霍乱弧菌在水中存活时间较 O1 群霍乱弧菌长。

二、流行病学

（一）传染源

患者和带菌者是霍乱的传染源。严重吐泻者可排出大量细菌，极易污染周围环境，是重要的传染源。轻型和隐性感染者由于发病的隐蔽性，在疾病传播上起着更重要作用。

（二）传播途径

霍乱是肠道传染病，患者及带菌者的粪便和排泄物污染水源和食物后可引起传播。其次，日常的生活接触和苍蝇亦起传播作用。近年来发现埃尔托生物型霍乱弧菌和 O139 霍乱弧菌均能通过污染鱼、虾等水产品引起传播。

（三）人群易感性

人群对霍乱弧菌普遍易感，本病隐性感染较多，而有临床症状的显性感染则较少。病后可获一定免疫力。能产生抗菌抗体和抗肠毒素抗体，但亦有再感染的报告。霍乱地方性流行区人群或对 O1 群霍乱弧菌有免疫力者，却不能免受 O139 的感染。

（四）流行特征

1. 地方性与外来性　霍乱主要在东南亚地区经常流行，历次大流行均由以上地区传播。我国发生的霍乱系从国外输入，属外来传染病。流行地区以沿海一带，如广东、广西、浙江、江苏、上海等省市为多。O139 型菌株引起的霍乱无家庭聚集性，发病以成人为主（可达74%），男病例多于女病例。

2. 传播方式　主要经水和食物传播。一般先发生于沿海港口、江河沿岸及水网地区，再经水陆交通传播。通过航空作远距离传播也是迅速蔓延的重要原因。

3. 季节性　霍乱为热带地区传染病，全年均可发病，但在各流行地区仍有一定的季节性，主要视气温和湿度是否适合于霍乱弧菌生长。在我国霍乱流行季节为夏秋季，以 7~10 月为多。

三、发病机制与病理改变

（一）发病机制

霍乱弧菌经口进入消化道，若胃酸正常且不被稀释，则可杀灭一定数量的霍乱弧菌而不发病。但若胃酸分泌减少或被稀释，或者食入大量霍乱弧菌，弧菌经胃到达小肠，通过鞭毛运动，以及弧菌产生的蛋白酶作用，穿过肠黏膜上的黏液层，在毒素协同菌毛（TCPA）和霍乱弧菌血凝素的作用下，黏附于小肠上段肠黏膜上皮细胞刷状缘上，并不侵入肠黏膜下层。在小肠碱性环境中霍乱弧菌大量繁殖，并产生霍乱肠毒素［即霍乱原（choleragen）］。

霍乱肠毒素的作用方式如下：①肠毒素到达黏膜后，B 亚单位能识别肠黏膜上皮细胞上的神经节苷脂（ganglioside）受体并与之结合。②肠毒素 A 亚单位进入肠黏膜细胞内，A1 亚单位含有二磷酸腺苷（ADP）-核糖转移酶活性，能从烟酰胺腺嘌呤二核苷酸（NAD）中转移二磷腺苷（ADP）-核糖至具有控制腺苷环化酶活性的三磷酸鸟嘌呤核苷调节酶中（GTP 酶或称 G 蛋白）并与之结合，从而使 GTP 酶活性受抑制，导致腺苷环化酶持续活化。③腺苷环化酶使三磷酸腺苷（ATP）不断转变为环磷酸腺苷（cAMP）。当细胞内 cAMP 浓度升高时，则刺激肠黏膜隐窝细胞过度分泌水、氯化物及碳酸盐，同时抑制绒毛细胞对钠和氯离子的吸收，使水和 NaCl 等在肠腔积累，因而引起严重水样腹泻。

霍乱肠毒素还能促使肠黏膜杯状细胞分泌黏液增多，使腹泻水样便中含大量黏液。此外腹泻导致的失水，使胆汁分泌减少，且肠液中含有大量水、电解质和黏液，所以吐泻物呈"米泔水"样。除肠毒素外，内毒素及霍乱弧菌产生溶血素、酶类及其他代谢产物，亦有一定的致病作用。

（二）病理生理

霍乱的主要病理生理改变为水和电解质紊乱、代谢性酸中毒、循环衰竭和急性肾衰竭。患者由于剧烈的呕吐与腹泻，体内水和电解质大量丧失，导致脱水和电解质紊乱。在严重脱水患者，由于血容量明显减少，可出现循环衰竭，进一步引起急性肾衰竭；由于腹泻丢失大量碳酸氢根可导致代谢性酸中毒；而循环衰竭，组织缺氧进行无氧代谢，乳酸产生过多，同时伴发急性肾衰竭，不能排泄代谢的酸性物质，均可促使酸中毒进一步加重。

（三）病理解剖

霍乱患者的死亡原因为循环衰竭和尿毒症，其主要病理变化为严重脱水，脏器实质性损害不重。皮肤苍白、干瘪、无弹性，皮下组织和肌肉脱水，心、肝、脾等脏器因脱水而缩小色暗无光泽。肠黏膜轻度发炎、松弛，一般无黏膜上皮脱落，亦无溃疡形成，偶见出血。小肠明显水肿，色苍白暗淡，黏膜面粗糙，活检镜下仅见轻微的非特异性炎症。肾脏无炎性改变，肾小球和肾间质毛细血管可见扩张，肾小管可有混浊变性和坏死。

四、临床表现

三种生物型弧菌所致霍乱的临床表现基本相同，古典生物型和 O139 型霍乱弧菌引起的疾病，症状较严重，埃尔托生物型霍乱弧菌引起的症状轻者较多，无症状的病原携带者亦较多。本病潜伏期，短者数小时，长者 7 天，一般为 1~3 天；典型患者多发病急，少数患者发病前 1~2 天可有头昏、乏力或轻度腹泻等前驱症状。

（一）病程

典型病例的病程可分为三期。

1. 吐泻期　绝大多数患者以剧烈的腹泻、呕吐开始。一般不发热，仅少数有低热。

（1）腹泻：腹泻是发病的第一个症状，不伴有里急后重感，多数不伴腹痛，少数患者因腹直肌痉挛而引起腹痛。大便初为泥浆样或水样，尚有粪质，以后迅速变为"米泔水"样大便或无色透明水样，无粪臭，微有淡甜或鱼鲜味，含有大量黏液。少数患者可排出血便，以埃尔托霍乱弧菌引起者多见。腹泻次数由每日数次至数十次不等，重者则大便失禁。腹泻量在严重患者甚至每次可达到 1 000 mL。

（2）呕吐：呕吐一般发生在腹泻之后，但也有先于或与腹泻同时发生。呕吐不伴恶心，多呈喷射性和连续性。呕吐物初为胃内食物，继而为清水样，严重者为"米泔水"呕吐物。呕吐一般持续 1~2 天。

2. 脱水期　由于剧烈的呕吐与腹泻，使体内大量水分和电解质丧失，因而出现脱水，电解质紊乱和代谢性酸中毒。严重者出现循环衰竭。本期病程长短，主要决定于治疗是否及时和正确，一般为数小时至 2~3 天。

（1）脱水：可分轻、中、重三度。轻度脱水，可见皮肤黏膜稍干燥，皮肤弹性略差，一般约失水 1 000 mL，儿童 70~80 mL/kg。中度脱水，可见皮肤弹性差，眼窝凹陷，声音轻度嘶哑，血压下降和尿量减少，约丧失水分 3 000~3 500 mL，儿童约 80~100 mL/kg。重度脱水，则出现皮肤干皱，没有弹性，声音嘶哑，并可见眼眶下降，两颊深陷，神志淡漠或不清的"霍乱面容"。重度脱水患者约脱水 4 000 mL，儿童 100~120 mL/kg。

（2）循环衰竭：是严重失水所致的失水性休克。出现四肢厥冷，脉搏细速，甚至不能触及，血压下降或不能测出。继而由于脑部供血不足，脑缺氧而出现神志意识障碍，开始为烦躁不安，继而呆滞、嗜睡甚至昏迷。出现循环衰竭，若不积极抢救，可危及生命。

（3）酸中毒：临床表现为呼吸增快，严重者除出现库斯莫尔深大呼吸外，可有神志意识障碍，如嗜睡、感觉迟钝甚至昏迷。

（4）肌肉痉挛：由于呕吐、腹泻使大量的钠盐丧失，严重的低血钠引起腓肠肌和腹直肌痉挛。临床表现为痉挛部位的疼痛和肌肉呈强直状态。

（5）低血钾：频繁的腹泻使钾盐大量丧失，血钾可显著降低。临床表现为肌张力减弱，膝反射减弱或消失，腹胀，亦可出现心律失常。心电图示 QT 延长，T 波平坦或倒置和出现 U 波。

3. 恢复期或反应期　腹泻停止，脱水纠正后多数患者症状消失，尿量增加，体力逐步恢复。但亦有少数病例由于血液循环的改善，残留于肠腔的内毒素被吸收进入血流，可引起轻重不一的发热。一般体温可达 38 ~ 39 ℃，持续 1 ~ 3 天后自行消退。

（二）临床类型

根据失水程度、血压和尿量情况，可分为轻、中、重三型。

1. 轻型　起病缓慢，腹泻每日不超出 10 次，为稀便或稀水样便，一般不伴呕吐，持续腹泻 3 ~ 5 天后恢复。无明显脱水表现。

2. 中型（典型）　有典型的腹泻和呕吐症状，腹泻每日达 10 ~ 20 次，为水样或"米泔水"样便，量多，因而有明显失水体征。表现为血压下降，收缩压 70 ~ 90 mmHg，尿量减少，24 h 尿量 500 mL 以下。

3. 重型　患者除有典型腹泻和呕吐症状外，存在严重失水，因而出现循环衰竭。表现为脉搏细速或不能触及，血压明显下降，收缩压低于 70 mmHg 或不能测出，24 h 尿量 50 mL 以下。

除上述三种临床类型外，尚有一种罕见的暴发型或称中毒型，又称干性霍乱（cholera sicca）。本型起病急骤，尚未出现腹泻和呕吐症状，即迅速进入中毒性休克而死亡。

五、实验室检查

（一）一般检查

1. 血常规及生化检查　由于失水可引起血液浓缩，红细胞计数升高，血红蛋白和血细胞比容增高。白细胞可达 $10 \times 10^9/L$ 以上。分类计数中性粒细胞和单核细胞增多。严重脱水患者可有血清钠、钾、氯均可见降低，尿素氮、肌酐升高，而 HCO_3^- 下降。

2. 尿常规　可有少量蛋白，镜检有少许红、白细胞和管型。

3. 大便常规　可见黏液和少许红、白细胞。

（二）血清免疫学检查

霍乱弧菌的感染者，能产生抗菌抗体和抗肠毒素抗体。抗菌抗体中的抗凝集抗体，一般在发病第 5 天出现，病程 8 ~ 11 天达高峰。血清免疫学检查主要用于流行病学的追溯诊断和粪便培养阴性可疑患者的诊断。若抗凝集素抗体双份血清滴度 4 倍以上升高，有诊断意义。

（三）病原学检查

1. 粪便涂片染色　取粪便或早期培养物涂片行革兰染色镜检，可见革兰阴性稍弯曲的弧菌，无芽孢无荚膜，而 O139 菌除可产生荚膜外，其他与 O1 菌相同。

2. 悬滴检查　将新鲜粪便做悬滴或暗视野显微镜检，可见运动活泼呈穿梭状的弧菌。

3. 制动试验　取急性期患者的水样粪便或碱性蛋白胨水增菌培养 6 h 左右的表层生长物，先做暗视野显微镜检，观察动力。如有穿梭样运动物时，则加入 O1 群多价血清一滴。若是 O1 群霍乱弧菌，由于抗原抗体作用，则凝集成块，弧菌运动即停止。如加 O1 群血清后，不能制止运动，应再用 O139 血清重做试验。

4. 增菌培养　所有怀疑霍乱患者的粪便，除做显微镜检外，均应做增菌培养。粪便留取应在使用抗菌药物之前。增菌培养基一般用 pH 8.4 的碱性蛋白胨水，36~37 ℃培养 6~8 h 后表面能形成菌膜。此时应进一步做分离培养，并进行动力观察和制动试验，这将有助于提高检出率和早期诊断。

5. 核酸检测　应用霍乱毒素基因的 DNA 探针做菌落杂交，能迅速鉴定出产霍乱毒素的霍乱弧菌，但不能鉴别霍乱弧菌的古典生物型、埃托尔生物型和 O139 生物型。应用 PCR 技术来快速诊断霍乱也得到应用。其中通过识别 PCR 产物中的霍乱弧菌毒素基因亚单位 CTxA 和毒素协同菌毛基因 TcpA 来区别霍乱弧菌和非霍乱弧菌。然后根据 TcpA 基因的不同 DNA 序列来区别古典生物型、埃托尔生物型和 O139 生物型霍乱弧菌。4 h 以内可出结果，能检测出碱性蛋白胨水中 10 条以下的弧菌。具有快速、特异、敏感的优点。

6. ELISA　用针对 O139 霍乱弧菌 "O" 抗原的单克隆抗体，用 dot‑ELISA 直接检测直肠拭子标本中的抗原，呈现出极高的敏感性和特异性。

六、并发症

（一）急性肾衰竭

发病初期由于剧烈呕吐、腹泻导致脱水，出现少尿，此为肾前性少尿，经及时补液尿量能迅速增加而不发生肾衰竭。若补液不及时脱水加重引起休克，由于肾脏供血不足，可引起肾小管缺血性坏死，出现少尿、无尿和氮质血症。

（二）急性肺水肿

由于本病脱水严重往往需要快速补液，若不注意同时纠正酸中毒，则往往容易发生肺水肿。这是代谢性酸中毒导致肺循环高压之故。

七、诊断

霍乱流行地区，在流行季节，任何有腹泻和呕吐的患者，均应考虑霍乱可能，因此均需做排除霍乱的粪便细菌学检查。凡有典型症状者，应先按霍乱处理。

（一）诊断标准

具有下列症状之一者，可诊断为霍乱：

（1）有腹泻症状，粪便培养霍乱弧菌阳性。

（2）霍乱流行期间，在疫区内有典型的腹泻和呕吐症状，迅速出现严重脱水，循环衰竭和肌肉痉挛者。虽然粪便培养未发现霍乱弧菌，但并无其他原因可查者。如有条件可做双份血清凝集素试验，滴度 4 倍上升者可诊断。

（3）疫源检索中发现粪便培养阳性前 5 天内有腹泻症状者，可诊断为轻型霍乱。

（二）疑似诊断

具有以下条件之一者：

（1）具有典型霍乱症状的首发病例，病原学检查尚未肯定前。

（2）霍乱流行期间与霍乱患者有明确接触史，并发生泻吐症状，而无其他原因可查者。

疑似患者应进行隔离、消毒，作疑似霍乱的疫情报告，并每日做大便培养，若连续二次大便培养阴性，可作否定诊断，并作疫情订正报告。

八、鉴别诊断

（一）急性细菌性胃肠炎

包括副溶血弧菌、金黄色葡萄球菌、变形杆菌、蜡样芽孢杆菌、致病性和产肠毒素性大肠杆菌等引起。由于细菌和食物中产生肠毒素，人进食后即发病。本病起病急骤，同食者常集体发病。且往往是先吐后泻，排便前有阵发性腹痛。粪便常为黄色水样便或偶带脓血。

（二）病毒性胃肠炎

常由人轮状病毒、诺如病毒等引起。患者一般有发热，除腹泻、呕吐外可伴有腹痛、头痛和肌痛，少数有上呼吸道症状。大便为黄色水样便，粪便中能检出病毒抗原。

（三）急性细菌性痢疾

典型患者有发热、腹痛、里急后重和脓血便，易与霍乱鉴别。

轻型患者仅腹泻黏液稀液，需与轻型霍乱鉴别，主要依靠粪便细菌学检查。

九、治疗

治疗原则：严格隔离，及时补液，辅以抗菌和对症治疗。严格隔离患者应按甲类传染病进行严格隔离。及时上报疫情。确诊患者和疑似病例应分别隔离，患者排泄物应彻底消毒。患者症状消失后，隔日粪便培养一次，连续两次粪便培养阴性方可解除隔离。

（一）补液疗法

1. 静脉输液 及时补充液体和电解质是治疗本病的关键。治疗开始时以生理盐水作快速静脉滴注，当血压回升后可考虑选择以下液体。

（1）541液：即每升溶液中含氯化钠 5 g，碳酸氢钠 4 g，氯化钾 1 g。此液的电解质浓度与大便丧失的电解质浓度相似，为等渗溶液，是目前治疗霍乱的首选液。若在此溶液 1 000 mL 中加 50%葡萄糖 20 mL，则为含糖541液，可防低血糖。可以按照 0.9%氯化钠 550 mL，1.4%碳酸氢钠 300 mL，10%氯化钾 10 mL 和 10%葡萄糖 140 mL 的比例配制。幼儿由于肾脏排钠功能较差，为避免高血钠，其比例改为每升液体含氯化钠 2.65 g，碳酸氢钠 3.75 g，氯化钾 1 g，葡萄糖 10 g。

（2）2 : 1 溶液：2 份生理盐水，1 份 1.4%碳酸氢钠溶液，由于不含氯化钾，故应注意补充。

输液的量和速度：应根据失水程度而定。轻度失水患者以口服补液为主，如有呕吐不能口服者给予静脉补液 3 000~4 000 mL/d；中度失水补液 4 000~8 000 mL/d；重型脱水补液 8 000~12 000 mL/d。补液量也可以根据血浆比重计算，血浆比重每升高 0.001（正常为

1.025），成人补液量为每公斤体重 4 mL，婴儿、幼年儿童为每公斤体重 10 mL。输液总量的 40%应于，15～30 min 内输完，余量于 3～4 h 内输完。补液不足和时间拖延可促使肾衰竭出现，补液过多过快易于发生肺水肿。因此，补液期间要密切观察病情变化，如皮肤黏膜的干燥程度、皮肤弹性、血压、脉搏、尿量、颈静脉充盈和肺部听诊情况，以避免肺水肿发生。

儿童患者的补液方法，轻型 24 h 内补液 100～150 mL/kg。中、重型患儿静脉补液各自为 150～200 mL/kg 和 200～250 mL/kg，可用 541 溶液。若应用 2∶1 溶液（即 2 份生理盐水，1 份 1.4%碳酸氢钠溶液）则应注意补钾。儿童粪便中钠含量较成人为低，因此补液中的钠含量相应减少，以避免高血钠症的发生。儿童对低血钾比成人敏感，所以钾的补充应及时和足量。

2. 口服补液　霍乱肠毒素虽然抑制肠黏膜对氯化钠的吸收，但对葡萄糖的吸收能力并无改变，而且葡萄糖还能增进水和钠的吸收。因此对轻中型患者可以口服补液，重症患者在通过静脉补液病情改善后，也可改用口服补液。一般应用葡萄糖 20 g，氯化钠 3.5 g，碳酸氢钠 2.5 g，氯化钾 1.5 g 加水 1 000 mL。口服量可按成人 750 mL/h，小儿 15～20 mL/kg。以后每 6 h 的口服量按前一个 6 h 吐泻量的 1.5 倍计算。

（二）抗菌治疗

应用抗菌药物控制病原菌后能缩短病程，减少腹泻次数和迅速从粪便中清除病原菌。但仅作为液体疗法的辅助治疗。近年来已发现四环素的耐药菌株，但对多西环素仍敏感。目前常用药物：复方磺胺甲基异噁唑，每片含甲氧苄啶（TMP）80 mg，磺胺甲基异噁唑（SMZ）400 mg，成人每次 2 片，每天 2 次。小儿 30 mg/kg，分 2 次口服。多西环素在成人 200 mg，每天 2 次，小儿每日 6 mg/kg，分 2 次口服。诺氟沙星成人每次 200 mg，每日 3 次，或环丙沙星成人每次 250～500 mg，每日 2 次口服。以上药物任选一种，连服 3 日。不能口服者可应用氨苄西林肌内或静脉注射。O139 菌对四环素、氨苄西林、氯霉素、红霉素、先锋 V 号、环丙沙星敏感，而对复方磺胺甲基异噁唑、链霉素、呋喃唑酮耐药。

（三）对症治疗

休克患者经补液后血容量基本恢复，但血压仍低者，可应用地塞米松 20～40 mg 或氢化可的松 100～300 mg，静脉滴注，并可加用血管活性药物静脉滴注。患者在输注 541 溶液的基础上尚需根据二氧化碳结合力（CO_2CP）情况，应用 5%碳酸氢钠酌情纠酸。若出现心力衰竭、肺水肿，则应暂停或减慢输液速度，可应用强心药物，如毒毛旋花苷 K 0.25 mg 或毛花苷 C 0.4 mg，加入 25%的葡萄糖中缓慢静脉注射。

十、预后

本病的预后与所感染霍乱弧菌生物型的不同。以及临床类型轻重、治疗是否及时和正确有关。此外，年老体弱或有并发症者预后差，治疗不及时者预后差。死亡原因主要是循环衰竭和急性肾衰竭。

十一、预防

（一）控制传染源

应用敏感的、特异的方法进行定期的流行病学调查。建立肠道门诊，以便及时发现患者和疑似患者。尤其当发现首例可疑病例时，应该做到"五早一就"，即早发现、早诊断、早隔离、早治疗、早报告和就地处理。对于高危人群如家庭密切接触者进行粪检和预防性服药。一般应用多西环素 200 mg 顿服，次日口服 100 mg，儿童每日 6 mg/kg，连服 2 日。亦可应用诺氟沙星，每次 200 mg，每日 3 次，连服 2 日。对疫源区要进行严格、彻底消毒，防止疫情扩散。加强和完善国境卫生检疫，严防霍乱从国外传入或国内传出。

（二）切断传播途径

加强饮水消毒，定期检测饮水余氯，确保用水安全。加强垃圾和污水的无害化处理。良好的卫生设施可以明显减少霍乱传播的危险性。对患者和带菌者的排泄物进行彻底消毒。加强对食品的卫生管理。此外，应消灭苍蝇等传播媒介。

（三）提高人群免疫力

以前使用全菌死疫苗和霍乱肠毒素的类毒素疫苗，由于其保护效率低，作用时间短，不能防止隐性感染和带菌者，目前已被停止使用。现国外应用基因工程技术制成并试用的有多种菌苗，现仍在扩大试用，其中包括：

1. B 亚单位-全菌体菌苗（BS-WC） 这是由灭活的霍乱弧菌全菌体细胞（WC）和纯化的霍乱肠毒素 B 亚单位（BS）组成的菌苗。此菌苗保护率为 65%~85% 左右，对古典生物型霍乱弧菌的预防作用优于埃尔托生物型霍乱弧菌。此外，尚有一种重组 B 亚单位-全菌体菌苗（BS-rWC），也显示出同样的保护效率。

2. 减毒口服活菌苗 CVD103-HgR 疫苗，为一重组的不含 CTX A 基因减毒活疫苗，此菌苗能明显对抗 O1 群古典生物型和埃尔托生物型霍乱弧菌的感染。Tacket 等报告，口服（3~5）×10^8 单一剂量 CVD103-HgR 菌苗后，志愿者中获得 100% 的保护作用。一般认为保护作用至少持续 6 个月，但动物实验表明，此菌苗对 O139 型霍乱弧菌无保护作用。

（安　爽）

第三节　肠阿米巴病

阿米巴病是指对人体有致病力的溶组织阿米巴侵入人体所引起的疾病。根据其临床表现及病变部位的不同可分为阿米巴肠病和肠外阿米巴病。阿米巴肠病，又称阿米巴痢疾，是由致病性溶组织阿米巴原虫侵入结肠壁后所致的以痢疾症状为主的消化道传染病。病变多在近端结肠和盲肠，易复发变为慢性。

一、病原学

溶组织阿米巴为人体唯一致病性阿米巴，生活史包括滋养体期和包囊期。生活史的基本过程是：包囊→滋养体→包囊。滋养体在体外抵抗力弱，易死亡。包囊对外界抵抗力强。

（一）滋养体

滋养体直径 20~40 μm，运动较为缓慢，形态多变。其胞质分内外两层，内外质分明，由外质伸出的伪足呈宽指状，定向移动。大滋养体寄生在肠壁及其他器官组织中，可吞噬组织和红细胞，故又称组织型滋养体；小滋养体寄生于肠腔中，以宿主肠液、细菌、真菌为食，不吞噬红细胞，亦称肠腔型滋养体；当宿主健康状况下降，则分泌溶组织酶，加之自身运动而侵入肠黏膜下层，变成大滋养体；当肠腔条件改变，不利于其活动时，变为包囊前期，再变成包囊。滋养体在传播上无重要意义。

（二）包囊

包囊一般多见于隐性感染者及慢性患者粪便中，呈圆形，$5 \sim 20$ μm 大小，成熟包囊具有 4 个核，是溶组织阿米巴的感染型，具有传染性。包囊对外界抵抗力较强，于粪便中存活至少 2 周，水中 5 周，冰箱中 2 个月，对化学消毒剂抵抗力较强，能耐受 0.2% 高锰酸钾数日，普通饮水消毒的氯浓度对其无杀灭作用，但对热（50 ℃）和干燥很敏感。

溶组织阿米巴的培养需有细菌存在，呈共生现象。目前无共生培养已获成功，为纯抗原制备及深入研究溶组织阿米巴提供了条件。

二、流行病学

慢性患者、恢复期患者及无症状包囊携带者是本病主要传染源。通过污染的水源、蔬菜、瓜果、食物等消化道传播，亦可通过污染的手、用品、苍蝇、蟑螂等间接经口传播。人群普遍易感，感染后不产生免疫力，故易再感染。本病遍及全球，多见于热带与亚热带。我国多见于北方。发病率农村高于城市，男性高于女性，成人多于儿童，大多为散发，偶因水源污染等因素而暴发流行。

（一）传染源

慢性患者、恢复期患者及无症状包囊携带者为本病的传染源。急性患者，当其粪便中仅排出滋养体时，不是传染源。

（二）传播途径

一般认为阿米巴包囊污染食物和水，经口传染是主要传播途径，水源污染可引起暴发性流行，生食包囊污染的瓜果蔬菜亦可致病，苍蝇、蟑螂也可起传播作用，男性同性恋中偶可由口-阴部接触受传染。

（三）流行特点

溶组织内阿米巴病分布广泛，在热带、亚热带及温带地区发病较多，少数不发达国家居民感染率可达 50%。在世界范围内平均感染率约 10%。新中国成立以来，各地阿米巴的感染率明显降低，其发病情况因时而异，以秋季为多，夏季次之，发病率男多于女，成年多于儿童，这可能与吞食含包囊的食物机会的多少或年龄免疫有关。

（四）人群易感性

人群普遍易感，性别无差异，婴儿与儿童发病机会相对较少。营养不良、免疫低下及接受免疫抑制剂治疗者，发病机会多。人群感染后抗体滴度虽高，但不具保护作用，故重复感染较多见。

三、发病机制与病理改变

肠阿米巴病是溶组织内阿米巴经口感染入侵结肠壁引起的疾病。4 核包囊随大便污染的水或食物进入消化道，它能耐受胃酸的消化作用，顺利通过胃和小肠上段，至小肠下段经碱性消化液的作用脱囊，发育成 4 个小滋养体。在适合条件下小滋养体以二分裂方式增殖，并随粪便下行到结肠。当机体抵抗力下降，肠功能紊乱时，小滋养体进入肠壁黏膜，吞噬红细胞和组织细胞，转变为大滋养体，并大量分裂增殖，侵入肠黏膜，破坏组织形成小脓肿及潜形（烧杯状）溃疡，造成广泛组织破坏可深达肌层，大滋养体随坏死物质及血液由肠道排出，呈现痢疾样症状。在慢性病变中，黏膜上皮增生，溃疡底部形成肉芽组织，溃疡周围见纤维组织增生肥大。滋养体同时可以栓子形式流入肺、脑等，形成迁徙性脓肿。肠道滋养体亦可直接蔓延及周围组织，形成直肠阴道瘘或皮肤与黏膜溃疡等各种病变。个别病例可造成肠出血、肠穿孔或者并发腹膜炎、阑尾炎。

显微镜下可见组织坏死为其主要病变，淋巴细胞及少量中性粒细胞浸润。若细菌感染严重，可呈急性弥漫性炎症改变，更多炎细胞浸润及水肿、坏死改变。病损部位可见多个阿米巴滋养体，大多聚集在溃疡的边缘部位。

四、临床表现

潜伏期平均 1~2 周（4 日至数月），临床表现有不同类型。

（一）无症状型（包囊携带者）

此型临床常不出现症状，多于粪检时发现阿米巴包囊。

（二）普通型

起病多缓慢，全身中毒症状轻，常无发热，腹痛轻微，腹泻，每日便次多在 10 次左右，量中等，带血和黏液，血与坏死组织混合均匀呈果酱样，具有腐败腥臭味，含滋养体与大量成堆红细胞，为其特征之一。病变部位低可有里急后重感。腹部压痛以右侧为主。以上症状可自行缓解。亦可因治疗不彻底而复发。

（三）轻型

见于体质较强者，症状轻微，每日排稀糊或稀水便 3~5 次以内，或腹泻与便秘交替出现，或无腹泻，仅感下腹不适或隐痛，粪便偶见黏液或少量血液，可查及包囊和滋养体。无并发症，预后佳。

（四）暴发型

极少见，可因感染严重，或并发肠道细菌感染以及体质虚弱，可呈暴发型。起病急骤，有明显中毒症状，恶寒、高热、谵妄、中毒性肠麻痹等。剧烈腹痛与里急后重，腹泻频繁，每日数十次，甚至失禁，粪呈血水、洗肉水或稀水样，颇似急性菌痢，但粪便奇臭，含大量活动阿米巴滋养体为其独有特征，腹部压痛明显。常因脱水致外周循环障碍，或伴意识障碍，甚至出现肠出血、肠穿孔、腹膜炎等并发症，预后差。

（五）慢性型

常因急性期治疗不当所致，腹泻与便秘交替出现，使临床症状反复发作，迁延 2 月以上或数年不愈。常因受凉、劳累、饮食不慎等而发作。患者常觉下腹部胀痛，久之乏力、贫血及营养不良。右下腹可及增厚结肠，轻度压痛；肝脏可肿大伴有压痛等。粪便内可混有脓血、滋养体，有时有包囊。

五、实验室检查

（一）病原学检查

1. 粪便检查

（1）活滋养体检查法：常用生理盐水直接涂片法检查活动的滋养体，急性痢疾患者的脓血便或阿米巴痢疾患者的稀便，要求容器干净，粪样新鲜，送检越快越好，寒冷季节还要注意运送和检查时的保温。检查时取一洁净的载玻片，滴加生理盐水 1 滴，再以竹签蘸取少量粪便，涂在生理盐水中，加盖玻片，然后置于显微镜下检查，典型的阿米巴痢疾粪便为酱红色黏液样，有特殊的腥臭味，镜检可见黏液中含较多黏集成团的红细胞和较少的白细胞，有时可见夏科-雷登氏结晶和活动的滋养体，这些特点可与细菌性痢疾的粪便相区别。

（2）包囊检查法：临床上常用碘液涂片法，该法简便易行，取一洁净的载玻片，滴加碘液 1 滴，再以竹签蘸取少量粪样，在碘液中涂成薄片加盖玻片，然后置于显微镜下检查，鉴别细胞核的特征和数目。

2. 阿米巴培养 已有多种改良的人工培养基，常用的如洛克氏液、鸡蛋、血清培养基、营养琼脂血清盐水培养基、琼脂蛋白胨双相培养基等，但技术操作复杂，需一定设备，且阿米巴人工培养在多数亚急性或慢性病例阳性率不高，故不宜作为阿米巴诊断的常规检查。

3. 组织检查 通过乙状结肠镜或纤维结肠镜直接观察黏膜溃疡，并做组织活检或刮拭物涂片，检出率最高。据报道乙状结肠、直肠有病变的病例约占有症状患者的 2/3，因此，凡情况允许的可疑患者都应争取做结肠镜检，刮拭物涂片或取活组织检查。滋养体的取材必须在溃疡的边缘，钳取后以局部稍见出血为宜。脓腔穿刺液检查应取材于脓腔壁部，较易发现滋养体。

（二）免疫学检查

近年来国内外陆续报告了多种血清学诊断方法，其中以间接血凝（IHA）、间接荧光抗体（IFA）和酶联免疫吸附试验（ELISA）研究较多，但敏感性对各型病例不同。IHA 的敏感度较高，对肠阿米巴病的阳性率达 98%，肠外阿米巴病的阳性率达 95%，而无症状的带虫者仅 10%~40%；IFA 敏感度稍逊于 IHA；ELISA 敏感性强，特异性高，有发展前途。补体结合试验对诊断肠外阿米巴亦有重要意义，其阳性率可达 80% 以上。其他如明胶弥散沉淀素试验、皮内试验等均有辅助诊断价值。近年来，已有报道应用敏感的免疫学技术在粪便及脓液中检测阿米巴特异性抗原获得成功，特别是抗阿米巴杂交瘤单克隆抗体的应用为免疫学技术探测宿主排泄物中病原物质提供了新的可靠的示踪剂。

（三）诊断性治疗

如临床上高度怀疑而经上述检查仍不能确诊时，可给予足量依米丁注射或口服泛喹酮、甲硝唑等治疗，如效果明显，亦可初步做出诊断。

六、并发症

并发症分肠内并发症和肠外并发症两大类。

（一）肠内并发症

1. 肠穿孔 急性肠穿孔多发生于严重的阿米巴肠病患者，此系肠阿米巴病威胁生命最严重的并发症，穿孔可因肠壁病变使肠腔内容物进入腹腔形成局限性或弥漫性腹膜炎，穿孔部位多见于盲肠、阑尾和升结肠，慢性穿孔先形成肠粘连，尔后常形成局部脓肿或穿入附近器官形成内瘘。

2. 肠出血 发生率少于 1%，一般可发生于阿米巴痢疾或肉芽肿患者，因溃疡侵及肠壁血管所致，大量出血常因溃疡深达黏膜下层侵袭大血管，或肉芽肿破坏所致。大量出血虽少见，但一旦发生，病情危急，常因出血而致休克，小量出血多由于浅表溃疡渗血所致。

3. 阑尾炎 因阿米巴肠病好发于盲肠部位，故累及阑尾的机会较多。结肠阿米巴病尸检中发现 6.2%~40.9% 有阑尾炎，国内报告，累及阑尾者仅 0.9%，其症状与细菌性阑尾炎相似，亦有急、慢性等表现，但若有阿米巴痢疾病史并有明显右下腹压痛者，应考虑本病。

4. 阿米巴瘤 肠壁产生大量肉芽组织，形成可触及的肿块，多发生在盲肠，亦见于横结肠、直肠及肛门，常伴疼痛，极似肿瘤，不易与肠癌鉴别，瘤体增大时可引起肠梗阻。

5. 肠腔狭窄 慢性患者，肠道溃疡的纤维组织修复，可形成瘢痕性狭窄，并出现腹部绞痛、呕吐、腹胀及梗阻症状。

6. 肛门周围阿米巴病 该病较少见，在临床上常误诊，当有皮肤损伤或肛裂、肛管炎及隐窝炎等病变时，阿米巴滋养体即可直接侵入皮肤内而引起肛门周围阿米巴病，有时病变可继发于挂线法治疗痔瘘之后，阿米巴滋养体偶可通过血行感染肛门周围组织，出现粟粒样大小棕色皮疹，其疹扁平隆起，边缘不清，最后形成溃疡或脓肿，破裂后排出脓液及分泌物，易被误诊为直肠肛管癌，基底细胞癌或皮肤结核等。

（二）肠外并发症

以肝脓肿最为多见，脓肿穿破可延及附近组织器官。经血路可直接累及脑、肺、睾丸、前列腺、卵巢等。

阿米巴肝脓肿可发生于本病全过程中，或者病后数周至数年。多以长期不规则发热起病，体温可达 39 ℃以上，以弛张热型多见，常伴右上腹或右下胸部疼痛，肝脏进行性肿大，压痛显著为主要临床表现。脓肿多数为单发，且多在肝右叶，其原因多与右叶大，占整个肝脏体积的 4/5，且肠道病变多在回盲部，该处大部血液循环经肠系膜上静脉流入肝右叶有关。肝脓肿若位于左叶，可在较短时间出现明显的局部症状与体征，但诊断较难。脓肿表浅可有局部压痛或具波动感，此时行肝穿刺见猪肝色、腥臭气味的脓汁，内含溶解坏死的肝细胞、红细胞、脂肪、夏科-雷登结晶等，滋养体不多见，可在脓腔壁中找到，但未发现过包囊。若并发细菌感染，则脓腔内为黄绿色或黄白色脓液。

慢性病例发热多不明显，可有消瘦、贫血、营养不良性水肿等。外周血常规表现为白细胞总数早期多增高，后期可降至正常。粪便检查原虫阳性率不高。此时十二指肠引流 C 管胆汁中可见滋养体。

肝功能检查，转氨酶大多正常，血清胆碱酯酶降低，碱性磷酸酶轻度升高。X 线检查可见右侧膈肌抬高、活动受限，局部隆起更具诊断意义。左叶脓肿时，钡餐检查可见胃小弯受压和胃体左移现象。B 型超声波、同位素肝脏扫描、CT 扫描、磁共振等检查均有助于诊断。

阿米巴肺脓肿多继发于肺脓肿，其主要症状与细菌性肺脓肿、支气管扩张相似。若并发支气管肺瘘时，可咳出大量咖啡色脓液。若并发胸膜炎时可有胸腔积液，如呈咖啡色有助于诊断。

阿米巴心包炎较少见，可由左叶阿米巴肝脓肿穿入心包而致。症状与细菌性心包炎相似，是本病最危险的并发症。

七、诊断

慢性腹泻或肠功能紊乱者，应疑及肠阿米巴病；典型的痢疾样黏液血便，中毒症状轻，有反复发作倾向，粪便镜检找到吞噬红细胞的溶组织内阿米巴滋养体，可确诊为肠阿米巴病；有典型症状但粪便未发现病原体时，可借助血清学检查或在谨慎观察下应用特效、窄谱杀阿米巴药，如有效可做出临床诊断。

（一）临床表现

起病缓慢，症状较轻，腹泻次数少，暗红色果酱样粪便等应考虑本病。

（二）粪便检查

显微镜下检出溶组织阿米巴为确诊重要依据。血性黏液稀便易找到滋养体，粪质部分易找到包囊。

（三）乙状结肠镜或纤维肠镜检查

直接观察乙状结肠或降结肠等处，可见大小不等的散在溃疡、溃疡间黏膜大多正常，并可自溃疡处刮取标本镜检，有助于发现组织型滋养体，对粪检阴性、临床不能确诊的患者很有诊断价值。

（四）X 线钡剂灌肠检查

可发现阿米巴瘤患者肠道有充盈缺损，其边缘不规则僵直，局部黏膜紊乱。

（五）血清学检查

可用阿米巴纯抗原检测特异性抗体，当体内有侵袭性病变时方形成抗体，包囊携带者抗体检测为阴性。常用间接血凝、ELISA、间接荧光抗体、对流免疫电泳、琼脂扩散沉淀试验等。

八、鉴别诊断

本病以慢性腹泻为主要症状时应与细菌性痢疾等侵袭性肠道细菌感染、血吸虫病、小袋虫病、旋毛虫病、慢性非特异性溃疡性结肠炎等鉴别；以非痢疾症状为主要表现时需注意与肠结核、结肠癌、克罗恩病等鉴别。

（一）血吸虫病

有疫水接触史，起病较缓，间歇性腹泻，肝脾大，血嗜酸性粒细胞增高，粪便或肠黏膜活检找到虫卵、大便孵化阳性、血中查获虫卵可溶性抗原可确诊。

（二）肠结核

大多有原发结核病灶存在，患者有消耗性发热、盗汗、营养障碍，粪便多呈黄色稀糊状，带黏液而少脓血，腹泻与便秘交替出现。胃肠道 X 线检查有助于诊断。

（三）结肠癌

患者常年龄较大。左侧结肠癌者常伴有排便习惯改变，粪便变细含血液，有渐进性腹胀。右侧结肠癌常表现为进行性贫血、消瘦、不规则发热等，有排便不畅感，粪便多呈糊状，除隐血试验阳性，间或含有少量黏液外，绝少有鲜血。晚期大多可触及腹部肿块。钡剂灌肠和纤维肠镜检查有助于鉴别。

（四）慢性非特异性溃疡性结肠炎

临床上与慢性阿米巴肠病难以区别，多次病原体检查阴性，血清阿米巴抗体阴性，病原特效治疗无效时支持本病诊断。

九、预后

一般预后良好，暴发型病例、心包、肺、脑迁徙性脓肿以及并发肠出血、肠穿孔等预后不良。

十、治疗

（一）一般治疗

急性期应卧床休息，患者应肠道隔离至症状消失、大便连续 3 次查不到滋养体和包囊。加强营养，必要时输液或输血。

（二）病原治疗

1. 甲硝唑（灭滴灵） 0.4~0.8 g，每日 3 次，连服 5~7 日，儿童 50 mg/（kg·d），分 3 次服，连用 3~5 日。不能口服者可静脉滴注。注意本药不良反应：偶有恶心、头昏、心悸、白细胞降低等。

2. 甲硝磺酰咪唑（替硝唑） 成人每日 2.0 g，儿童每日 50 mg/kg，清晨顿服，连用 3~5 日。

3. 氯散糖酸酯（氯胺苯酯） 对轻型和包囊携带疗效为 80%~90%，是安全有效的抗肠腔内阿米巴药物，0.5 g，每日 3 次，连服 10 日。

4. 吐根碱（盐酸依米丁） 对大滋养体有直接杀灭作用，能迅速控制急性痢疾症状和肠外并发症，但对肠腔内小滋养体和包囊无效。成人每日 60 mg 或 1 mg/kg，深部肌内注射，连用 6 日。因其对心脏、肾脏有不良反应，现已少用。

5. 抗菌药物 巴龙霉素、土霉素均为 0.5 g，每日 4 次，7~10 日为一疗程，红霉素 0.3 g，每日 4 次，5~10 日一疗程。

6. 中药 鸦胆子（苦参子）仁、白头翁、大蒜等均可使用。

（三）并发症的治疗

在积极有效的甲硝唑或吐根碱治疗下，肠道并发症可得到缓解。暴发型患者有细菌混合感染，应加用抗生素。大量肠出血可输血。肠穿孔、腹膜炎等必须手术治疗者，应在甲硝唑和抗生素治疗下进行。

肠阿米巴病若及时治疗预后良好。如并发肠出血、肠穿孔和弥漫性腹膜炎以及有肝、肺、脑部转移性脓肿者，则预后较差。治疗后粪检原虫应持续 6 个月左右，以便及早发现可能的复发。

十一、预防

应讲究饮食卫生，不喝生水，不吃不洁瓜果、生蔬菜，养成餐前便后或制作食品前洗手等卫生习惯。加强粪便管理，因地制宜做好粪便无害化处理，改善环境卫生。保护公共水源，严防粪便污染。大力扑灭苍蝇、蟑螂，采用防蝇罩或其他措施，避免食物被污染。对患者应迅速治疗，按传染病管理办法实行疫情报告、消毒、隔离等处理。在一个地区出现一批病例时，要迅速做实验室检查以确诊，并进行流行病学调查及采取相应措施。

（葛　军）

第四节　细菌性食物中毒

细菌性食物中毒是指进食被细菌或细菌毒素污染的食物而引起的急性感染中毒性疾病。根据临床表现的不同，分为胃肠型食物中毒和神经型食物中毒。

一、胃肠型食物中毒

胃肠型食物中毒较多见，以恶心、呕吐、腹痛、腹泻为主要特征。

（一）病原学

引起胃肠型食物中毒的细菌很多，常见的有下列 6 种。

1. 沙门氏菌　为需氧革兰阴性肠杆菌，无芽孢及荚膜。根据其抗原结构和生化试验，目前已有 2 000 余种血清型，其中以鼠伤寒沙门氏菌、肠炎沙门氏菌和猪霍乱沙门氏菌较为多见。沙门氏菌在水中不易繁殖，但可生存 2~3 周，冰箱中可生存 3~4 个月，在自然环境的粪便中可存活 1~2 个月，最适繁殖温度为 37 ℃，在 20 ℃ 以上即能大量繁殖。多种家畜（猪、牛、马、羊）、家禽（鸡、鸭、鹅）、鱼类、飞鸟、鼠类及野生动物的肠腔及内脏中能查到此类细菌。细菌由粪便排出，污染饮水、食物、餐具，人进食后造成感染。致病食物以肉、血、内脏及蛋类为主，值得注意的是该类细菌在食品中繁殖后，并不影响食物的色、香、味。

2. 副溶血性弧菌（嗜盐菌）　为革兰阴性椭圆形、有荚膜的球杆菌。菌体两端浓染，一端有鞭毛，运动活泼。本菌广泛存在于海水中，偶亦见淡水。在海水中能存活 47 日以上，淡水中生存 1~2 日。在 37 ℃、pH 7.7、含氯化钠 3%~4% 的环境中生长最好。对酸敏感，食醋中 3 min 即死亡。不耐热，56 ℃、5 min 即可杀死，90 ℃、1 min 灭活。对低温及高浓度氯化钠抵抗力甚强。本菌具有 O 抗原（菌体抗原），H 抗原（鞭毛抗原）和 K 抗原（荚膜抗原）。所有副溶血性弧菌的 H 抗原均相同，但是 O 抗原和 K 抗原存在差异，以 13 种 O 抗原及 65 种 K 抗原将其分为 13 个群和 845 个型。根据其生化性状又可将副溶血性弧菌分成 Ⅰ、Ⅱ、Ⅲ、Ⅳ、Ⅴ型，从患者粪便分离出菌株属于 Ⅰ、Ⅱ、Ⅲ型，自致病食物分离的菌株 90% 以上属于 Ⅳ、Ⅴ型。致病性菌株能溶解人及家兔红细胞，称为"神奈川"试验阳性，其致病力与其溶血能力平行，这是由一种不耐热的分子量 42 kD 的溶血素所致。本菌能否产生肠毒素尚待证明。带鱼、黄鱼、乌贼、梭子蟹等海产品带菌率极高，被海水污染的食物、某些地区的淡水产品如鲫鱼、鲤鱼等及被污染的其他含盐量较高的食物如咸菜、咸肉、咸蛋亦可带菌。

3. 大肠杆菌 是一种两端圆钝、能运动、无芽孢的革兰阴性短杆菌。体外抵抗力较强，在水和土壤中能存活数月，在阴凉处室内尘埃可存活 1 个月，含余氯 0.2 ppm 的水中不能生存。大肠杆菌具有 O 抗原（菌体抗原），H 抗原（鞭毛抗原）和 K 抗原（荚膜抗原），后者有抗机体吞噬和抗补体的能力。根据 O 抗原的不同，可将大肠杆菌分为 150 多个血清型，其中 16 个血清型能引起食物中毒，亦称为致病性大肠杆菌。

4. 变形杆菌 为革兰阴性、无芽孢、多形性小杆菌，有鞭毛，运动活泼。其抗原结构有菌体（O）及鞭毛（H）抗原 2 种。根据生化反应的不同，可分为普通、奇异、莫根、雷极及不定变形杆菌 5 种，可引起食物中毒的主要是前三种。本菌主要存在于土壤、水源等以及人和家禽的肠道中。此菌在食物中能产生肠毒素。莫根变形杆菌并可使蛋白质中的组氨酸脱羧成组织胺，从而引起过敏反应。致病食物以鱼蟹类为多，尤其以赤身青皮鱼最多见。近年来，变形杆菌食物中毒有相对增多趋势。

5. 葡萄球菌 主要是由能产生血浆凝固酶的金黄色葡萄球菌引起，少数可由表皮（白色）葡萄球菌引起。该菌为球形或椭圆形，无鞭毛，不能运动，无芽孢，除少数菌株外一般不形成荚膜，革兰染色阳性。其在肉类食物、乳产品中繁殖力极强，在 30 ℃的环境下 1 h 后会产生一种可溶性低分子量的肠毒素，它包括 A、B、C、D、E 共 5 个血清型，其中 A 型更易导致食物中毒。生活中常因带菌炊事人员的鼻咽部黏膜或手指污染食物致病。

6. 产气荚膜杆菌 又名魏氏杆菌，为厌氧革兰阳性粗大芽孢杆菌，常单独、成双或短链状排列，在体内形成荚膜，无鞭毛，不活动。芽孢体外抵抗力极强，能在 110 ℃存活 1~4 h，能分泌强烈的外毒素，依毒素性质可分六型（a、b、c、d、e、f），引起食物中毒者主要是 a 型和 f 型，其中以 a 型（能产生肠毒素）为多，c 及 f 型偶可引起出血坏死性肠炎。本菌在自然界分布较广，污水、垃圾、土壤、人和动物的粪便、昆虫以及食品等均可检出。致病食物由于存放较久或加热不足，细菌大量繁殖，产生毒素引起中毒。

（二）流行病学

1. 传染源 带菌的动物如家畜、家禽及其蛋类制品、鱼类及野生动物为本病主要传染源，患者带菌时间较短，作为传染源意义不大。

2. 传播途径 被细菌及其毒素污染的食物经口进入消化道而得病。食品本身带菌，或在加工、贮存过程中污染。苍蝇、蟑螂亦可作为沙门氏菌、大肠杆菌污染食物的媒介。

3. 人群易感性 普遍易感，病后无明显免疫力。

4. 流行因素 本病在 5~10 月较多，7~9 月尤易发生，此与夏季气温高、细菌易于大量繁殖密切相关。常因食物采购疏忽（食物不新鲜，或病死牲畜肉）、保存不好（各类食品混合存放，或贮存条件差）、烹调不当（肉块过大、加热不够，或凉拌菜）、生熟刀板不分或剩余物处理不当而引起。节日会餐时，饮食卫生监督不严，尤易发生食物中毒。

（三）发病机制与病理变化

按发病机制可分为三型：①感染型食物中毒，细菌在食品中大量繁殖，摄取了这种带有大量活菌的食品而发病，沙门氏菌、副溶血性弧菌、变形杆菌、致病性大肠杆菌等皆可引起此型。②毒素型食物中毒，由细菌在食品中繁殖时产生的毒素引起的中毒，摄入的食品中可以没有原来产毒素的活菌，如肉毒中毒、葡萄球菌肠毒素中毒。③过敏型食物中毒，由于含组胺酸脱羧酸酶细菌的作用，食品中产生大量的有毒胺（如组胺）而使人产生过敏样症状的食物中毒，引起此型中毒的食品为不新鲜或腐败的鱼。细菌多为莫根变形杆菌、组胺无色杆菌和溶血性大肠杆菌。病原菌在污染的食物中大量繁殖，并产生肠毒素类物质或菌体裂解释放内毒素。发病与否及病情轻重与摄入食物被细菌和毒素污染的程度、进食量的多少及人体抵抗力强弱有关。致病因素有：

1. 肠毒素　上述细菌中大多数能产生肠毒素或类似的毒素，致病作用基本相似。肠毒素通过刺激肠壁上皮细胞，激活腺苷酸活化酶，从而催化胞浆中的三磷腺苷成为环磷酸腺苷（cAMP），它的浓度增高可促进胞浆内蛋白质磷酸化，促进液体及氯离子的分泌，引起腹泻。而耐热肠毒素则使肠黏膜细胞的鸟苷酸环化酶激活，使环磷酸鸟苷浓度增高，肠隐窝细胞会增强分泌，绒毛顶部细胞降低吸收能力，从而导致腹泻。

2. 侵袭性损害　上述菌群可通过对肠黏膜上皮细胞的侵袭性损害，导致黏膜充血、水肿、溃疡。侵袭性细菌性食物中毒潜伏期较长，多见黏液脓血便。

3. 内毒素　沙门氏菌菌体裂解后可释放内毒素，具有较强的致病性，症状主要表现为发热、胃炎、呕吐、腹泻等。

4. 过敏反应　莫根变形杆菌会使蛋白质中的组氨酸成为组织胺，导致过敏反应。但是因为细菌不侵入组织，所以其病理改变较轻，一般无炎症改变。

（四）临床表现

潜伏期短，超过 72 h 的病例可基本排除食物中毒。金黄色葡萄球菌食物中毒由积蓄在食物中的肠毒素引起，潜伏期 1~6 h。产气荚膜杆菌进入人体后产生不耐热肠毒素，潜伏期 8~16 h。侵袭性细菌如沙门氏菌、副溶血弧菌、变形杆菌等引起的食物中毒，潜伏期一般为 16~48 h。

临床表现以急性胃肠炎为主，如恶心、呕吐、腹痛、腹泻等。葡萄球菌食物中毒呕吐较明显，呕吐物含胆汁，有时带血和黏液，腹痛以上腹部及脐周多见，腹泻频繁，多为黄色稀便和水样便。侵袭性细菌引起的食物中毒，可有发热、腹部阵发性绞痛和黏液脓血便。副溶血弧菌食物中毒的部分病例大便呈血水样。产气荚膜杆菌 a 型菌病情较轻，少数 c 型和 f 型可引起出血性坏死性肠炎。莫根变形杆菌会导致颜面潮红，并且出现头痛、荨麻疹等过敏表现。严重腹泻时会发生脱水、酸中毒、休克。

（五）诊断

根据集体伙食单位短期内暴发大批急性胃肠炎患者，结合季节及饮食情况（厨房卫生情况、食物质量、保管及烹调方法的缺陷）即可做出临床诊断。

有条件时，应取患者吐泻物及可疑的残存食物进行细菌培养，重症患者行血培养，首先留取发病初期及发病后 2 周的血清，将其培养分离的细菌进行血清凝集实验，双份试验效价递增者具诊断价值。近年来采用琼脂扩散沉淀试验检测污染食物中毒的肠毒素，效果良好。

动物试验：葡萄球菌与条件致病菌培养阳性者，可取纯培养滤液加热后喂食猕猴或猫，或行腹腔注射。副溶血型弧菌可用鼠或猫做试验，观察是否发病。

（六）鉴别诊断

1. 非细菌性食物中毒　食用了有毒的植物、动物、化学物品或重金属类物质，例如有机磷农药、桐油、野毒蕈、亚硝酸盐等等。多表现为频繁呕吐，较少出现腹痛、腹泻等，且有明显的神经症状，病死率较高。

2. 霍乱及副霍乱 是一种急性腹泻疾病，发病高峰期在夏季，可在数小时内造成腹泻脱水甚至死亡。多有典型的"米泔水样"大便，大便涂片镜检及培养找到霍乱弧菌可确定诊断。

3. 急性菌痢 多表现为发热、腹泻、里急后重、可见黏液脓血便，查体左下腹部压痛阳性，粪便镜检可见红白细胞及巨噬细胞，约50%会培养出志贺菌生长。

4. 病毒性胃肠炎 是一组由多种病毒引起的急性肠道传染病，潜伏期24~72 h，临床特点为起病急、恶心、呕吐、腹痛、腹泻，排水样便或稀便，严重者可脱水、电解质及酸碱平衡紊乱。

（七）治疗

1. 初步处理 暴发流行时应先将患者按轻重分类，轻者在原就诊处集中治理，重症患者送往医院治疗，并进行流行病学调查及检验检疫工作，从而助于明确病因。

2. 对症治疗 卧床休息，流食或半流食，宜清淡，多饮盐糖水。吐泻腹痛剧者暂禁食，给复方颠茄片口服或注射山莨菪碱。及时纠正水与电解质紊乱及酸中毒。血压下降者予升压药。高热者用物理降温或退热药。变形杆菌食物中毒过敏型以抗组织胺药物治疗为主，如苯海拉明等，必要时加用肾上腺皮质激素。精神紧张不安时应给予镇静剂。

3. 抗菌治疗 一般不用抗菌药物，可以经对症疗法治愈。症状较重考虑为感染性食物中毒或侵袭性腹泻者，可按不同病原选用抗菌药物，如葡萄球菌食物中毒可用苯唑西林，沙门菌可选用喹诺酮类药物治疗，但抗菌药物不能缩短排菌期。

（八）预防

做好饮食卫生监督，认真贯彻《中华人民共和国食品卫生法》。

1. 管理传染源 一旦发生可疑食物中毒，立即报告当地卫生防疫部门，进行调查，制定防疫措施，控制疫情。

2. 切断传播途径 加强食品卫生管理，进行卫生宣传教育，不吃不洁、腐败、变质及未熟透食物。

二、神经型食物中毒

肉毒杆菌食物中毒，亦称肉毒中毒，是因进食含有肉毒杆菌外毒素的食物而引起的中毒性疾病。临床上以恶心、呕吐及中枢神经系统症状如眼肌及咽肌瘫痪为主要表现。如抢救不及时，病死率较高。

（一）病原学

肉毒杆菌亦称腊肠杆菌，革兰阳性厌氧梭状芽孢杆菌，次极端有大形芽孢，有周鞭毛，能运动。本菌芽孢体外抵抗力极强，干热180 ℃、15 min，湿热100 ℃、5 h，高压灭菌120 ℃、20 min才可消灭。5%苯酚、20%甲醛，24 h可将其杀灭。

本菌按抗原性不同，可分A、B、C、D、E、F、G 7种血清型，对人致病者以A、B、E 3型为主，F型较少见，C、D型主要见于禽畜感染。各型均能产生外毒素，是一种嗜神经毒素，剧毒，对人的致死量为0.01 mg左右，毒素对胃酸有抵抗力，但不耐热。A型毒素80 ℃，5 min即可被破坏；B型毒素88 ℃，15 min可被破坏。毒素在干燥、密封和阴暗的条件下，可保存多年。由于此毒素的毒性强，且无色、无臭、无味故不易察觉，必须注意防范。

（二）流行病学

1. 传染源　家畜、家禽及鱼类为传染源。本菌芽孢广布于自然界，病菌由动物（主要是食草动物）肠道排出，污染土壤。由受污染的食品制作罐头，如加热不足，则其所产芽孢不被消灭，加之缺氧环境，造成肉毒杆菌大量繁殖，产生大量外毒素。

2. 传播途径　主要通过食物传播，多见于腌肉、腊肉、猪肉及制作不良的罐头食品，也可通过食用不新鲜的鱼、猪肉等发病。即使没有严格的厌氧环境及温度，肉毒杆菌仍可繁殖，A 型、B 型菌可产生蛋白水解酶，使食物变质，但 E 型菌不产生该酶，其在 6 ℃低温繁殖并产生毒素。

战争环境中，敌方可利用肉毒毒素经气溶胶方式传播，广泛污染饮水、粮食及器物，如不及时处理，可造成集体中毒。

3. 易感性　普遍易感，不引起人与人之间传染。

（三）发病机制与病理变化

肉毒毒素是一种嗜神经毒素，主要由上消化道吸收，毒素进入小肠和结肠后，则吸收缓慢，胃酸及消化酶均不能将其破坏，故多数患者起病缓慢，病程较长。肉毒毒素吸收后主要作用于颅神经核、外周神经、肌肉接头处及自主神经末梢，阻断胆碱能神经纤维的传导，神经冲动在神经末梢突触前被阻断，从而抑制神经传导介质——乙酰胆碱的释放，使肌肉收缩运动障碍，发生软瘫，但肌肉仍能保持对乙酰胆碱的反应性，静脉注射乙酰胆碱能使瘫痪的肌肉恢复功能。

病理变化主要是颅神经核及脊髓前角产生退行性变，使其所支配的相应肌群发生瘫痪，脑干神经核也可受损。脑及脑膜显著充血、水肿，并有广泛的点状出血和血栓形成。显微镜下可见神经节细胞变性。

（四）临床表现

潜伏期 12~36 h，最短为 2~6 h，长者可达 8~10 天。中毒剂量愈大，则潜伏期愈短，病情亦愈重。

起病突然，病初可有头痛、头晕、乏力、恶心、呕吐（E 型菌恶心呕吐重、A 型菌及 B 型菌较轻）；随后出现眼内外肌瘫痪，表现为视力模糊、复视、眼睑下垂、瞳孔散大、对光反射消失。口腔及咽部潮红，伴有咽痛，如咽肌瘫痪，则致呼吸困难。肌力低下主要见于颈部及肢体近端。由于颈肌无力，头向前倾或倾向一侧。腱反射可呈对称性减弱。

自主神经末梢先兴奋后抑制，故泪腺、汗腺及涎腺等先分泌增多而后减少。血压先正常而后升高。脉搏先慢后快。常有顽固性便秘、腹胀、尿潴留。病程中神志清楚，感觉正常，不发热。血、尿与脑脊液常规检查无异常改变。轻者 5~9 日内逐渐恢复，但全身乏力及眼肌瘫痪持续较久。重症患者抢救不及时多数死亡，病死率 30%~60%，死亡原因多为延髓麻痹所致呼吸衰竭、心功能不全及误吸所致肺炎等继发性感染。

婴儿偶尔吞入少量肉毒杆菌芽孢，在肠内繁殖，产生神经毒素，吸收后可因骤发呼吸麻痹而猝死称为婴儿猝死综合征（SIDS）。

（五）诊断

（1）有进食可疑食物，特别是火腿、腊肠、罐头或瓶装食品史，同餐者集体发病。

（2）有复视、斜视、眼睑下垂、吞咽及呼吸困难等特殊的神经系统症状及体征。

（3）确诊可用动物实验检查患者血清及可疑食物中的肉毒毒素，亦可用可疑食物进行厌氧菌培养，分离病原菌。在战争环境中，须警惕敌人施放含肉毒素的气溶胶；如有可疑，可将气溶胶从附着处洗下，进行动物实验。

（六）鉴别诊断

与脊髓灰质炎、白喉后神经麻痹、流行性乙型脑炎、急性多发性神经根炎、毒蕈及葡萄球菌肠毒素中毒等相鉴别。

（七）治疗

1. 抗毒素治疗 多价抗毒素（A、B、E 型）对本病有特效，必须及早应用，有效用药时间为起病后 24 h 内或出现瘫痪前，使用抗毒素 10 万单位静脉或肌内注射，必要时可 6 h 后重复一次。在病菌型别已确定者，应注射同型抗毒素，每次 1 万~2 万单位。病程已过 2 日者，抗毒素效果较差，但应继续注射，以中和血中残存毒素。

2. 对症治疗 患者应严格卧床休息，并予适当镇静剂，以避免瘫痪加重。患者于食后 4 h 内可用 5%碳酸氢钠或 1 : 4 000 高锰酸钾溶液洗胃及灌肠，以破坏胃肠内尚未吸收的毒素。咽肌麻痹宜用鼻饲及输液。呼吸困难者吸氧，尽早气管切开，呼吸麻痹者用人工呼吸器。为消灭肠道内的肉毒杆菌，以防其继续产生毒素，可给予大剂量青霉素。还应根据病情给予强心剂及防治继发性细菌感染等措施。出院后 10~15 日内应避免体力劳动。

（八）预防

1. 管理传染源 一旦发生可疑中毒，立即报告当地卫生防疫部门。

2. 切断传播途径 严格管理与检查食品，尤应注意罐头食品、火腿、腌腊食品的制作和保存。食品罐头的两端若有膨隆现象，或内容物色香味改变者，应禁止出售和禁止食用，即使煮沸也不宜食用。谷类及豆类亦有被肉毒杆菌污染的可能，因此禁止食用发酵或腐败的食物。

3. 保护易感人群 遇有同食者发生肉毒素中毒时，其余人员应立即给予多价精制肉毒抗毒血清预防，1 000~2 000 U 皮下注射，每周 1 次，共 3 次。经常食用罐头者，可考虑注射肉毒杆菌类毒素。

（吴海燕）

第七章

感染与出血

第一节　肾综合征出血热

肾综合征出血热（hemorrhagic fever with renal syndrome，HFRS）又称流行性出血热（epidemic hemorrhagic fever，EHF），是由汉坦病毒属病毒（hantaviruses）引起的以啮齿类动物为主要传染源的自然疫源性疾病。本病的主要临床特征为发热、出血、低血压休克及肾脏损害。

本病既往在我国、日本、朝鲜、韩国和俄罗斯远东地区称为"流行性出血热"，在欧洲国家称为"流行性肾病（nephropathia epidemica）"。1982 年 WHO 建议统称为肾综合征出血热，但目前政府公文和新闻媒体仍沿用流行性出血热这一疾病名称。

一、病原学

汉坦病毒（Hantavirus）为负链 RNA 病毒。1976 年由韩国李镐汪教授等首先发现，其原型株定名为汉滩病毒（Hantaan virus），已归于布尼亚病毒科（Bunyaviridae）汉坦病毒属。

该属病毒外观为球形或卵圆形，直径为 78~240 nm（平均约 120 nm），表面包有囊膜，内质在电镜下呈颗粒丝状结构。病毒基因组为单股负性 RNA，含大（L）、中（M）、小（S）三个片段，分别编码 RNA 聚合酶、两种囊膜糖蛋白（glycoprotein 1.2，G1、G2）及核衣壳蛋白（nucleocapsid protein，NP）。不同型别毒株 L、M 和 S 片段的碱基数有一些差别，其中汉滩病毒 76~118 株分别由 6 533 nt、3 616 nt 和 1 696 nt 组成。目前已知病毒的中和抗原、血凝抗原和型特异性抗原位点主要存在于 G1 和 G2 上，而 NP 含有病毒的组特异性抗原。

多种传代、原代人及动物的细胞都可用于汉坦病毒的培养，最常用的细胞为 Vero-E6 和 CV-7 细胞。病毒对培养细胞的致病变作用较弱，对有些细胞甚至无明显致病变作用。

将病毒接种于 1~3 日龄小白鼠乳鼠脑内，可引起致死性感染；除猕猴及黑猩猩外，大多数成年灵长类动物对本病毒不易感。

依据病毒抗原反应性和基因结构的不同，本属病毒可分为至少 20 余种抗原性明显不同的血清型，代表性的型别有汉坦病毒（Hantaan virus，HTNV）、汉城病毒（Seoul virus，SEOV）、普马拉病毒（Puumala virus，PUUV）、希望山病毒（Prospect Hill virus，PHV）、多布拉伐-贝尔格莱德病毒（Dobrava-Belgrade virus，DOBV）、辛诺柏病毒（Sin Nombre virus，

SNV）等。每个型的汉坦病毒还可进一步分为不同的亚型。上述型别的病毒中，SNV 对人高度致病，可以引起汉坦病毒肺综合征（Hantavirus pulmonary syndrome，HPS），病死率达50%以上；HTNV 和 DOBV 所致疾病重症较多，病死率为 3%~10%；SEOV 多致中、轻型病例，病死率不足 1%；PUUV 仅引起轻症患者。

我国疫区主要流行传播的汉坦病毒为 HTNV（血清 I 型）和 SEOV（血清 II 型），近年在某些省区发现了 PUUV。HTNV 主要引起重型出血热，黑线姬鼠、大林姬鼠为疫区主要的宿主动物。SEOV 在我国主要引起轻型出血热，褐家鼠、实验用大白鼠为主要的宿主动物。

汉坦病毒为有囊膜病毒，因此使用一般的脂溶剂和消毒剂如氯仿、丙酮、β-丙内酯、乙醚、酸（pH<3.00）、苯酚、甲醛等均很容易将其灭活。此外，加热 60 ℃ 10 min、100 ℃ 1 min、钴 60 照射（>105 拉德）及紫外线（10~15 min）也可将其灭活。

二、流行病学

（一）宿主动物和传染源

全球约有 224 种陆栖脊椎动物能自然感染或携带汉坦病毒，其中包括哺乳纲、鸟纲、爬行纲和两栖纲。中国已检出自然感染或携带汉坦病毒的脊椎动物有 74 种，其中啮齿类动物是汉坦病毒的主要宿主动物，如鼠科姬鼠属的黑线姬鼠、大林姬鼠和黄喉姬鼠，家鼠属的褐家鼠和大白鼠，仓鼠科䶄属林䶄和棕背䶄（Myocies rufocanus）等，其他类群动物可能系继发感染。

（二）传播途径

本病为多途径传播：

1. 接触传播　通过含病毒的动物尿、粪、呕吐物及血液、组织液等经显性或非显性破损的皮肤黏膜侵入机体。

2. 呼吸道传播　带病毒动物的排泄物、分泌物在外界形成气溶胶，经呼吸道吸入感染。

3. 消化道传播　摄入污染的饮水或食物可经消化道感染。

4. 虫媒传播　国内研究认为带毒的恙螨和革螨可通过叮咬人体将本病传染给人，但尚未得到国际公认。

5. 人-人传播　已报道在南美国家的一些疫区，参与诊治和护理 HPS 患者的医护人员及患者家属可以感染罹患同类疾病，但是在 HFRS 疫区目前尚无同类报道。

6. 母婴垂直传播　已报道汉坦病毒可经胎盘自感染的母体传染胎儿（宫内感染）。孕妇感染和母婴传播虽然在人类并不多见，但可致孕妇死亡、胎儿早产、畸形或死胎。疫区带毒孕鼠的宫内传播对于疫源地的维持具有重要意义。

（三）人群易感性与免疫性

人群对本病普遍易感，发病以男性青壮年为主。隐性感染率一般为 1.30%~5.18%，二次发病者罕见。发病后第 3~5 日可从部分患者外周血中检出抗汉坦病毒 IgM 抗体，第 2 周达高峰，可持续 2~3 个月；IgG 抗体多于病后第 1 周末方可检出，高峰在第 2~3 周后，以后滴度逐渐下降，部分人可保持终生。

（四）流行特征

本病为世界性分布，主要流行于亚欧大陆。我国为疫情最严重的国家，其次为俄罗斯和某些欧洲国家及朝鲜半岛，非洲和美洲仅有少数病例报告。目前全国 34 个省（自治区、直辖市、特区）中除青海省和西藏自治区外，其余 32 个省（自治区、直辖市、特区）均有 HFRS 的疫源地或疫区存在，其中陕西、黑龙江、吉林、辽宁、山东、河北、湖南等省近年的年发病数占全国发病总数的 80% 以上。据不完全统计，截至 2010 年末，全世界累计报告病例达 1 893 555 例。中国报告的病例数已达 1 585 942 例，占全球总病例数的 83.75%，死亡累计近 5 万人。我国自 2005 年以来，报告 HFRS 病例数逐年减少，至"十一五"末年发病数已降至 1 万左右。2012 年发病有所上升，全国报告病例数 13 300 余例。

本病多呈高度散发，共同生活的家庭成员很少同时发病。近年国内的流行类型主要有 3 种：①野鼠型（姬鼠型），主要分布于农作物区、垦区和林区，散发为主，局部地区还可呈点状暴发；流行季节为秋末和冬季，有些地区 5~6 月间有一次发病小高峰，呈双峰型；②家鼠型（城市型、轻型、褐家鼠型），主要分布在城镇和市郊居民区及近郊村镇，暴发为主，也有点状散发；流行季节主要为 3~6 月份；③混合型，同一疫区上述两型并存，具备两型的特点，一年有两次发病高峰（3~6 月、10 月~次年 1 月）。

三、发病机制

汉坦病毒经各种途径侵入人体后，可在一些特定的细胞如血管内皮细胞、单核吞噬细胞中大量增殖，目前认为汉坦病毒的细胞嗜性可能与上述细胞包括血小板和血管内皮细胞表面的特定病毒受体有关，近年的研究表明在汉坦病毒与内皮细胞相互作用中，细胞整合素（integrin）受体起到了关键性作用，此外汉坦病毒感染可能还存在其他的细胞受体或协同受体。

感染机体发病与否及发病轻重与侵入病毒的数量、型别和毒力及人体的免疫应答状况包括 HLA 型别等遗传背景密切相关。目前多认为本病的发病机制可能与病毒直接作用和免疫损伤有关，且越来越多的证据支持"汉坦病毒致病是免疫介导的病理反应"这一观点。

（一）病毒直接作用

临床诊治中早已注意到，本病各主要临床病征如微血管损伤、血小板减少及肾脏损害等在发病早期（3 病日前）甚至在发病时即已出现，且主要临床表现如微血管损伤、血小板减少、血尿素氮升高、尿蛋白及少尿等现象的出现以及达高峰及消失时间等大多一致；绝大多数患者（89.2%）早期分度与最终分型相符，提示 HFRS 发病机制的特点为原发性损伤，病程为自限性经过。此外多数病例起病早期临床病理表现已很明显，但免疫测定尚无明显异常。病理研究也已证明，一些患者新鲜活检标本及急性期死亡患者的尸检标本可检出病毒抗原或核酸，同时伴有相应部位不同程度的病理改变如组织变性、坏死、出血等，且病毒抗原分布多的部位病理损伤也重。体外培养也已观察到，某些汉坦病毒毒株对常用传代细胞有致细胞病变效应。以上结果均表明，汉坦病毒的直接致病变作用可能是机体发病的始动环节或重要因素。

（二）免疫病理反应

近年的研究大多认为，免疫因素在本病的发病中可能具有相当重要的作用。提出免疫发病学说者认为：①HFRS 好发于中青年人，且临床中青年患者危重型较多，这固然可能与中青年接触病原微生物的机会多，感染机会可能较大有关，但也说明免疫应答的强弱与发病轻重有密切关系，即免疫致病可能在 HFRS 发病中具有重要的地位；②动物实验业已证明，缺乏免疫力的裸鼠无论年龄长幼，均对汉坦病毒易感，引起致死性感染；而幼龄小鼠（7 日龄大小）病死率反而高于新生乳小鼠（≤24 h 龄），表明免疫缺陷和免疫病理损害在 HFRS 发病过程中起重要作用；③临床观察到的与Ⅰ型和Ⅲ型变态反应有关的免疫检测指标的消长，均与临床病情发展、病期的演进等密切相关，二者之间似有必然联系。

近年随着免疫学检测技术的发展，已观察到汉坦病毒的感染可引发人体强烈而迅速的免疫应答和炎症反应，通常自发热期末即出现明显的免疫异常，主要表现为体液免疫反应亢进，补体激活，特异性细胞免疫增强及免疫调控机能异常和紊乱。

四、病理改变

本病的基本病理改变为全身小血管和毛细血管的广泛损害，血管内皮细胞呈节段性肿胀变性、疏松甚至管壁发生纤维蛋白样坏死和破裂崩解，造成管腔高度扩张、充血淤血，管腔内可见血栓形成，管壁脆性增加，通透性增高，引起血浆大量渗出和出血及各组织器官的充血、出血、变性甚至坏死。上述病变在肾脏、脑垂体前叶、肾上腺皮质、右心房内膜下和皮肤黏膜等处尤为显著。严重的渗出和水肿，各脏器和体腔都有不同程度的水肿和积液，以后腹膜、肺及其他组织疏松部最严重；少尿期可并发肺水肿和脑水肿。炎性细胞浸润以淋巴细胞、单核细胞和浆细胞为主，但不明显。

由于病毒的作用和免疫病理损伤造成全身小血管和毛细血管的广泛损伤，引起血管活性物质和炎性介质的释放，导致一系列的病理生理过程。

（一）有效循环血量减少及休克

1. 低血压休克　病程早期于热退前后常发生低血压休克，主要由于血管壁损伤，通透性增加，血浆大量渗出，血容量骤减所致，此种休克又称为"感染中毒性失血浆性低血容量性休克"。

2. DIC　本病患者多不同程度发生 DIC，由于血管损伤及各种致病因子的作用，使凝血系统被激活，引起微血管内广泛纤维蛋白沉积及血小板凝集，形成弥散的微血栓，血栓形成中大量凝血因子消耗，纤溶系统激活引起严重出血，并由于微血栓的栓塞继发脏器损害及功能障碍等综合征。DIC 引起的病理生理学变化及主要临床特点是低血压休克、出血及栓塞症状。

3. 心肌损伤　汉坦病毒可以直接造成心肌损伤，此外病程中心肌缺血、酸中毒及神经体液的调节失衡等均可造成心肌收缩力下降，心输出量减低，加重低血压休克。

（二）出血

本病出血的原因比较复杂，依不同病期而异，且往往是多因素参与。发热期出血是由于血管壁受损和血小板减少所致，后者可能与修补血管壁的消耗和骨髓巨核细胞成熟障碍有关。休克以后的出血加重，主要由于 DIC 导致的内脏微血栓形成，消耗性凝血障碍和继发性纤溶亢进等。少尿期尿毒症对凝血功能和血小板的影响以及自体分流等也是出血的重要原因。病程急性期血中肝素类物质增加可进一步加重上述诸因素所致的出血。

（三）急性肾衰竭

本病急性肾衰竭主要是因为有效循环血量减少、肾血流量不足，导致肾小球滤过率下降所致。水钠潴留、肾素–血管紧张素增加、肾小球微血栓形成和抗原抗体复合物引起的基底膜损伤也是肾小球滤过率下降的重要原因。肾小管的变性坏死、肾间质出血、水肿的压迫和肾小管腔被肾脱落细胞和蛋白凝块阻塞等可进一步加重少尿。

五、临床表现

本病潜伏期4~46日，一般为7~14日。典型病例起病急骤，无明显前驱症状。

HFRS的典型临床表现是发热、出血和肾脏损害三类主要症状及发热、低血压休克、少尿、多尿和恢复期五期经过。非典型和轻症患者临床表现差异较大，可无低血压休克、出血或肾脏损害，五期经过可不明显。重症患者五期中前二、三期可以重叠。少数暴发型患者发热期明显缩短，并迅即出现休克和急性肾衰竭。

（一）发热期

起病急，主要表现为感染中毒症状、毛细血管和小血管中毒症状及肾脏损伤的症状体征。

1. 感染中毒症状 典型病例有畏寒、寒战、高热，体温在38~40 ℃之间，热型多为弛张热、稽留热或不规则热，一般持续4~7日。通常热度越高病情越重，发生低血压休克和少尿的机会越多。部分患者伴头痛、腰痛、眼眶痛（三痛）及全身四肢关节酸痛。头痛以两颞部和前额部为主，重者或为全头痛，性质以胀痛为主。腰痛轻者仅感两侧肾区胀痛及肾区叩击痛，重者剧痛不敢平卧和翻身，局部拒按。如在低血压休克期或少尿期突发剧烈腰痛应警惕有否并发肾破裂。眼眶痛以眼眶胀痛为主，眼球活动时尤甚。

大多数患者有明显的消化道症状，表现为食欲减退，重者有恶心、呕吐、呃逆等消化道症状。部分患者有腹痛、腹泻，腹痛剧烈者可出现腹肌紧张、腹部压痛和反跳痛，易误诊为外科急腹症。少数患者尚可出现兴奋、谵妄、烦躁不安和嗜睡等神经精神症状，极少数重危患者可出现抽搐、昏迷及脑膜刺激征。

2. 充血和出血 于第2~3病日，半数患者眼球结膜及颜面部、颈部和上胸部皮肤出现显著的充血潮红（三红），似酒醉貌。黏膜出血多见于软腭、悬雍垂及咽后壁，表现为网状、点状或为出血斑，但扁桃体不肿大。眼球结合膜也可见点状或斑片状出血。皮肤出血好发于双侧腋下及前胸和肩背部，多为出血点或搔抓样、条索样出血斑点，针刺部位也可见到瘀斑。患者早期束臂试验可呈阳性。重症患者有鼻出血、咯血、呕血、便血及血尿等。

3. 渗出与水肿 水肿多见于眼球结合膜，为本病早期特有的表现。轻者眼球转动或用手挤压上、下眼睑时可见球结膜出现涟漪状波纹或皱褶，中度水肿球结膜呈水疱状，明显突出于角膜平面，重度水肿是指隆起的球结合膜呈胶冻样或鲜荔枝肉样，突出于眼裂平面。中重度球结膜水肿常伴有眼睑和颜面部水肿，甚至出现渗出性腹腔积液、渗出性胸腔积液和心包积液。球结合膜水肿不仅具有重要的诊断意义，而且提示毛细血管和小血管损伤严重，血浆明显渗出，发生低血压休克的可能性较大。

4. 肾脏损伤 肾脏损害在本期第2~4病日即可出现，表现为蛋白尿、血尿和少尿倾向。早期蛋白尿为"+~++"，重症患者可达"+++~++++"，甚至尿中排出膜状物，镜检可出现透明管型、颗粒管型或蜡样管型。

部分患者尤其是家鼠型HFRS疫区的患者，可有黄疸、肝脾大和肝功能异常。

发热期一般持续4~6日，临床病情轻重与此期的体温高低成正比，即体温越高，热程越长，病情越重。个别暴发型患者发热期可短于3日。

（二）低血压休克期

发热 4~6 病日后，体温徐退或骤退，但其他症状反而加重，部分患者出现低血压或休克，持续时间数小时至数日不等。低血压休克主要表现为：①血压下降与心率、脉搏增快。根据血压和脉压水平分为低血压倾向、低血压和休克，其动脉收缩压分别≤13.3 kPa（100 mmHg）、≤12.0 kPa（90 mmHg）和≤9.3 kPa（70 mmHg）；脉压分别≤4.0 kPa（30 mmHg）、≤3.5 kPa（26 mmHg）及≤2.7 kPa（20 mmHg）。心率增快，脉搏细速或扪不清，浅表静脉塌陷，伴呼吸浅快。②面色与口唇苍白或发绀，肢端发凉，皮肤发花。③意识障碍。初为烦躁不安，继之可出现谵妄、嗜睡、昏睡、昏迷。④少尿或无尿。⑤中心静脉压（CVP）降低<0.8 kPa（6 mmHg）。

此期患者的渗出体征特别突出，出血倾向也十分明显，常合并 DIC 和纤维蛋白溶解亢进。低血压休克期多不超过 24 h，短则十几分钟，长则 72 h 以上。一般认为休克出现越早，持续时间越长，病情越重。

部分患者经积极的抢救治疗仍呈低血压休克，可谓"难治性休克"，预后差，是本病死亡的主要原因之一。

（三）少尿期

少尿期为本病的极期，与低血压休克期常无明显界限，两期也可重叠发生或完全缺失。轻、中型患者常无低血压休克期而直接由发热期进入少尿期。本期一般出现于第 5~8 病日，持续时间约 3~5 日，长者可达 2 周以上。主要表现为：

1. 少尿或无尿和氮质血症 少尿或无尿为本病急性肾衰竭最突出的表现。按照 1997 年原卫生部颁布的"全国流行性出血热防治方案"，24 h 尿量在 500~1 000 mL 为少尿倾向，少于 500 mL 为少尿，少于 50 mL 为无尿。近年倾向于按照肾脏病学界的定义，以 24 h 尿量少于 400 mL 为少尿，少于 100 mL 为无尿。

急性肾衰竭常伴发不同程度的尿毒症、酸中毒、水中毒和水电解质平衡失调。临床可见厌食、恶心、呕吐、腹胀、口干舌燥，常出现顽固性呃逆，查体可见面部和下肢水肿，部分患者可伴肺水肿、胸腔积液和腹腔积液。此外血尿素氮（BUN）和肌酐（Cr）多明显升高。

2. 肾性脑病 为代谢性脑病之一，多见于 BUN>50 mmol/L 或 Cr>1 500 μmol/L 的肾衰竭患者。临床表现有头昏、头痛、嗜睡、烦躁、谵妄以至抽搐、昏迷。重者可出现锥体束征、踝阵挛和扑翼样震颤等体征。

3. 出血倾向和贫血 虽然进入少尿期几日后外周血血小板计数多明显回升甚至超过健康水平，但皮肤、黏膜出血在本期往往加重，常伴有呕血、咯血、便血和血尿。少尿期持续超过 1 周的患者多有轻重不等的贫血和高血压。

4. 高血容量综合征 高血容量综合征在本病患者出现率较高，可能与发热末期和低血压休克期外渗于组织间隙和浆膜腔内的液体大量回吸收于血管内有关，休克期扩容液体过多的患者更易出现高血容量。临床可见此类患者面容胀满、体表静脉充盈怒张、脉洪大、血压增高、脉压增大、心音亢进及血液稀释，严重者易合并心力衰竭、肺水肿及脑水肿。

5. 电解质和酸碱平衡紊乱 本病少尿期急性肾衰竭时较少合并代谢性酸中毒。酸中毒刺激呼吸中枢可使呼吸深大，重者呈 Kussmaul 呼吸，以排出较多的二氧化碳。酸中毒可使心肌收缩力下降，加重高血钾，诱发 DIC。低血钠和高血钾在本期也较为常见，但前者多为稀释性低钠，高血钾多不超过 6.5 mmol/L，二者可有相应的临床、生化和心电图表现，应注意监测。

6. 并发症 低血压休克期处置不当（如扩容液量过多）或少尿无尿持续超过 1 周以上易合并各种严重的并发症如大出血、严重感染、心力衰竭、肺水肿和脑水肿、急性呼吸窘迫综合征（ARDS）等。

（四）多尿期

少尿期后尿量逐渐增多进入多尿期。24 h 尿量多于 400 mL（或者 500 mL）至 2 000 mL 这一增尿阶段也称为少尿期移行阶段。每日尿量超过 3 000 mL 为多尿，但尿量增至每日 2 000 mL 即开始进入多尿期。少数患者 24 h 尿量可达 5 000~10 000 mL。本期多出现于第 9~14 病日，大多持续 1~2 周，少数可长达数月。轻症患者可无低血压休克和少尿期而直接进入多尿期，也有极少数患者特别是家鼠型患者可无多尿期。

少尿期的各种临床表现在多尿早期仍可延续，特别是营养失衡、电解质紊乱、严重感染和出血等。大量排尿如不及时补充水和电解质极易发生脱水、低血钾和低血钠，甚至发生二次休克（失水性休克）而引致继发性肾衰竭，重者可危及生命。

（五）恢复期

多数患者病后第 3~4 周开始恢复。一般以尿量减至每日 2 000 mL 左右且 BUN 和 Cr 降至正常为进入恢复期的标志。此期肾脏的尿浓缩稀释功能渐好转，精神、食欲和体力亦逐渐恢复。少数重症患者恢复时间较长，需 1~3 月或更久，患者仍感衰竭、无力、头晕、头痛、食欲缺乏、腰痛、持续多尿及夜尿增多等，检查可见轻、中度蛋白尿，排低比重尿，高血压及轻、中度贫血。个别患者可演化为慢性肾衰竭。

家鼠型出血热临床表现较轻，发热期较短，腰痛、眼眶痛及球结膜水肿多不明显，低血压休克及肾脏损伤轻或无，因此五期经过多不全，同时合并症少，病死率多在 1% 以下。

小儿出血热起病多急剧，热型不规则，热度较高。但全身中毒症状轻，可出现脑膜刺激症状；消化道症状明显；缺乏典型的"三红"，头痛、腹痛为主，较少出血倾向和低血压休克，肾脏损害轻，病死率低。

老年出血热临床表现不典型，中低热多，少数患者无明显发热。低血压休克出现早，发生率高。肾脏损伤多严重，少尿及无尿发生率高。常合并消化道大出血、脑出血、肺水肿、肺部感染和中枢神经系统合并症。重型及危重型病例多，病死率高。

本病按病情轻重可分为 4 型：①轻型：体温 39 ℃以下，中毒症状轻，有皮肤黏膜出血点，尿蛋白"+~++"，无少尿和休克；②中型：体温 39~40 ℃，中毒症状较重，球结膜水肿明显，皮肤黏膜有明显瘀斑，有低血压和少尿，尿蛋白"++~+++"；③重型：体温 40 ℃以上，有中毒症状和外渗症状或出现神经症状，可有皮肤瘀斑和腔道出血，有明显休克，少尿达 5 日或无尿 2 日以内；④危重型：在重型基础上出现难治性休克、重要脏器出血、严重肾损害（少尿 5 日以上，无尿 2 日以上）或其他严重合并症如心力衰竭、肺水肿、继发严重感染、脑水肿或脑出血甚至多器官功能障碍综合征（MODS）等。

六、实验室检查

（一）血、尿常规检查

在本病的早期诊断中具有非常重要的价值。

1. 血常规　白细胞总数自第 2~4 病日开始升高，低血压休克期及少尿期达高峰，多在（15~30）×10⁹/L，少数重症患者达（50~100）×10⁹/L；中性粒细胞同时增多，核左移，重型尚可见晚、中、早幼粒细胞，呈现类白血病反应。异型淋巴细胞早在第 1~2 病日即可出现，且逐日增多，至 4~5 日达高峰；一般为 5%~14%，15% 以上多属危重患者。红细胞和血红蛋白自发热期末开始上升，低血压休克期达高峰（血红蛋白多在 150 g/L 以上），至少尿期下降，其动态变化可用于判断血液浓缩和稀释的情况，指导治疗。血小板计数第 2 病日即开始减少，在低血压和少尿期降至最低水平（10~60）×10⁹/L，并有异型和巨型血小板出现，个别危重型患者血小板计数≤5.0×10⁹/L。少尿后期血小板数量即开始恢复，往往有短期增生亢进现象，可高达 500×10⁹/L 以上。

2. 尿常规　肾脏损伤是本病的早期特征，在第 2~3 病日即开始出现蛋白尿，并迅速进展，可在 1 日内由 "+" 突增至 "+++~++++"，往往至多尿后期和恢复期方转为阴性。部分患者可见尿中红细胞或出现肉眼血尿，肾损比较严重的患者可查见尿透明管型、颗粒管型和膜状物。

（二）血液生化检查

1. 尿素氮和肌酐　血尿素氮和肌酐于发热末期或低血压休克初期即可升高，少尿期和多尿早期达高峰，以后逐渐下降，升高程度和速度与病情成正比。

2. 酸碱测定　HFRS 的血气变化随各期而异，类型较为复杂。发热期和低血压早期以呼吸性碱中毒为主；休克和少尿期以代谢性酸中毒为主，有时可伴呼碱；多尿期以代谢性碱中毒为主，低钾性碱中毒尤为常见。

3. 电解质　发热期和低血压休克期血钾往往偏低，少尿期可上升为高血钾，多尿期又复现低。血钠和氯化物在全病程均降低，以休克和少尿期最显著。

4. 肝功能　少数危重型或家鼠型疫区患者肝功化验可出现明显异常，主要表现 ALT、AST 升高，个别患者总胆红素也增高，重型和危重型患者多有人血白蛋白以及凝血酶原活动度明显降低，临床类似重型肝炎。

（三）凝血功能检查

出现 DIC 时可见血小板计数减少（一般低于 50×10⁹/L），纤维蛋白原降低和凝血酶原时间延长，血浆鱼精蛋白副凝固试验（3P 试验）阳性，进一步检查凝血酶凝固时间、纤维蛋白降解产物及 D-二聚体等可判定继发性纤溶是否存在。

（四）免疫学检查

细胞免疫方面，外周血淋巴细胞亚群检测可见 CD4⁺/CD8⁺ 细胞比值下降或倒置。体液免疫方面，血清 IgM、IgG、IgA 及 IgE 普遍增高，总补体和补体 C3 和 C4 下降，可检出特异性循环免疫复合物。

（五）特异性检查

1. 病毒抗体测定　本病特异性 IgM 和 IgG 抗体出现较早，多于 3~5 病日即可检出，持续时间长（IgM 抗体可保持 2 个月以上），为检测抗体特别是单份血清 IgM 抗体进行早期诊断提供了条件。单纯检测特异性 IgG 抗体需双份血清（第 1 份血样最好采自起病第 1 周内，第 2 份血样应间隔 1 周以上采集）阳性且效价递增 4 倍以上方有诊断价值。常用的检测方法有间接免疫荧光法、酶联免疫吸附试验（ELISA）等。近年国内已生产了胶体金或称为滴金免疫试剂盒用于抗汉坦病毒 IgM 和 IgG 抗体的检测，5 min 即可判读结果，灵敏度接近 ELISA，但特异性略差。

2. 病毒抗原的检测　用免疫酶染色法可检测外周血白细胞内的病毒抗原，但操作方法比较烦琐，实际工作中很少应用。

3. 病毒核酸的检测　采用反转录聚合酶链反应技术（RT-PCR）可从早期（10~15 病日前）患者外周血的血清、血浆、白细胞或血凝块研磨物中检出汉坦病毒 RNA。

七、诊断与鉴别诊断

（一）诊断

1. 流行病学史　流行季节，在发病前 2 个月内，有疫区野外作业史及留宿史，或与鼠类等宿主动物或其排泄物的直接或间接接触史，或食用过未经充分加热过的鼠类污染的食物史。相当多的患者没有明确的鼠类直接或间接接触史。

2. 临床表现　主要依据三类症状体征和五期经过，即以短期发热和"三痛"为主的感染中毒症状，以充血（三红）、渗出和出血为主的体征及肾脏损害的表现。典型患者应具备发热、低血压（休克）、少尿、多尿和恢复期五期经过，非典型患者注意有无多尿期（尿量> 3 000 mL/d）。对于轻症或非典型病例的诊断常需借助于实验室检查。

3. 实验室检查　如早期血液常规化验出现"三高一低"（即外周血 WBC 增高，异型淋巴细胞比率增高，血红蛋白增高和血小板计数减低），且尿蛋白"++"以上，结合临床可以拟诊本病。确定诊断有赖于检出血清抗汉坦病毒 IgM 阳性或双份血抗汉坦病毒 IgG 阳性且效价递增 4 倍以上。发病 15 日内应用 RT-PCR 检出血清致病性汉坦病毒 RNA 阳性具有重要诊断价值，确定诊断应参考血清学检测结果并结合临床加以综合判断。

（二）鉴别诊断

典型患者诊断并不困难，进入少尿期或多尿期后可问及明显的病程分期，且易于检出特异性血清抗体。发热期主要应与其他发热性疾病如上呼吸道感染、流行性感冒、流行性脑脊髓膜炎和败血症等进行鉴别。低血压休克期应与急性中毒性细菌性痢疾、休克型肺炎等进行鉴别。出血倾向严重者应与急性白血病、过敏性和血小板减少性紫癜等进行鉴别。肾损伤为主的出血热应与肾脏疾病如原发性急性肾小球肾炎、急性肾盂肾炎及肾病等相鉴别。少数有剧烈腹痛伴明显腹膜刺激征者应排除外科急腹症。

八、治疗

本病目前尚无特效疗法，主要针对各期的病理生理变化，进行综合性预防性治疗。抓好"三早一就"（早发现、早休息、早治疗和就近在有条件的地方治疗），把好三关（休克、少尿及出血关），对减轻病情、缩短病程和改善预后具有重要意义。

（一）发热期治疗

1. 一般治疗　早期卧床休息，避免搬运，给予营养丰富、易于消化的饮食。高热者可予物理降温，慎用发汗退热药物。静脉补入适量平衡盐和葡萄糖等液体，每日按 1 000~1 500 mL 给予，发热期末每日静脉液体入量可增至 1 500~2 000 mL，平衡盐液（如复方醋酸钠液）

或生理盐水的用量可增至总量的 1/3 甚至 1/2，并及时根据体温、血压、尿量及血液浓缩情况予以调整。渗出体征明显者，应及时加用胶体液如低分子右旋糖酐、羟乙基淀粉（706 代血浆）、新鲜或冻干血浆等，以预防低血压休克的发生。

2. 抗渗出治疗 可选用钙剂、甘露醇和肾上腺糖皮质激素等。

3. 抗出血治疗 可给予维生素 C、酚磺乙胺（止血敏）、卡巴克洛（安络血）及肾上腺糖皮质激素等。

4. 抗病毒治疗 本病早期（3~5 病日前）及时给予抗病毒治疗，具有减轻病情、缩短病程的显著作用。抗病毒治疗可选用利巴韦林（ribavirin）、α-干扰素和抗汉坦病毒单克隆抗体。利巴韦林具有广谱抗病毒作用。宜早期应用，按每日 15~30 mg/kg，分两次加入 10% 葡萄糖 250 mL 中静滴，成人可以利巴韦林 400~600 mg 溶于 10% 葡萄糖液 250 mL 内静滴，每日 2 次，疗程 3~7 日。本品对红细胞生成有抑制作用，停药后可缓解恢复；可致胎儿畸形，故孕妇忌用；大剂量应用可致心肌损害，对呼吸道疾病患者可致呼吸困难、胸痛等。若选用 α-干扰素宜 500 万单位肌注，每日 1 次，疗程 3~5 日。

5. 免疫调控治疗 根据Ⅲ型变态反应和Ⅰ型变态反应可能参与 HFRS 发病机制的研究，可试用环磷酰胺及 HFRS 特异性转移因子和特异性免疫核糖核酸等药物治疗，同时认为联合抗过敏疗法对于本病患者具有明显的疗效。

（二）低血压休克期治疗

本病休克的发生率约为 5%~20%，常见于野鼠型 HFRS 疫区。

1. 基础治疗 ①严禁转运和搬动，宜就地抢救；②严密监测血压、心率、呼吸、神志和出血情况，注意患者保暖，记 24 h 出入量；③保持患者呼吸道畅通，常规吸氧；④建立和保持静脉通路畅通，根据抢救需要及时建立多路静脉通道；⑤寒冷季节输入的液体应加温到 25 ℃左右；⑥保持病室清洁卫生，积极预防和治疗其他病原体的感染。

2. 扩充血容量（液体复苏治疗）

（1）液体种类：首选复方醋酸钠液、生理盐水或糖盐水等晶体液，胶体液可选用低分子右旋糖酐、羟乙基淀粉、血浆和白蛋白注射液等。

（2）补液量依据临床经验：一般低血压倾向、低血压和休克时每日输入液量分别为 3 000 mL、4 000 mL 和 5 000 mL 左右。按公式计算，每日补液总量=出量（尿量+排泄量）+ 2.4×体温升高度数（℃）×体重（kg）+1 000（mL）。也可依据血红蛋白量进行计算，即血红蛋白每上升 10 g/L，相当于丢失血浆 300 mL，约需补液 1 000~1 200 mL。

（3）补液原则与速度：可以参照"先快后慢、先晶后胶、晶三胶一、胶不过千"的原则施行。为了保证液体能及时快速输入，可建立 2 个以上静脉通道或用 9 号以上针头穿刺大的浅部或深部静脉，以便快速或加压输注。发生休克时首批 500 mL 液体应在 30 min 内滴（注）入，并在其后的 60~90 min 内快速输入 1 000 mL，以后根据血压、脉压、血红蛋白量、末梢循环、组织灌注及尿量的动态变化，决定滴速和用量。一般先输入晶体液，后给予胶体液。晶体液与胶体液的比例为 3∶1~5∶1 左右，渗出严重的患者可以加大胶体液特别是血浆的比例。注意低分子右旋糖酐 24 h 用量不宜超过 1 000 mL，否则易加重血液的低凝状态，导致大出血。有条件时大部分胶体液应补入血浆或新鲜全血，将有助于提高血浆胶体渗透压，稳定血压，使休克逆转。

扩容是否足量，可观察是否达到了下列指标：①收缩压达 12.0~13.3 kPa（90~100 mmHg）；

②脉压 4.0 kPa（30 mmHg）以上；③心率 100 次/分左右；④尿量 25 mL/h 以上；⑤微循环障碍缓解；⑥红细胞、血红蛋白和血细胞比容接近正常。有监护条件的 HFRS 危重型低血压休克的患者，可监测中心静脉压（CVP），使之达到 8~12 mmHg；对于进行机械通气或存在心室顺应性改变的患者推荐维持在 12~15 mmHg；平均动脉（MAP）维持≥65 mmHg；尿量≥0.5 mL/（kg·h）；中心静脉血氧饱和度（或上腔静脉 $ScvO_2$）≥70%，或混合静脉血氧饱和度（SvO_2）≥65%。

3. 纠正酸中毒 低血压休克多伴有代谢性酸中毒，可选用 5%碳酸氢钠静滴，用量可根据血气结果或经验确定，24 h 不宜超过 800 mL。

4. 强心药物的应用 对老幼患者和心肺功能不全的患者，或大量快速输液可能出现心力衰竭肺水肿的患者，可酌用毛花苷 C（西地兰）0.4 mg（儿童 0.02~0.03 mg/kg）或毒毛旋花苷 K 0.125~0.25 mg（儿童 0.005~0.01 mg/kg），加入葡萄糖液中静脉缓慢推注，必要时 12 h 后重复 1 次全量或半量注射。

5. 血管活性药物的应用 经快速补液、纠酸、强心等处理血压回升仍不满意者，可酌情选用多巴胺 100~200 mg/L、间羟胺（阿拉明）100~200 mg/L 及去甲基肾上腺素、多巴酚丁胺等静滴。对于所谓低排（心功不全心输出量低）高阻（外周血管阻力高）的患者，也可谨慎选用山莨菪碱、东莨菪碱或异丙基肾上腺素等扩张外周血管的药物。

6. 肾上腺糖皮质激素 可酌用氢化可的松 200~300 mg/d 稀释后静滴或地塞米松 10~15 mg/d 静推，也可应用甲基泼尼松龙治疗。

7. DIC 或继发性纤溶的治疗 应根据临床和实验室检查结果给予 DIC 患者抗凝治疗，按 1 mg/kg 体重予肝素稀释后静滴，必要时可重复 1 次。应用时最好同时监测试管法凝血时间，肝素用量以凝血时间不超过 25~30 min 为宜，肝素过量时可用等量硫酸鱼精蛋白对抗。继发性纤溶可予氨甲苯酸（止血芳酸）、6-氨基己酸或氨甲环酸（止血环酸）治疗，氨甲苯酸予以 0.2~0.4 克/次稀释后静滴，2~4 次/日，氨基己酸 4.0~6.0 克/次，静脉滴注，1~3 次/日。

（三）少尿期治疗

稳定机体内环境、促尿利尿和防治严重并发症是本期的治疗原则。

1. 稳定机体内环境 主要是维持水、电解质和酸碱平衡，应严格限制液体入量，每日补液量为前一日尿量和吐泻量加 500~800 mL，近年随着血透治疗的普及，少尿期的补液量可适度放宽。静脉补入液体应以高渗糖为主，并限制含钾药剂的应用。HFRS 患者少尿期低钠血症多为稀释性低钠，一般无需补钠治疗。本病少尿期较少出现严重高钾血症，必要时可临时推注 10%葡萄糖酸钙或静脉滴注高渗葡萄糖和正规胰岛素（每 4 g 糖加用 1 单位胰岛素）。有条件时应及时进行血液透析以降低过高的血钾浓度。

重度酸血症可酌用碳酸氢钠，但应注意 1 mL 5%碳酸氢钠中的钠量相当于 3.8 mL 生理盐水，少尿或无尿患者不宜过多使用。

注意维持热量及氮质平衡。每日糖量不低于 150~200 g，以保证所需的基本热卡。也可辅以 10%脂肪乳 250~500 mL/d 静滴。酌用胰岛素、ATP 和辅酶 A 等。

2. 促进利尿 一般应在血压稳定 12~24 h 后开始。首选 20%甘露醇 125 mL 静推或快速静滴，若无效即选用呋塞米（速尿）20~40 毫克/次加入液体中滴注/推注，若仍未排尿可加大剂量至 100~200 毫克/次，每日 2~5 次。其他髓袢利尿药；如布美他尼（丁脲胺）、托拉塞米（特苏尼）也可应用。

对于高血容量综合征除加强利尿治疗外，应争取早期血液透析超滤脱水或行导泻治疗，若无上述条件或因消化道出血不宜导泻者，可考虑放血疗法，通常 1 次可从外周或深部静脉穿刺放血 200~400 mL。

3. 导泻 无血透或其他透析条件时可采用导泻治疗。多予 20% 甘露醇口服，100~150 mL/次，2~4 次每天；50% 硫酸镁、番泻叶等也可选用。对于导泻治疗中排便次数较多的患者应注意并发水电解质紊乱。

4. 血液净化治疗 可酌情选用血液透析（hemodialysis）或连续性肾脏替代疗法（continuous renal replacement therapy，CRRT）。

5. 并发症的治疗

（1）继发感染的治疗：控制继发感染应强调早期预防、早期诊断和早期治疗。早期预防包括加强病室的清洁及消毒，限制陪护和探视，注意饮食卫生，严格无菌操作，合理使用广谱抗生素和激素等。基础治疗措施包括严密观察体温、呼吸及血常规，适时抽送局部标本或血培养，加强营养和支持治疗，定时输注新鲜血浆及白蛋白。抗生素的选择应以肾毒性较低的药物为主，此类药物包括大多数青霉素类、头孢菌素（尤其是第三代及第四代头孢菌素）及喹诺酮类药物，应避免使用氨基糖苷类等肾毒性药物，以免诱发或加重肾脏损害。具体药物的选用应按照抗生素使用的一般原则进行，可参照相关文献。

（2）肺部并发症：如原发性肺水肿、肺部感染、尿毒症肺等的治疗及心脏并发症的治疗可参考相关资料。

（四）多尿期治疗

移行期及多尿早期的治疗原则同少尿期，对于尿量迅速增加的患者，应防止发生严重脱水、低血容量性休克、低血钾、低血钠及非酮症性高渗性昏迷，适时补足液体及电解质，逐渐增加蛋白及高热量饮食，对于不能进食的患者可静脉输注脂肪乳、复方氨基酸或肾脏必需氨基酸及血浆等。多尿中后期可予六味地黄丸和金匮肾气丸口服，以促进肾功能的恢复。

（五）恢复期治疗

主要应加强营养，补充高蛋白、高热量和高维生素饮食，逐渐增加活动量，可选服参苓白术散、十全大补汤和六味地黄丸等补益中药。同时测定尿常规、血常规及肾脏功能，了解肾脏损伤及贫血等的恢复情况。

九、预防

应采取"环境治理、灭鼠防鼠、预防接种、个人防护"的综合性防治对策，以灭鼠防鼠和预防接种为主，对高发病区高发人群及其他疫区的高危人群应大力推行疫苗接种。

（一）加强疫情监测

搞好对疫区人、鼠间疫情动态、流行因素及发展趋势、主要传播途径和感染场所、疫区类型变化和主要疫源地变动趋势的监测。对新发生患者进行个案流行病调查，对诊断进行血清学核实，对防治措施效果进行研究评价。在掌握流行动态、流行因素的基础上，开展对疫情的预测预报。

（二）消灭传染源

鼠类是本病的主要传染源，减少和消灭鼠类是预防肾综合征出血热行之有效的措施。应协助防疫部门查清当地疫区和宿主动物的种类、鼠类密度和带毒率。高发疫区及有条件的地区应组织专业灭鼠队灭鼠。机械、药物和生态灭鼠方法中应以药物毒杀为主。灭家鼠可用 0.02%～0.03%的敌鼠钠盐或杀鼠灵，也可用磷化锌 1%或 1%～2%灭鼠优。灭野鼠可用 2%磷化锌 0.5%～1.0%敌鼠钠盐或 0.2%氯敌鼠。可在鼠类繁殖季节和本病流行季节前 1～2 月进行，配合捕鼠、堵鼠洞等综合措施。应结合环境治理、农田改造和兴修水利，大力抓好生态灭鼠。

（三）切断传播途径

由于本病高度散发，大范围灭鼠不仅投入大，而且难以实现将鼠密度控制到 1%的指标。为此防鼠仍然是当前预防本病传播的重要措施。可采用防鼠、灭螨防螨为主的综合措施。

1. 防鼠疫区流行季节应避免野外宿营　短期野外驻训应搭"介"字形工棚，高铺不靠墙，铺下不放食物。挖防鼠沟，做好食品的卫生消毒。应注意不用手接触鼠类及其排泄物。结合爱国卫生运动，搞好环境卫生，清除居民区内外垃圾及柴草堆，消灭鼠类栖息、孳生及活动场所。

2. 灭螨防螨灭螨可与灭鼠同时进行　主要采用杀虫剂，杀灭人员经常活动地区及鼠洞内的螨类，可用 1%～2%敌敌畏、40%乐果与 5%马拉硫磷乳剂配成 1%液喷洒地面，防螨应注意：①不坐卧于野外草地或稻、麦、草堆上；②进行林区、灌木区作业训练应注意暴露皮肤的防护，防止叮咬，有条件时可涂防护剂；③亦可用 5‰有机磷喷洒衣服开口处，可维持半日有效。

（四）保护易感人群

主要措施为接种汉坦病毒疫苗。目前国内上市的疫苗均为灭活全病毒疫苗，包括沙鼠/地鼠肾原代细胞疫苗（Ⅰ型、Ⅱ型和双价）、Vero 细胞纯化疫苗及乳小鼠脑纯化疫苗（Ⅰ型）。我国研制生产的上述各种疫苗均采用初免 3 针，1 年后加强 1 次的免疫方案，在不同疫区连续 5 年观察证明安全有效，防病效果均在 93%以上，迄今已在全国对 2 000 万人群使用。近年已报告采用 2 针接种即可取得良好的免疫防护效果。

此外，减毒活疫苗和基因重组疫苗仍在研究，由于抗原性较弱或由于缺乏评价安全性的动物模型，目前还难以上市应用。

（杨雨晴）

第二节　发热伴血小板减少综合征

发热伴血小板减少综合征（Severe fever with thrombocytopenia syndrome，SFTS）由我国新发现的发热伴血小板减少综合征病毒（一种新型布尼亚病毒，简称 SFTS 病毒）引起，是一种主要经蜱传播的自然疫源性疾病，在我国河南、湖北、山东等 17 个省份报告了本地病例。临床表现主要为发热、血小板减少、白细胞减少、消化道症状及多脏器功能损伤等，病情严重者可出现抽搐、昏迷、休克、全身弥散性血管内凝血等，甚至导致死亡，目前报告病死率达 10%，并可引起人-人传播。

一、病原学

布尼亚病毒科（Bunyaviridae）是 1975 年命名的一组有包膜的负链 RNA 病毒，因首先从乌干达西部的布尼亚韦拉（Bunyamwera）分离到而得名。由该科病毒引起的人类自然疫源性疾病中，重要的有肾综合征出血热（HFRS）、汉坦病毒肺综合征（HPS）、裂谷热（RVF）、克里米亚-刚果出血热（CCHF，即新疆出血热，XHF）和白蛉热（SF，又名"三日热"）等。

SFTS 病毒是我国于 2011 年首次发现和命名的，是导致发热伴血小板减少综合征的病毒，属于布尼亚病毒科（Bunyaviridae）白蛉病毒属（Phlebovirus）。SFTS 病毒为分节段的单股、负链 RNA 病毒。病毒颗粒呈球形，直径 80~100 nm，外有脂质包膜，表面有棘突。SFTS 病毒基因组包含三个单股负链 RNA 片段（L、M 和 S），L 片段全长为 6 368 个核苷酸，包含单一读码框架编码 RNA 依赖的 RNA 聚合酶；M 片段全长为 3 378 个核苷酸，含有单一的读码框架，编码 1 073 个氨基酸的糖蛋白前体，即包膜糖蛋白（Gn 和 Gc）；S 片段是一个双义 RNA，基因组以双向的方式编码病毒核蛋白（nucleoprotein，NP）和非结构蛋白（nonstructural protein，NSs）。病毒基因组末端序列高度保守，与白蛉病毒属的裂谷热病毒的氨基酸同源性约为 30%。

SFTS 病毒对热敏感，60 ℃ 30 min 能够完全灭活病毒，不耐酸，对紫外线、乙醚、氯仿、β-丙内酯、甲醛等敏感，对次氯酸等常用含氯消毒剂亦敏感。

二、流行病学

（一）传染源

在 SFTS 流行地区，羊、牛、狗和鸡等动物的 SFTS 病毒感染率较高，但感染后不发病，引起的病毒血症滴度较低，且维持时间短，可能为扩散宿主。患者可为传染源。研究发现，患者的血液和血性分泌物具有传染性，有出血表现的患者可以作为传染源造成感染。哺乳动物是否为储存宿主尚不清楚。SFTS 病毒的主要传播媒介为长角血蜱（H. longicornis）。

（二）传播途径

本病主要通过蜱叮咬传播。目前，已从病例发现地区的长角血蜱中分离到该病毒，人被携带病毒的蜱叮咬而感染，部分病例发病前有明确的蜱叮咬史。此外，本病可以发生人-人传播，人直接接触患者血液、分泌液或排泄物可引起感染。初步流行病学研究显示，长角血蜱体内 SFTS 抗体阳性率 2.1%~5.4%，微小牛蜱也可检出 SFTS 抗体，提示长角血蜱是该病毒传播的主要媒介。在不同流行区域羊、牛、狗、鸡和猪等家畜中 SFTS 抗体阳性率差别较大，分别为羊 67%~95%，牛 57%~80%，狗 6%~55%，鸡 1%~36%，猪 5%。

（三）人群易感性

普遍易感。在丘陵、山地、森林等地区生活、生产的居民和劳动者以及赴该类地区户外活动的旅游者感染风险较高。血清监测提示在河南、山东等丘陵地区人群检测 SFTSV 抗体阳性率为 1.0%~3.8%，提示该病存在轻型病例或隐性感染可能。

（四）流行特征

目前病例报告主要分布在山区和丘陵地带的农村，呈高度散发。本病多发于春、夏季，不同地区可能略有差异。疾病的流行季节为 3~11 月，发病高峰的出现时间与当年的气象条件及蜱密度有关，一般出现在 5~7 月。

目前河南、山东、湖北、安徽、浙江、江苏、辽宁、湖南、江西、北京、云南、广西、福建、广东、四川、重庆、贵州等 17 个省市自治区发现本病，其中河南、山东、湖北、安徽、辽宁、浙江和江苏等省发病较多。日本、韩国也相继报告了 SFTS 病例，美国报告了类似病例。

2011—2012 年，中国共确诊 2 047 例 SFTSV 感染（其中有 129 例死亡，病死率 6.3%），感染主要分布在中国东部和中部的 206 个县。河南、湖北和山东的病例数最多，分别占总数的 48%、22% 和 16%。

三、发病机制与病理解剖

该病发病机制尚不清楚。在鼠动物模型中脾、肝、肾可检测到病毒 RNA 和观察到组织病理的改变，然而只在脾脏中发现病毒复制，提示脾脏可能是 SFTSV 重要的靶器官；脾内巨噬细胞和血小板的数量有很大程度的增高，在脾脏的红髓中发现 SFTSV 与巨噬细胞胞浆内的血小板共定位；体外细胞检测发现鼠的血小板容易与 SFTSV 黏附，进而被初始的巨噬细胞吞噬，这与动物体内检测相吻合，提示外周血血小板的减少，可能是由于黏附血小板的 SFTSV 被巨噬细胞吞噬所致。另有研究发现，在感染 SFTSV 的昆明鼠肝脏内发现大片坏死，而在其他器官中未发现明显的病理损伤。

"细胞因子风暴"被认为是很多病毒感染致病性与致死性的重要因素。对 49 例该病患者的研究（其中 8 例死亡病例）发现，患者血清中 IL-6、IL-10、IFN-γ、粒细胞-巨噬细胞集落刺激因子（granulocyte-macrophage colony-stimulating factor，GM-CSF）、纤维蛋白原（fibrinogen）、铁调素（hepcidin）和磷脂酶 A2（Phospholipase A2）明显高于健康人，且死亡病例明显高于生存者。生存者血清白细胞介素-B（interleukin-8，IL-8）、单核细胞趋化蛋白-1（monocyte chemoattractant protein-1，MCP-1）和巨噬细胞炎症蛋白 1β（Giant cell inflammatory proteins-1β，MIP-1β）和健康人比较降低或无明显差别，但在死亡者中明显升高。死亡病例病毒载量、血清转氨酶水平明显高于存活者。

细胞因子的表达模式与急性期 SFTS 患者病毒载量相关，病毒载量与细胞因子白介素 1 受体拮抗剂（Interleukin-1 receptor antagonist，IL-1RA），IL-6，11-10，MCP-1，G-CSF，IL-8，巨噬细胞炎症蛋白 1α（macrophage inflammatory proteins-1α，MIP-1α），MIP-1β 和干扰素诱导蛋白 10（IFN-γ inducible protein 10，IP-10）呈正相关，与血小板源性生长因子 BB（platelet-derived growth factor，PDGF-BB）和调节活化正常 T 细胞表达和分泌的细胞因子（regulated upon activation normal T-cell expressed and secreted，RANTES）呈负相关。在 SFTS 患者中，低水平的 RANTES 和 PDGF-BB 可能反映外周血中血小板浓度的降低，血小板是这两种细胞因子存储的重要靶位。低水平的 RANTES 与病毒感染的严重程度具有一定关系，细胞因子 IL1-RA，IL-6，IL-10，MCP-1，G-CSF 和 IP-10 在 SFTS 患者中表达比健康人群高，死亡患者组高于存活患者组；PDGF-BB 和 RANTES 在死亡和非死亡患者均减少；IL-1β，IL-8，MIP-1α 和 MIP-1β 可以作为预测 SFTS 生存预后的生物分子标志。

日本学者对 SFTS 死亡患者行尸检病理研究，发现右腋前线的肿大淋巴结，右侧腋前线和颈部淋巴结炎症坏死，以小淋巴细胞的缺失和组织细胞的增生为主。镜下发现核碎裂、非粒细胞、坏死的鬼影细胞，通过淋巴窦道从淋巴结的皮质区浸润到淋巴结的脂肪组织区域，存在微小坏死物、上皮样组织和肉芽肿散在分布。其他内脏器官未发现明显病变；SFTSV 病毒的核心蛋白在出芽裂殖的细胞质中以及人的腋前线淋巴结的皮质区表达，病毒抗原在右颈部淋巴结有表达，但纵隔淋巴结无表达；在右腋窝和颈部淋巴结的切片中 SFTSV RNA 在每个细胞中的病毒载量较高，而骨髓、肝、脾中每个细胞中病毒载量的细胞较低。

四、临床表现

本病潜伏期一般为 5~15 天。根据疾病进展可以分为发热期、极期和恢复期。

发热期：急性起病，主要临床表现为发热，体温多在 38 ℃左右，重者持续高热，可达 40 ℃以上，部分病例热程可长达 10 天以上，伴乏力、全身酸痛、头痛及食欲缺乏，以及恶心、呕吐和腹泻等消化道症状。

体格检查常有颈部及腹股沟等浅表淋巴结肿大伴压痛，上腹部压痛等。可有相对缓脉。部分患者伴有肝脾大。

极期：此时仍可有发热期的各种表现，少数病例病情危重，出现意识障碍、皮肤瘀斑、消化道出血、肺出血等，可因休克、呼吸衰竭、弥散性血管内凝血（DIC）等多脏器功能衰竭死亡。

恢复期：该病为自限性疾病，病程两周左右，大部分患者预后良好。伴有慢性基础性疾病的患者以及出现神经系统症状、出血倾向明显、病毒载量持续增高、LDH、AST、ALT 及 CK 等血清酶活性持续增高者预后较差。

五、实验室检查

1. 血常规 80%以上患者外周血白细胞计数减少，多为（1.0~3.0）×10⁹/L，重症可降至 1.0×10⁹/L 以下，嗜中性粒细胞比例、淋巴细胞比例多正常；90%以上血小板降低，多为（30~60）×10⁹/L，重症者可低于 30×10⁹/L。

2. 尿常规 半数以上病例出现蛋白尿（+~+++），少数病例出现尿潜血或血尿。肌酐、尿素氮增高等。

3. 生化检查 可表现为不同程度的 LDH、CK 及 AST、ALT 等升高，尤以 AST、CK-MB 升高为主，常有低钠血症，个别病例 BUN 升高。

4. 病原学检查

（1）核酸检测：采用 RT-PCR 和 Real-time PCR 病毒核酸诊断方法进行检测和诊断，患者血清中特异性核酸检测阳性，可确诊新型布尼亚病毒感染。核酸定量检测可以动态监测病情变化，持续高病毒载量常常是重症病例的特点。

（2）病毒分离：患者急性期血清标本经处理后，可采用 Vero、Vero E6 等细胞或其他敏感细胞，分离到病毒可确诊。SFTS 病毒分离应在生物安全三级实验室进行。SFTS 病毒可感染多种细胞系，包括 Vero、Vero E6、L929 和 DH82，但是其仅在 DH82 和 Vero E6 细胞内引起细胞病变。

5. 血清学检查 新型布尼亚病毒抗体检测包括：①血清特异性 IgM 抗体：一般在感染后 4 个月内可以检出；②血清特异性 IgG 抗体：采用 ELISA、免疫荧光（IFA）抗体测定、中和试验等方法检测，新型布尼亚病毒 IgG 抗体阳转或恢复期滴度较急性期 4 倍以上增高者，可确认为新近感染。特异性 IgG 在感染 5 年后仍可检测到；③血清特异性总抗体：可采用双抗原夹心 ELISA 法检测，血清特异性总抗体阳性表明曾受到病毒感染。

六、诊断

诊断标准依据流行病学史（流行季节在丘陵、林区、山地等地工作、生活或旅游史等或发病前 2 周内有被蜱叮咬史）、临床表现和实验室检测结果进行诊断。

具有上述流行病学史、发热等临床表现且外周血血小板和白细胞降低者可以临床诊断。

确诊需要具备下列之一者：①病例标本新型布尼亚病毒核酸检测阳性；②病例标本检测新型布尼亚病毒 IgM 阳性或 IgG 抗体阳转或恢复期滴度较急性期 4 倍以上增高者；③病例标本分离到新型布尼亚病毒。

七、鉴别诊断

需与人粒细胞无形体病等立克次体病、肾综合征出血热、登革热、败血症、伤寒、血小板减少性紫癜和钩端螺旋体病等疾病相鉴别。

八、治疗

本病尚无特异性治疗手段，主要为对症支持治疗。

发热期和极期患者应当卧床休息，流食或半流食，多饮水。密切监测生命体征及尿量等。不能进食或病情较重的患者，应当及时补充热量，保证水、电解质和酸碱平衡，尤其注意对低钠血症患者补充。高热者物理降温，必要时使用药物退热。有明显出血或血小板明显降低（如低于 $30 \times 10^9 /L$）者，可输血浆、血小板。中性粒细胞严重低下患者（低于 $1 \times 10^9 /L$），建议使用粒细胞集落刺激因子。继发细菌、真菌感染者，应当选敏感抗生素治疗。同时注意基础疾病的治疗。利巴韦林在体外试验中可抑制病毒复制，但初步临床研究未获得显著疗效，仍有待于随机对照多中心研究评价其有效性和安全性。

目前尚无证据证明糖皮质激素的治疗效果，应当慎重使用。

九、预防

1. 传染源可能是家畜或野生动物　患者血液或血性分泌物具有传染性，因此，一般患者不需隔离，但有出血表现者尽量安排单间隔离。患者的血液、分泌物、排泄物及被其污染的环境和物品，采取高温、高压、含氯消毒剂等方式进行消毒处理。

2. 户外活动时　注意个人防护，防治蜱虫叮咬。医务及陪护人员在接触患者血液、体液、分泌物、排泄物等时应戴乳胶手套。从事气管插管或其他可能接触患者血液或血性分泌物的操作时，应穿隔离衣并戴护目镜（或防护面罩）和外科口罩。

（张　莉）

第三节　其他病毒性出血热

病毒性出血热（viral hemorrhagic fever）是一组由虫媒病毒所引起的自然疫源性疾病，以发热、出血和休克为主要临床特征。除了前面介绍的肾综合征出血热、登革热和发热伴血小板减少综合征以外，迄今已发现的病毒性出血热还包括汉坦肺综合征、埃博拉出血热、马堡出血热、新疆出血热、拉沙热、裂谷热、黄热病等十多种。病毒性出血热的确诊需要依靠病原学和血清学检查。目前尚无特效疗法，多数病毒性出血热也无有效的疫苗。控制传染源和阻断传播途径是重要的防制措施。

一、概述

（一）病原学

导致出血热的病毒分属于 4 科，即披膜病毒科、布尼亚病毒科、沙粒病毒科和丝状病毒科。传播方式有 4 种，即蚊媒、蜱媒、动物源性和传播途径未明。其中在中国广泛发生的是新疆出血热（克里米亚-刚果出血热）。

（二）流行病学

病毒性出血热流行病学特点为分布较广，传播媒介和自然宿主差异较大，传播途径不同，病情重，病死率高。

（三）临床表现

各种病毒性出血热临床表现虽有差异，但都有以下几种基本表现：①发热：是病毒性出血热最常见的症状，不同的出血热，发热持续的时间和热型不完全相同；②出血及发疹：各种出血热均有出血、发疹现象，但出血、发疹的部位、时间和程度各不相同，轻者仅有少数出血点及皮疹，重者可发生胃肠道、呼吸道或泌尿生殖系大出血；③低血压休克：各种出血热均可发生休克，但发生的频率和程度有很大的差异；④肾衰竭：可有不同程度的肾损害。

（四）实验室检查

1. 血常规 早期白细胞数低或正常，3~4 天后明显增多，杆状核细胞增多，可出现较多的异型淋巴细胞；血小板明显减少。

2. 尿常规 早期患者即可出现不同程度的蛋白尿，个别可见管型。

3. 血液生化检查 发病早期即可出现轻度的肝功能异常，血清丙氨酸转氨酶（ALT）和天冬氨酸转氨酶（AST）升高，部分患者血清胆红素升高。肾功能也可出现异常，表现为血尿素氮和肌酸酐升高。

4. 出凝血功能 部分患者出、凝血时间稍有延长。如果出现弥散性血管内凝血，则凝血和纤溶指标显著异常。

5. 特异性抗原抗体检测 应用 ELISA 双抗体夹心法、反向血凝试验可检测血清中的循环抗原，亦可用抗体捕获 ELISA 法检测特异性 IgM 抗体作早期诊断。血清特异性 IgG 抗体比急性期有 4 倍以上增高亦可作为诊断依据。

6. 病毒检查 从部分患者血液或者体液中可以检查出相应病毒的核酸。

（五）诊断与鉴别诊断

1. 诊断 临床诊断可根据流行病学资料、临床表现和实验室检查结果进行综合分析。而确诊必须有血清学或病毒学的证据。

2. 鉴别诊断 发热期应与上呼吸道感染，败血症，急性胃肠炎和菌痢等鉴别。休克期应与其他感染性休克鉴别。少尿期则与急性肾炎及其他原因引起的急性肾衰竭相鉴别。出血明显者需与消化性溃疡出血，血小板减少性紫癜和其他原因所致 DIC 鉴别。以 ARDS 为主要表现者应注意与其他病因引起者区别。腹痛为主要体征者应与外科急腹症鉴别。

（六）治疗

各种病毒性出血热目前均无特效治疗方法。应积极合理地对症处理，对确有弥散性血管内凝血（DIC）时，应争取尽可能早期进行抗凝治疗。此外，尚应积极预防及治疗休克、大出血、肾衰竭、肺水肿和心力衰竭等。

（七）预后

重型患者多预后不良，死亡原因主要是出血和休克。病死率达 30%~50%。

（八）预防

目前对于多数病毒性出血热尚无有效疫苗。预防病毒性出血热应采取综合性措施，定期灭鼠，对家畜定期进行体外灭蜱，降低蜱密度。进入荒漠，牧场或林区作业人员要做好个人防护，防蜱叮咬，接触病畜或患者的血液，排泄物时应戴手套，不喝生奶。

二、汉坦病毒肺综合征

汉坦病毒肺综合征（Hantavirus pulmonary syndrome，HPS）是一种由新型汉坦病毒感染引起的以急性呼吸衰竭为主要表现的疾病。病理改变多为非心源性肺水肿，病情凶险，病死率高达 76%。

（一）病原学

属布尼亚病毒科，包括辛诺柏病毒（Sin Nombre virus，SNV）、纽约病毒（New York virus，NYV）；纽约 I 型病毒（NYV-1）、长沼病毒（Bayou virus）及黑渠港病毒（Black Creek Canal virus，BCCV）等。

（二）流行病学

1. 传染源 主要是鹿鼠、棉鼠等鼠类。已感染 HPS 病毒的鼠类宿主本身并不发病，但从其唾液、尿及粪排出病毒能达数月之久。

2. 传播途径 可通过多种途径传播，但主要是通过接触携带病毒的动物或其排泄物传播，尤其以吸入带病毒排泄物污染所形成的气溶胶为主要的传播途径；用分子生物学方法证实了 HPS 在人与人间传染的可能性；目前尚无证据表明 SNV 能引起垂直传播。人群普遍易感。本病可全年发病，但 6~7 月是发病的高峰期。

（三）发病机制

HPS 病毒是汉坦病毒肺综合征发病的直接致病因素。此外，免疫应答及其一些炎症介质也参与了该病的发病过程。

（四）病理改变

非心源性的胸腔积液和严重的肺水肿为该病的主要病理特征。典型 HPS 病例的肺脏病理表现为：轻到中度的间质性肺炎，伴有不同程度的充血、水肿，单核细胞浸润及病灶透明样改变。肺泡内含有水肿液、纤维和炎性细胞。单克隆抗体伴免疫组织化学染色表明：在大多数组织的毛细血管内皮细胞中有汉坦病毒抗原存在，包括肺、脾和肾，含有汉坦病毒抗原的内皮细胞保持相对完整。脾脏及其他全身器官均可检出汉坦病毒抗原，并且在肺脏中病毒抗原有显著的聚积现象。

（五）临床表现

HPS 病毒感染潜伏期目前还不清楚；根据个别病例的病史推测约为 1~2 周（4~30 天）。病程可分为前驱期、心肺期和恢复期。

1. 前驱期 HPS 发病多急骤，有畏冷、发热、肌痛、头痛、乏力等中毒症状，亦可伴有恶心、呕吐、腹痛、腹泻等胃肠症状。少数患者可有咳嗽。发热一般为 38~40 ℃。以上症状短者 12 h，长者持续数天，平均 4 天（2~15 天）。由于前驱期的症状无特异性，故很难与流感及无菌性胸膜炎等热性病相区别，但 HPS 常无喉痛、鼻炎和假性脑膜炎的表现。

2. 心肺期 病程以发热、缺氧和低血压为主要特征。经过前驱期后，患者多数在发病 2~3 天后出现干咳，并迅速发展成非心源性肺水肿引起的呼吸功能不全及血流动力学改变。表现为烦躁不安，迅即出现呼吸困难，呼吸频率大于 35 次/分，心率增快，唇指发绀，有严重低氧血症，吸入 40% 以上氧气时动脉氧分压仍低于 8.0 kPa（60 mmHg），动脉二氧化碳分压下降。体检可见呼吸增快，常达 20~28 次/分以上，心率增快可达 120 次/分，肺部可闻及粗大或细小湿啰音。X 线胸片开始呈间质性肺水肿表现，可见细网状阴影、毛玻璃状改变或肺纹理增强；转为肺泡性水肿后，胸片显示两肺弥漫性肺浸润及胸膜渗出，但肋膈角正常，病灶消散较心源性肺水肿慢。部分患者出现胸腔积液成心包积液。重症患者可出现低血压、休克、窦性心动过缓或心动过速、心律失常等。仅少数患者发现有睑结膜充血，球结膜水肿，皮肤黏膜出血点或出血斑。由 SNV、NYV、NYV-1 引起者一般没有肾损害。但 Bayou virus 引起者则可伴有肾损害，因而可以出现少尿。

3. 恢复期 患者的氧合与血流动力学功能得到改善，恢复较快，一般无后遗症。

（六）实验室检查

1. 血常规 血液浓缩，红细胞和血红蛋白升高。多数患者白细胞计数升高，最高可达（30~65）×10⁹/L；早期中性粒细胞可升高，伴核左移，以后淋巴细胞升高，异型淋巴细胞亦常见；血小板减少。

2. 尿常规 有肾损害者可出现尿蛋白和显微镜血尿，尿蛋白一般为（++）。

3. 血液生化检查 肝功能 ALT、AST 可升高，LDH 常明显升高，可有低蛋白血症。有肾损害者 BUN 和 Cr 升高。少数患者有代谢性酸中毒。

4. 血气分析 动脉血氧分压低于 7.98 kPa（59.85 mmHg）。

5. 凝血功能检查 可以出现凝血酶原时间延长。少数患者纤维蛋白降解物升高。

6. 病原学检查 常用 HPS 相关病毒感染 Vero-E 细胞的病毒抗原来检测患者的特异性 IgM 和 IgG。IgG 抗体一般在发病后第 7 天出现。RT-PCR 法能检出急性期患者血清、血浆或单个核细胞中的病毒 RNA。

7. 胸部 X 线检查 可见双肺间质浸润影或间质和肺泡均出现浸润影。部分患者能看到胸腔积液和心包积液。

8. 支气管镜检查 气道正常，没有支气管内黏膜损害。少数气道可见红斑，气管内吸出物做总蛋白、白蛋白及 LDH 测定，均明显增高，甚至超过血清水平。

9. 肺动脉导管检查 肺动脉楔压正常或偏低，心排血指数明显减低，符合非心源性肺水肿的血流动力学改变。

（七）诊断与鉴别诊断

HPS 的诊断主要是根据临床有发热、肌痛，并迅速出现的呼吸窘迫综合征；化验检查白细胞升高，核左移，并有异型淋巴细胞及血浓缩，血气分析有低氧血症，胸片有肺间质水肿等作为临床诊断依据。确诊依靠病原学检查检出 HPS 相关病毒的特异性抗体或 RNA。

（八）治疗

1. 一般治疗　应仔细监护呼吸、心率和血压等生命体征的变化情况。此外对症及支持治疗如降温、输液补充热量及营养等。低血压休克患者，应及时补充血容量，经补充血容量后血压仍不能维持者应注意纠正酸中毒，必要时用血管活性药物。

2. 抗病毒治疗　①利巴韦林；②干扰素，300 万 U/d 肌注可缩短病毒血症期，可缩短患者的发热时间，并减轻症状，疗程 3 天。

3. 呼吸衰竭治疗　急性呼吸衰竭是 HPS 的主要临床表现，因此改善通气和积极纠正缺氧是治疗人 HPS 的关键。若吸氧无效，动脉血氧持续低于 8.0 kPa（60 mmHg）以下，应及时改用机械通气，进行呼气末正压呼吸。糖皮质激素能减少肺毛细血管的通透性，从而减轻肺间质的水肿及渗出。但应早期、足量、短期使用，以免产生严重的不良反应。

（九）预防

目前仍未研制出有效的疫苗。控制传染源，适当隔离患者，注意个人防护及个人卫生，不用手去接触鼠类的分泌物和排泄物。

三、埃博拉出血热

埃博拉出血热是由埃博拉病毒引起的一种急性传染病。主要通过接触患者或感染动物的血液、体液、分泌物和排泄物等而感染，临床表现主要为突起发热、呕吐、腹泻、出血和多脏器损害，病死率高，在西非流行的扎伊尔型病死率为 53%。

本病于 1976 年在非洲首次发现，主要在乌干达、刚果、加蓬、苏丹、科特迪瓦、南非、几内亚、利比里亚、塞拉利昂、尼日利亚等非洲国家流行。2013 年 12 月几内亚出现埃博拉出血热疫情，逐渐蔓延至利比里亚、塞拉利昂，并有病例输入至尼日利亚、塞内加尔、美国、西班牙。世界卫生组织称，在疫情最严重的三个国家塞拉利昂、利比里亚和几内亚，共有 26 593 人被感染，11 005 人死亡。

（一）病原学

埃博拉病毒属丝状病毒科，为不分节段的单股负链 RNA 病毒。病毒呈长丝状体，可呈杆状、丝状、"L"形等多种形态。毒粒长度平均 1 000 nm，直径约 100 nm。病毒有脂质包膜，包膜上有呈刷状排列的突起，主要由病毒糖蛋白组成。埃博拉病毒基因组是不分节段的负链 RNA，大小为 18.9 kb，编码 7 个结构蛋白和 1 个非结构蛋白。

埃博拉病毒可在人、猴、豚鼠等哺乳类动物细胞中增殖，对 Vero 和 Hela 等细胞敏感。分为本迪布焦型、扎伊尔型、莱斯顿型、苏丹型和塔伊森林型。其中扎伊尔型毒力最强，苏丹型次之，莱斯顿型对人不致病。不同亚型病毒基因组核苷酸构成差异较大，但同一亚型的病毒基因组相对稳定。

埃博拉病毒对热有中度抵抗力，在室温及 4 ℃存放 1 个月后，感染性无明显变化，60 ℃灭活病毒需要 1 h，100 ℃ 5 min 即可灭活。该病毒对紫外线、γ 射线、甲醛、次氯酸、酚类等消毒剂和脂溶剂敏感。

（二）流行病学

1. 传染源 埃博拉出血热的患者是主要传染源，尚未发现潜伏期患者有传染性；感染埃博拉病毒的大猩猩、黑猩猩、猴、羚羊、豪猪等野生动物可为首发病例的传染源。目前认为埃博拉病毒的自然宿主为狐蝠科的果蝠，但其在自然界的循环方式尚不清楚。

2. 传播途径 接触传播是本病最主要的传播途径。可以通过接触患者和被感染动物的血液、体液、分泌物、排泄物及其污染物感染。患者感染后血液和体液中可维持很高的病毒含量。医护人员、患者家属或其他密切接触者在治疗、护理患者或处理患者尸体过程中，如果没有严格的防护措施，容易受到感染。虽然尚未证实空气传播的病例发生，但应予以警惕，做好防护。据文献报道，埃博拉出血热患者的精液、乳汁中可分离到病毒，故存在相关途径传播的可能性。

3. 人群易感性 人类对埃博拉病毒普遍易感。发病主要集中在成年人，可能与其暴露或接触机会较多有关。尚无资料表明不同性别间存在发病差异。

（三）发病机制与病理改变

埃博拉病毒具有广泛的细胞嗜性。病毒进入机体后，可能在局部淋巴结首先感染单核细胞、巨噬细胞和其他单核吞噬系统（mononuclear phagocytic system，MPS）的细胞。当病毒释放到淋巴或血液中，可以引起肝脏、脾脏以及全身固定的或移动的巨噬细胞感染。从MPS 细胞释放的病毒可以感染相邻的细胞，包括肝细胞、肾上腺上皮细胞和成纤维细胞等。感染的 IPS 细胞同时被激活，释放大量的细胞因子和趋化因子，包括白细胞介素 2、6、8 和肿瘤坏死因子（TNF）等。这些细胞活性物质可增加血管内皮细胞的通透性，诱导表达内皮细胞表面黏附和促凝因子，以及组织破坏后血管壁胶原暴露，释放组织因子等，引起弥散性血管内凝血（DIC）、休克，最终导致多器官功能衰竭。主要病理改变是皮肤、黏膜、脏器的出血，多器官可以见到灶性坏死。

（四）临床表现

1. 潜伏期 2~21 天，一般为 5~12 天。感染埃博拉病毒后可不发病或呈轻型，非重病患者发病后 2 周逐渐恢复。

2. 初期 典型病例急性起病，临床表现为高热、畏寒、头痛、肌痛、恶心、结膜充血及相对缓脉。2~3 天后可有呕吐、腹痛、腹泻、血便等表现，半数患者有咽痛及咳嗽。患者最显著的表现为低血压、休克和面部水肿。

3. 极期 病程 4~5 天进入极期，可出现神志的改变，如谵妄、嗜睡等，重症患者在发病数日可出现咯血，鼻、口腔、结膜下、胃肠道、阴道及皮肤出血或血尿，少数患者出血严重，多为病程后期继发弥散性血管内凝血（DIC）。并可因出血、肝肾衰竭及致死性并发症而死亡。病程 5~7 日可出现麻疹样皮疹，以肩部、手心和脚掌多见，数天后消退并脱屑，部分患者可较长期地留有皮肤的改变。由于病毒持续存在于精液中，也可引起睾丸炎、睾丸萎缩等迟发症。90%的死亡患者在发病后 12 天内死亡（7~14 天）。

（五）实验室检查

1. 一般检查 血常规：早期白细胞减少和淋巴细胞减少，随后出现中性粒细胞升高和核左移。血小板可减少。尿常规：早期可有蛋白尿。生化检查：AST 和 ALT 升高，且 AST

升高大于 ALT。凝血功能：凝血酶原（PT）和部分凝血活酶时间（PTT）延长，纤维蛋白降解产物升高，表现为弥散性血管内凝血（DIC）。

2. 病原学检查　可以检测血清特异性 IgM、IgG 抗体以及病毒抗原。RT-PCR 检测埃博拉病毒核酸。早期患者血清标本可用 Vero 细胞进行病毒分离。

（六）诊断和鉴别诊断

根据流行病学史、临床表现和相关病原学检查综合判断。需要与马尔堡出血热、克里米亚刚果出血热、拉沙热和肾综合征出血热等病毒性出血热、伤寒、恶性疟疾、病毒性肝炎、钩端螺旋体病、斑疹伤寒、单核细胞增多症等进行鉴别诊断。

（七）治疗

对于留观和疑似病例应该适当隔离观察。对于确诊病例应及时隔离治疗。目前尚无特异性治疗措施，主要是对症和支持治疗，注意水、电解质平衡，预防和控制出血，控制继发感染，治疗肾衰竭和出血、DIC 等并发症。

（八）预防

目前尚无有效的疫苗。主要采用加强检疫、严格隔离、严格消毒、严格防护等措施防止传播。

四、其他

（一）新疆出血热

新疆出血热（xinjiang hemorrhagic fever）是发生在我国新疆地区，由病毒引起、蜱传播的自然疫源性传染病，又称蜱媒出血热、克里米亚-新疆出血热、克里米亚-刚果出血热（Crimean-Congo hemorrhagic fever）。该病起病急，病死率高，临床上以发热、头痛、出血、低血压休克等为特征。人群普遍易感，但以青壮年为多，发病与放牧有关。疫区人群有隐性感染、发病后第 6 日出现中和抗体，两周达高峰，病后可获得持久免疫力。本病流行季节为 3~6 月份，4~5 月份为高峰，呈散发流行。

（二）拉沙热

拉沙热（Lassa fever）是一种急性、传染性强烈的国际性传染病。是由拉沙病毒引起，主要经啮齿类动物传播的一种急性传染病，主要流行于尼日利亚、利比亚、塞拉利昂、几内亚等西非国家。因首例于 1969 年在尼日利亚东北地区的拉沙镇发现而得名。临床以起病缓慢，稽留热或弛张热、眼部和结膜的炎症和渗出为特征。绝大多数受感染的孕妇可发生流产。尚无有效疫苗。

（三）裂谷热

裂谷热（rift valley fever）是由裂谷热病毒引起的，经蚊类媒介或接触传播的急性病毒性人畜共患病，主要影响的是动物，但也能传染人。初始的症状有：发热、头痛、疲劳、关节和肌肉疼痛，有时会有恶心、呕吐，部分患者会出现结膜炎及畏光的现象；严重者可能会导致出血、休克、脑炎或肝炎，甚至是死亡。治疗以对症处理和抗病毒治疗为主。

（四）黄热病

黄热病（yellow fever）是黄热病毒引起的，经蚊类媒介传播的急性病毒性传染病。临床以发热、黄疸、蛋白尿、相对缓脉和出血等为特征，在我国尚无发病。防蚊、灭蚊是防止本病的重点措施。对于进入疫区的 9 个月以上的儿童及无免疫力成人应接种黄热病减毒活疫苗。

（李　靖）

第四节　人粒细胞形体病

人粒细胞无形体病（human granulocytic anaplasmosis，HGA）是由嗜吞噬细胞无形体（anaplasma phagocytophilum，曾称为人粒细胞埃立克体，human granulocytic ehrlichia）感染引起的以发热伴白细胞、血小板减少和多脏器功能损害为主要临床表现的人兽共患自然疫源性传染病。该病临床症状与某些病毒性疾病相似，容易发生误诊，严重者可导致死亡。

一、病原学

嗜吞噬细胞无形体属于立克次体目、无形体科（Anaplasmataceae）、无形体属（Anaplasma）。无形体科是一类主要感染白细胞的专性细胞内寄生革兰阴性球杆菌，能够感染特定的非脊椎类动物如蜱及其他昆虫、吸虫、线虫和多种软体动物，其中仅少数对人致病，包括无形体属的嗜吞噬细胞无形体、埃立克体属（Ehrlichia）的查菲埃立克体（E. chafeensis）和埃文氏埃立克体（E ewingii）、新立克次体属（Neorickettsia）的腺热新立克次体（N. sennetsu），分别引起人粒细胞无形体病、人单核细胞埃立克体病（human monocytic ehrlichiosis，HME）、埃文氏埃立克体感染、腺热新立克次体病。

嗜吞噬细胞无形体呈球状或多形性，革兰染色阴性，主要寄生在粒细胞的胞质空泡内，以膜包裹的包涵体形式繁殖。用 Giemsa 法染色，嗜吞噬细胞无形体包涵体在胞质内染成紫色，呈桑葚状（图 7-1）。嗜吞噬细胞无形体为专性细胞内寄生菌，缺乏经典糖代谢途径，依赖宿主。

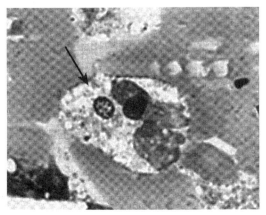

图 7-1　人血液中性粒细胞内无形体包涵体（×1 000，JS Dumler）

酶系统进行代谢及生长繁殖，主要侵染人中性粒细胞。其体外分离培养使用人粒细胞白血病细胞系（HL-60），生长繁殖迅速，早期的形态多为圆形、密度较大的网状体，后期菌体变小且密度增大。嗜吞噬细胞无形体的基因组含 1 471 282 个碱基对和 1 369 个编码框

（ORF）。特征性基因为 msp 2 以及 Ank A 基因。

二、流行病学

（一）宿主动物与传播媒介

动物宿主持续感染是病原体维持自然循环的基本条件。国外报道，嗜吞噬细胞无形体的储存宿主包括白足鼠等野鼠类及鹿、牛、山羊等其他动物。我国已在许多省区发现宿主动物感染嗜吞噬细胞无形体，如吉林的大林姬鼠和黑线姬鼠，浙江的黄毛鼠、社鼠和黑线姬鼠，山东的黑山羊和家狗，云南的安氏白腹鼠、灰腹鼠、大足鼠、大耳姬鼠、齐氏姬鼠、中华姬鼠、滇绒鼠、西南绒鼠、克钦绒鼠、斯氏花松鼠、多齿嗣鼲。

目前，已证实硬蜱是嗜吞噬细胞无形体的主要传播媒介，包括美国的肩突硬蜱（I. scapularis）和太平洋硬蜱（I. pacificus），欧洲的篦子硬蜱（I. ricinus），以及我国的全沟硬蜱（I. persulcatus）。但是，在一些没有全沟硬蜱分布的疫区，其他蜱种如长角血蜱（Haemaphysalis longicornis）、粒形硬蜱（I. granulatus）等可能是潜在的传播媒介。

（二）传播途径

1. 通过蜱叮咬传播 蜱叮咬携带病原体的宿主动物后，再叮咬人时，病原体可随之进入人体引起发病。

2. 直接接触 接触危重患者或带菌动物的血液等体液，有可能会导致传播。

（三）人群易感性

人对该病普遍易感，各年龄组均可感染发病，高危人群主要为接触蜱等传播媒介的人群，如疫源地（主要为森林、丘陵地区）的居民、劳动者及旅游者等。与人粒细胞无形体病危重患者密切接触、直接接触患者血液等体液的医务人员或其陪护者，如不注意防护，也有被感染的可能。

（四）地理分布和发病季节特点

目前，已报道有人粒细胞无形体病的国家有美国、斯洛文尼亚、法国、英国、德国、澳大利亚、意大利及韩国等。有报道该病与莱姆病的地区分布相似。该病全年均有发病，发病高峰为 5~10 月，多集中在当地蜱活动较为活跃的月份。我国于 2006 年 11 月在安徽省首次发现该病患者，近年相继在湖北、河南、山东、黑龙江、内蒙古、新疆、天津、海南、四川、云南、江苏等地报道多例感染患者或疑似患者，并从患者血中扩增出人粒细胞无形体16S rRNA。在一些地区发现部分人群的血清中有特异性抗体，其中少数地区人群血清抗体阳性率达到 6%~20%，提示有较高的感染率。

三、发病机制

嗜吞噬细胞无形体通过蜱叮咬进入人体内，经微血管或淋巴道进入血流和脏器。已在患者和实验感染动物的肝、脾、骨髓和淋巴结等器官组织中发现嗜吞噬细胞无形体。目前认为本病的发病机制主要包括：

（一）嗜吞噬无形体直接损伤宿主细胞

嗜吞噬细胞无形体进入血流后，主要寄生于嗜中性粒细胞内，其特定的细胞嗜性可能与其表面存在的选择素 P（P-selectin）配体有关。嗜吞噬细胞无形体在吞噬细胞内生长和过量繁殖可直接引起细胞的裂解。此外还发现粒细胞系和单核细胞系的初始骨髓祖细胞对嗜吞噬细胞无形体感染敏感，这可能是 HGA 患者白细胞计数下降的一个重要原因。

（二）嗜吞噬细胞无形体抑制嗜中性粒细胞的呼吸爆发

嗜中性粒细胞是机体防御系统的重要组成成分。嗜中性粒细胞吞噬入侵的病原菌后发生呼吸爆发，产生大量的能够有效杀伤病原菌的超氧离子（O_2^-）。但是，嗜吞噬细胞无形体在嗜中性粒细胞内不但未受到损伤，而且大量繁殖，证明嗜吞噬细胞无形体能够抑制嗜中性粒细胞的呼吸暴发。

（三）HGA 的病理损伤与机体免疫因素有关

嗜吞噬细胞无形体侵入组织的吞噬细胞后引起机体的免疫应答，免疫应答使淋巴细胞和吞噬细胞在感染部位浸润并释放大量的细胞因子，可造成或加重感染后局部组织的炎性损伤。研究发现 γ 干扰素在感染早期可促进体内嗜吞噬细胞无形体清除，后期却使组织损伤加重。

（四）病理学检查

研究证实，嗜吞噬细胞无形体的主要靶细胞为成熟的粒细胞，免疫组化检查发现血液、脾脏、肺、肝脏等器官的嗜中性粒细胞中存在嗜吞噬细胞无形体，感染器官组织有较明显的病理改变，死者脾脏可见单核-吞噬细胞浸润、浆细胞数量增加，并可见噬红细胞和白细胞现象以及细胞凋亡。淋巴结组织也有严重的嗜中性粒细胞浸润、巨噬细胞聚集及副皮质增生。HGA 患者的骨髓检查发现淋巴细胞浸润和浆细胞数量增加，泡沫样组织细胞增多和噬红细胞现象。肝脏组织病理学检查发现有淋巴细胞浸润，并有淋巴细胞、巨噬细胞、嗜中性粒细胞等细胞的聚集；肝脏的 Kuppfer 细胞数量增加且发现有肝细胞的凋亡等。肺的病理改变主要为肺间质的淋巴细胞浸润、肺组织水肿、肺泡内出血等。

四、临床表现

潜伏期一般为 7~14 天（平均 9 天）。急性起病，主要症状为发热（多为持续性高热，可高达 40 ℃以上）合并寒战、全身不适、乏力、头痛、肌肉酸痛，以及恶心、呕吐、厌食、腹泻等。部分患者伴有咳嗽、咽痛。体格检查可见表情淡漠，相对缓脉，少数患者可有浅表淋巴结肿大及皮疹。可伴有心、肝、肾等多脏器功能损害，并出现相应的临床表现。

重症患者可有间质性肺炎、肺水肿、急性呼吸窘迫综合征以及继发细菌、病毒及真菌等感染。少数患者可因严重的血小板减少及凝血功能异常，出现皮肤、肺、消化道等出血，如不及时救治，可因呼吸衰竭、急性肾衰及多脏器功能衰竭以及弥散性血管内凝血（DIC）死亡。老年患者、免疫缺陷患者及进行激素治疗者感染本病后病情多较危重。但 HGA 患者少见神经系统异常。

五、实验室检查

（一）一般检查

外周血白细胞和血小板计数减低，是本病的重要特征。患者发病第 1 周即表现有白细胞减少，多为（1.0~3.0）×10⁹/L；血小板降低，多为（30~50）×10⁹/L。可见异型淋巴细胞。尿常规可见蛋白尿、血尿、管形尿。合并脏器损害的患者，可出现肝、肾功能异常（主要是肝酶增高，少数患者总胆红素增高，白蛋白降低），心肌酶谱升高；部分患者出现血淀粉酶、尿淀粉酶和血糖升高，凝血酶原时间延长，纤维蛋白原降解产物升高。可有血电解质紊乱，如低钠、低氯、低钙等。

（二）特异性检查

1. 外周血直接涂片镜检　取患者的外周血直接涂片，做 Wright'r、Diff-Quik 或 Giemsa 染色，可发现中性粒细胞胞质中有圆形桑葚状包涵体（Morula），此为早期 HGA 诊断的重要依据，阳性率在 25%~75%。

2. 血清抗体检测　可采用嗜吞噬细胞无形体感染的 HL-60 细胞制备的抗原片，用间接免疫荧光法（IFA）检测患者血清中的抗嗜吞噬细胞无形体特异性抗体滴度。此抗体多在病后第 2 周方呈阳性，因此无早期诊断价值。

3. 无形体核酸的检测　采用套式 PCR 扩增患者血标本中的嗜吞噬细胞无形体的 16S rRNA 基因片段，多数 HGA 患者的急性期血标本检测为阳性。

4. 病原体分离　将患者的抗凝血或从血中分离的白细胞接种于含有 HL-60 细胞的悬液，大约 1 周后，经细胞涂片染色，可见细胞内有小包涵体，2 周后几乎 100% 细胞被嗜吞噬细胞无形体感染。

六、诊断和鉴别诊断

HGA 的临床诊断须依据流行病学史、临床表现及实验室检查综合分析。

（一）流行病学史

发病前 2 周内有被蜱叮咬史，或曾在有蜱活动的丘陵、山区（林区）工作或生活，或直接接触过危重患者的血液等体液。

（二）临床表现

急性起病，主要症状为发热（多为持续性高热，可高达 40 ℃以上）、全身不适、乏力、头痛、肌肉酸痛，以及恶心、呕吐、厌食、腹泻等。个别重症病例可出现皮肤瘀斑、出血，伴多脏器损伤、DIC 等。

（三）实验室检测

1. 血常规及生化检查　早期外周血象白细胞、血小板降低，严重者呈进行性减少，异型淋巴细胞增多。外周血涂片镜检中性粒细胞内可见桑葚状包涵体。肝功化验丙氨酸氨基转移酶（或）天冬氨酸氨基转移酶升高。

2. 血清抗体及病原学检测　急性期血清间接免疫荧光抗体（IFA）检测嗜吞噬细胞无形体 IgM 抗体阳性，血清 IFA 检测嗜吞噬细胞无形体 IgG 抗体阳性或恢复期血清 IFA 检测嗜吞噬细胞无形体 IgG 抗体滴度较急性期有 4 倍及以上升高。全血或血细胞标本 PCR 检测嗜吞噬细胞无形体特异性核酸阳性，且序列分析证实与嗜吞噬细胞无形体的同源性达 99% 以上。分离到病原体。

（四）诊断标准

1. 疑似病例　具有上述流行病学史和临床表现，同时血常规化验及肝功酶学检查异常。

部分病例可能无法获得明确的流行病学史。

2. 临床诊断病例　在疑似病例诊断的基础上，同时查见外周血中性粒细胞内的桑葚状包涵体，或检测急性期血清嗜吞噬细胞无形体 IgM 抗体阳性或 IgG 抗体阳性。

3. 确诊病例　在疑似病例或临床诊断病例的基础上，同时检测嗜吞噬细胞无形体 IgG 抗体滴度较急性期有 4 倍及以上升高，或 PCR 检测嗜吞噬细胞无形体特异性核酸阳性，或分离到嗜吞噬细胞无形体。

（五）鉴别诊断

对有类似于感冒症状的发热患者，特别是有血小板减少和白细胞减少，并有蜱接触史者，应当考虑到 HGA。HGA 需与其他的蜱媒病原体所致的发热性疾病相鉴别，其他的蜱媒病原体感染一般无血小板减少。HGA 的临床特征和临床诊断要点与 HME 相似，它们之间的鉴别须依赖病原学和血清学检查。

因为肩突硬蜱为 HGA 和莱姆病的共同传播媒介，其可以同时携带嗜吞噬细胞无形体和莱姆病螺旋体，它的叮咬也可使人同时患有 HGA 和莱姆病。在用四环素类药物治疗无效时应考虑患者是否有莱姆病或其他病原体感染。某些病毒性感染如国内近年出现的严重发热伴血小板减少综合征（SFTS）患者也可以出现白细胞、血小板减少，对此两种疾病的鉴别和确诊有赖于病毒核酸、血清抗体、病原分离等实验室检查。

七、治疗

及早使用抗生素，避免出现并发症。对疑似病例可进行经验性治疗。一般慎用激素类药物，以免加重病情。

（一）病原治疗

1. 四环素类抗生素

（1）多西环素：为首选药物，应早期、足量使用。成人口服：每次 0.1 g，1 日 2 次，必要时首剂可加倍。8 岁以上儿童常用量：首剂 4 mg/kg；之后，每次 2 mg/kg，1 日 2 次。一般病例口服即可，重症患者可考虑静脉给药。

（2）四环素：成人常用量为每次 0.25~0.5 g，口服，每 6 h 一次；8 岁以上儿童常用量为 25~50 mg/（kg·d），分 4 次服用。静脉滴注：成人一日 1~1.5 g，分 2~3 次给药；8 岁以上儿童为一日 10~20 mg/（kg·d），分 2 次给药，每日剂量不超过 1 g。住院患者主张静脉给药。四环素毒副作用较多，孕妇和儿童慎用。

多西环素或四环素疗程不少于 7 天。一般用至退热后至少 3 天，或白细胞及血小板计数回升，各种酶学指标基本正常，症状完全改善。早期使用多西环素或四环素等药物的患者，一般可在 24~48 h 内退热。

2. 利福平　儿童或对多西环素过敏或不宜使用四环素类抗生素者，可选用利福平。成人 450~600 mg，儿童 10 mg/kg，每日一次口服。

3. 喹诺酮类　如左氧氟沙星等。磺胺类药有促进病原体繁殖作用，应禁用。

（二）一般治疗

患者应卧床休息，进食高热量及含适量维生素的流食或半流食，多饮水，注意口腔卫生，保持皮肤清洁。

对病情较重患者，应补充足够的液体和电解质，以保持水、电解质和酸碱平衡；体弱或营养不良、低蛋白血症者可给予胃肠营养、新鲜血浆、白蛋白、丙种球蛋白等治疗，以改善全身机能状态、提高机体抵抗力。

（三）对症支持治疗

对高热者可物理降温，必要时使用药物退热。对有明显出血者，可输血小板和新鲜血浆。

对合并 DIC 者，可早期使用肝素。对粒细胞严重低下患者，可用粒细胞集落刺激因子。对，少尿患者，应碱化尿液，同时注意监测血压和血容量变化。对足量补液后仍少尿者，可用利尿剂。如出现急性肾衰时，可进行相应处理。心功能不全者，应绝对卧床休息，可用强心药、利尿剂控制心衰。

由于本病患者使用糖皮质激素后可能会加重病情并增强疾病的传染性，故应慎用。对中毒症状明显的重症患者，在使用有效抗生素进行治疗的情况下，可适当使用糖皮质激素。

（四）隔离及防护

对于一般病例，按照虫媒传染病进行常规防护。在治疗或护理危重患者尤其是有出血表现的患者时，医务人员及陪护人员应加强个人防护。做好患者血液、分泌物、排泄物及其污染环境和物品的消毒处理。

八、预防和控制

（一）做好公众预防的指导和健康教育

避免蜱叮咬是降低感染风险和预防疾病发生的主要措施，特别是高危人群应尽可能减少或避免蜱的暴露。有蜱叮咬史或野外活动史者，一旦出现疑似症状或体征，应及早就医。

在疫区，如需进入草地、树林等蜱类栖息的环境中，应注意做好个人防护，穿着紧身、浅色、光滑的长袖衣服，可防止蜱的附着或叮咬，且容易发现附着的蜱。也可在暴露的皮肤和衣服上喷涂避蚊胺（DEET）等驱避剂进行防护。在蜱栖息地活动时或活动后，应仔细检查身体上有无蜱附着。蜱常附着在人体的头皮、腰部、腋窝、腹股沟及脚踝下方等部位。如发现蜱附着在身体上，应立即用镊子等工具将蜱除去。因蜱体上或皮肤破损处的液体可能含有传染性病原体，不要直接用手将蜱摘除或用手指将蜱捏碎。蜱可寄生在家畜或宠物的体表。如发现动物体表有蜱寄生时，应减少与动物的接触，避免被蜱叮咬。

（二）开展医疗卫生专业人员培训

应开展对医务人员和疾控人员的培训工作，提高医务人员发现、识别人粒细胞无形体病的能力，规范其治疗行为，以降低病死率。应提高疾控人员的流行病学调查和疫情处置能力，控制疫情的蔓延和流行。

（三）提高实验室诊断能力

随着临床病例报告的逐渐增多，应在疫区所在的省和地市两级疾病预防控制中心、三级以上医院和传染病专科医院逐步建立实验室检测方法，以期早期发现和确诊本病，控制疾病的传播和扩散。

（四）媒介与宿主动物的控制

出现暴发疫情时，应采取灭杀蜱、鼠和环境清理措施，降低环境中蜱和鼠的密度。

（五）患者的管理

对患者的血液、分泌物、排泄物及被其污染的环境和物品，应进行消毒处理。一般不需要对患者实施隔离。

（**胡雪倩**）

参考文献

［1］ 卢洪洲，沈银忠．整合酶抑制剂临床引用专家共识［J］．中华传染病杂志，2018，36（9）：521-527．

［2］ 戴胡赟，黎亮，宋晓丹，等．公共卫生问题全球纵览［M］．上海：复旦大学出版社，2020．

［3］ 陈吉刚．传染病、皮肤病诊疗技术［M］．北京：科学出版社，2015．

［4］ 陈永平，程明亮，邓存良．传染病学［M］．第2版．北京：科学出版社，2017．

［5］ 贺雄，王全意．重点传染病识别与防制［M］．北京：科学出版社，2016．

［6］ 牟壮博．常见传染病诊疗［M］．北京：人民卫生出版社，2017．

［7］ 张文宏，王明贵．感染病学．上海：复旦大学出版社，2020．

［8］ 陈艳成．感染病学［M］．重庆：重庆大学出版社，2016．

［9］ 汪能平．医院感染病诊断［M］．北京：人民卫生出版社，2016．

［10］ 王劲松．公共卫生与流行病学［M］．北京：科学出版社，2020．

［11］ 李晓帆，曹晓睿，朱帅俊，等．突发公共卫生事件应急处置策略与典型案例解析．［M］．北京：知识产权出版社，2022．

［12］ 吴丹，孙治国，姜岩．医院管理与公共卫生服务［M］．北京：中国纺织出版社，2019．

［13］ 范学工，魏来．新发感染病学［M］．北京：人民卫生出版社，2019．

［14］ 陈旭岩，许媛．清华长庚临床病例精粹——急重症暨感染病学分册［M］．北京：清华大学出版社．2019．

［15］ 张文宏，卢洪洲，张永信．重点感染性疾病的防治［M］．第2版．北京：科学出版社，2019．

［16］ 孙红妹．支原体感染实验室诊断技术［M］．北京：人民卫生出版社，2019．

［17］ 姜亦虹．医院感染相关监测实用手册［M］．南京：东南大学出版社，2020．

［18］ 颜青，夏培元，杨帆，等．临床药物治疗学：感染性疾病［M］．北京：人民卫生出版社，2017．

［19］ 熊薇，赖晓全，徐敏．医院感染预防与控制指南［M］．北京：科学出版社，2013．

［20］ 温晓星，李华茵，周晴，等．医院获得性革兰氏阳性球菌血流感染的危险因素及预后分析［J］．中华医院感染学杂志，2014（21）：5301-5303．

［21］ 黄建芳，盛吉芳．感染科临床必读［M］．第2版．杭州：浙江大学出版社，2022．

［22］ 王明贵．感染性疾病与抗微生物治疗［M］．第4版．上海：复旦大学出版

社，2020.

［23］胡必杰，高晓东，韩玲样，等．医院感染预防与控制标准操作规程［M］．第2版．上海：上海科学技术出版社，2019.

［24］宗志勇，尹维佳，乔甫．医院感染防控手册［M］．成都：四川大学出版社，2021.

［25］熊莉娟，夏家红．医院感染预防与控制［M］．武汉：华中科技大学出版社，2023.

［26］国家卫生健康委合理用药专家委员会．国家抗微生物治疗指南［M］．第3版．北京：人民卫生出版社，2023.

［27］齐文杰，王红，王超．首都医科大学附属北京友谊医院感染内科疾病病例精解［M］．北京：科学技术文献出版社，2022.